LPN 5

Lehrbuch für präklinische Notfallmedizin

Band 5
Prüfungsfragen und Antworten

Herausgeber Kersten Enke
Andreas Flemming
Hans-Peter Hündorf
Peer G. Knacke
Roland Lipp
Peter Rupp

Mitbegründer Bernd Domres
Ulf Schmidt
Tamino Trübenbach

LPN 5

Lehrbuch für präklinische Notfallmedizin /
Hrsg. Kersten Enke ... – Edewecht ; Wien:
Stumpf und Kossendey
ISBN 3-938179-04-X

Bd. 5. Prüfungsfragen und Antworten
3. aktualisierte und erw. Aufl. – 2005
ISBN 3-938179-09-0

Gestaltungskonzept
Karin Girlatschek, Hamburg
Satz: Weiß & Partner, Oldenburg
Druck: Media-Print, Paderborn

▶ LPN 5 – Prüfungsfragen und Antworten

Geleitwort

In Deutschland gibt es jährlich 4,4 Millionen Notfalleinsätze. Die Vielzahl von Einsätzen verlangt vom Rettungsfachpersonal eigenverantwortliches und kompetentes Handeln – sei es in eigenständiger Arbeit oder in Teamarbeit mit den Notärzten.

Auch in der 3. Auflage stellt das LPN – das Lehrbuch für präklinische Notfallmedizin – in der deutschsprachigen Literatur das umfangreichste Werk seiner Art dar: Es werden alle Themen und Fragen erfasst, die für die Ausbildung und Praxis des Rettungsassistentenberufes wesentlich sind. Darüber hinaus stellt das LPN aber auch jedem in der Rettungsmedizin tätigen Arzt ein Werk zur Verfügung, in dem aktuelles Fachwissen für die rettungsdienstliche Praxis zu finden ist. Das gesamte LPN ist sowohl an der Ausbildungs- und Prüfungsverordnung für Rettungsassistenten als auch am gemeinsamen Curriculum der Rettungsdienstorganisationen und Berufsfeuerwehren ausgerichtet.

In der fünfbändigen Gesamtausgabe wird in den ersten vier Bänden die Ausbildung für den Rettungsdienst umfassend dargestellt, die im fünften Band zur Wissensüberprüfung in Form von Prüfungsfragen abgerundet wird. In der nun vorliegenden 3. Auflage des Lehrbuchs haben die Herausgeber und Autoren den Stoff überarbeitet und den aktuellen Entwicklungen in der Notfallmedizin angepasst.

Das bewährte Konzept, für jedes Fachgebiet den Experten als Autor zu Worte kommen zu lassen und dennoch eine einheitliche Linie zu gewährleisten, wurde von den Herausgebern und dem Verlag beibehalten und verbessert. Die einzelnen Kapitel wurden streng schematisch gegliedert, um die Arbeit mit dem LPN noch mehr zu erleichtern. Weiterhin wurde besonderes Augenmerk auf die Verbesserung der Systematik gelegt. So sind jetzt die meisten Kapitel der speziellen Notfallmedizin mit einer Zusammenfassung versehen, und bei der Beschreibung der therapeutischen Maßnahmen wird ein durchgängiges, abgestuftes Therapieschema angewandt. Das Layout ist zu Gunsten einer besseren Orientierung und mit Blick auf die wesentlichen Lerninhalte vollständig verändert worden.

Der Kreis der sechs Herausgeber setzt sich zusammen aus Fachärzten, die seit Jahren im Rettungsdienst aktiv sind, und aus Leitern von Rettungsdienstschulen. Die zahlreichen Autoren stammen aus allen Bereichen des Rettungsdienstes: Lehrrettungsassistenten, Leitstellenmitarbeiter, Ärzte unterschiedlicher Fachrichtungen, Pharmazeuten und Feuerwehrleute, aber auch Ministerialbeamte, Pflegekräfte, Juristen sowie Repräsentanten verschiedener Organisationen stellen ihre Fachgebiete im LPN vor.

Wir danken den Autoren für die gute und kreative Zusammenarbeit und dem Verlag Stumpf + Kossendey für die Initiative und die stetige Begleitung bei der Entstehung des Werkes wie auch für die hervorragende Ausstattung des LPN.

Dem Leser wünschen wir viel Vergnügen bei der Lektüre, zahlreiche Erkenntnisse für die notfallmedizinische Praxis und ein erfolgreiches Abschneiden bei der bevorstehenden Prüfung.

Die Herausgeber

Gebrauchsanweisung – anstelle einer Einleitung

Ein umfassendes Lehrbuch wie das LPN wäre nicht vollständig ohne ein »Tool« zum Lernen: den vorliegenden Prüfungsband. Anhand von 800 Fragen, die sich auf die Inhalte der vier LPN-Bände beziehen, kann jeder Leser das Gelernte kontrollieren und den Stand seines Fachwissens anhand von Punktzahlen genau bewerten.

Dass dieses Wissen Grundlage und Voraussetzung für die praktische Tätigkeit ist, aber nie die Erkenntnisse aus der Praxis ersetzen kann, sollte selbstverständlich sein. Die notwendige Sicherheit für die Arbeit im Rettungsdienst kann nur durch das Lernen und Üben vor Ort oder in der Klinik erlangt werden.

Die Gliederung des Prüfungsbandes orientiert sich eng an der Gliederung des LPN 1 bis 4. Nicht jedes einzelne Kapitel aus dem LPN 1 bis 4 ist im Prüfungsband mit Fragen vertreten, da nicht jedes Thema prüfungsrelevant ist. Band 5 schließt ab mit einem Register für alle LPN-Bände.

Die Fragen

Wie aller Voraussicht nach in Ihrer späteren Prüfung zur Rettungsassistentin/zum Rettungsassistenten, sind auch im LPN 5 Multiple-Choice-, halb offene und offene Fragen gemischt.

Bei den Multiple-Choice-Fragen können immer eine, mehrere oder alle Antworten richtig sein. Auch wenn nach richtigen Aussagen gefragt wird, stimmt möglicherweise nur eine! Achten Sie besonders darauf, ob nach falschen Aussagen gefragt wird. Dann müssen natürlich die falschen Antworten angekreuzt werden. Im Antwortteil finden Sie zu solchen Fragen meist noch eine Erläuterung.

Bei den offenen Fragen muss die Antwort frei eingetragen werden. Im Antwortteil finden Sie die richtige Lösung oder Lösungsvorschläge. Wenn Sie nicht sicher sind, ob Ihre Antwort mit der angegebenen übereinstimmt (weil z. B. andere Fachwörter als die üblichen erscheinen), schlagen Sie anhand der Querverweise im »Lehrbuch für präklinische Notfallmedizin« (LPN 1 bis 4) nach.

In halb offenen Fragen sollen Bezeichnungen von Strukturen in Bilder eingetragen, Tabellen ergänzt oder Begriffe bzw. Inhalte zugeordnet werden.

Die Auswertung

Nach Ausfüllen der Fragen können Sie sich Ihre Prüfungsnote selbst ausrechnen. Für jede komplett richtig beantwortete Frage gibt es eine dem Schwierigkeitsgrad entsprechende Punktzahl. Fehlt ein Teil der Antwort oder ist ein Kreuzchen falsch, so erhalten Sie für die Frage keinen Punkt! Entsprechend der Praxisrelevanz der Abschnitte können Sie in den einzelnen Themenbereichen unterschiedliche Gesamtpunktzahlen erreichen. Damit wird gewährleistet, dass nicht z. B. allein mit der Staatsbürgerkunde bereits ein Viertel der Gesamtpunktzahl abgedeckt werden kann.

Punktzahlen	
LPN 1 (Grundlagen und Techniken)	660 Punkte
LPN 2 (Innere Medizin)	600 Punkte
LPN 3 (Traumatologie)	640 Punkte
LPN 4 (Berufskunde)	420 Punkte
LPN 1 bis 4 komplett	2.320 Punkte

Der Bewertungsspiegel für alle Bände sieht folgendermaßen aus:

Bewertungsspiegel	
100 – 92% der Höchstpunktzahl	Note 1
91 – 81% der Höchstpunktzahl	Note 2
80 – 67% der Höchstpunktzahl	Note 3
66 – 50% der Höchstpunktzahl	Note 4
49 – 30% der Höchstpunktzahl	Note 5

Ihre Punktzahl muss also über 50% liegen, damit Sie mit »ausreichend« bestehen. Dieses Schema können Sie für die Einzelabschnitte und für den gesamten Fragenblock LPN 1 bis 4 anwenden:

Notenschlüssel

LPN 1	**LPN 2**	**LPN 3**	**LPN 4**	**LPN 1 – 4**	**Bewertung**
660 – 607	600 – 552	640 – 588	420 – 386	2.320 – 2.134	Note 1
606 – 534	551 – 486	587 – 518	385 – 340	2.133 – 1.879	Note 2
533 – 442	485 – 402	517 – 428	339 – 281	1.878 – 1.554	Note 3
441 – 330	401 – 300	427 – 320	280 – 210	1.553 – 1.160	Note 4
329 – 198	299 – 180	319 – 192	209 – 126	1.159 – 696	Note 5

▶ Wissenslücken?

Damit Sie eventuelle Wissenslücken schnell und zielgerichtet auffüllen können, finden Sie im Antwortteil jeweils einen Verweis auf das bzw. die Kapitel im »Lehrbuch für präklinische Notfallmedizin«, in dem der abgefragte Themenbereich behandelt wird. Auch das Gesamtregister am Ende des Bandes, gültig für LPN 1 bis LPN 4, hilft hier weiter.

Herausgeber und Verlag wünschen Ihnen viel Spaß und Erfolg beim Durcharbeiten des LPN 5!

DIE HERAUSGEBER UND
DER VERLAG STUMPF + KOSSENDEY

1 *Grundlagen und Techniken [LPN 1]* ►

Fragen ?

I 1 Einführung in die Terminologie

I 1.2 Wortelemente

1. In der medizinischen Fachsprache werden häufig Richtungsangaben verwendet, die auch in der Notfallmedizin von Bedeutung sind. Ordnen Sie die folgenden Begriffe ihren Bedeutungen zu. (3 Punkte)

1.	superior	a	zur Seite hin gelegen
2.	caudalis	b	oben gelegen
3.	medialis	c	zur Mitte hin gelegen
4.	inferior	d	steißwärts gelegen
5.	cranialis	e	kopfwärts gelegen
6.	lateralis	f	unten gelegen

Richtig ist:

1 ______ , 2 ______ , 3 ______ ,
4 ______ , 5 ______ , 6 ______

2. Ordnen Sie die folgenden Begriffe ihren Bedeutungen zu. (3 Punkte)

1.	proximalis	a	zum Bauch hin gelegen
2.	posterior	b	zum Rücken hin gelegen
3.	ventralis	c	hinten gelegen, der hintere
4.	anterior	d	zum Körper hin gelegen
5.	dorsalis	e	vom Körper weg gelegen
6.	distalis	f	vorn gelegen, der vordere

Richtig ist:

1 ______ , 2 ______ , 3 ______ ,
4 ______ , 5 ______ , 6 ______

3. Ordnen Sie die folgenden Begriffe ihren Bedeutungen zu. (3 Punkte)

1.	sinister	a	rechts
2.	frontalis	b	links
3.	occipitalis	c	zum Hinterkopf hin
4.	longitudinalis	d	längs, der Länge nach
5.	dexter	e	stirnwärts, zur Stirn hin
6.	transversalis	f	quer, quer verlaufend

Richtig ist:

1 ______ , 2 ______ , 3 ______ ,
4 ______ , 5 ______ , 6 ______

4. Ordnen Sie die folgenden Begriffe ihren Bedeutungen zu. (3 Punkte)

1.	internus	a	zur Mitte hinführend
2.	temporalis	b	außen gelegen, der äußere
3.	externus	c	an der Schläfe gelegen
4.	centrifugalis	d	von der Mitte weggehend
5.	centripetalis	e	innen gelegen, der innere

Richtig ist:

1 ______ , 2 ______ , 3 ______ , 4 ______ , 5 ______

5. Welche Bedeutung hat die Vorsilbe »*infra*«? (1 Punkt)

- A unterhalb
- B in, hinein
- C un-, nicht
- D zwischen-
- E innen, innerhalb, während

6. Welche Bedeutung hat die Vorsilbe »*re*«? (1 Punkt)

- A rück(wärts), nach hinten
- B für, vor
- C wieder-, rück-, neu
- D vor, vorher

7. Welche Bedeutung hat die Vorsilbe »*super*«? (1 Punkt)

- A oben, oberhalb
- B über, übermäßig
- C unter
- D hervorragend, großartig

8. Welche Bedeutung hat die Vorsilbe »*per*«? (1 Punkt)

- A nach hinten
- B für, vor
- C um ... herum
- D durch, hindurch, besonders

9. Welche Bedeutung hat der Begriff »*rectus*«? (1 Punkt)

- A gerade
- B veränderlich
- C duldend
- D fortlaufend

I 2 Diagnostik, Monitoring und Dokumentation

I 2.1 Anamnese

10. Bei der Erhebung der Anamnese … (3 Punkte)
- A ist die Erhebung der so genannten Familienanamnese für die Notfallsituation relevant.
- B gilt, dass je bedrohter der Patient ist, desto weniger Zeit für die Anamnese zur Verfügung steht.
- C gehört die Beurteilung der Gesamtsituation zur Erfassung der Vorgeschichte.

I 2.2 Klinische Untersuchung

11. Der klinische Untersuchungsgang umfasst nicht: (2 Punkte)
- A Überprüfung der Vitalfunktionen
- B Pulsoxymetrie
- C Erhebung der Vorgeschichte
- D gezielte körperliche Untersuchung

12. Welche Aussagen zum Hautkolorit sind richtig? (4 Punkte)
- A Die Gelbfärbung (Ikterus) entsteht durch Übertritt von Hämoglobin in die Haut.
- B Bei der peripheren Zyanose ist der alveoläre Gasaustausch behindert.
- C Eine Zyanose tritt bei einem Hb unter 6 g/dl selbst bei schwerstem Sauerstoffmangel nicht auf.
- D Patienten mit einer Blausäurevergiftung können rosig aussehen.

13. Bei der Inspektion des Kopfes … (5 Punkte)
- A können geschwollene Augenlider an eine Volumenbelastung denken lassen.
- B deuten gestaute Venen des Halses und des Zungengrundes auf eine Pneumonie hin.
- C weist fast fehlendes Lippenrot auf eine Anämie hin.
- D ist das Herunterhängen eines Augenlides oder das Auslaufen von Speichel aus einem nach unten hängenden Mundwinkel Hinweis auf eine neurologische Störung.

14. Welche Aussagen zur Kontrolle der Atmung treffen zu? (5 Punkte)
- A Bei respiratorischen Notfallsituationen ist ein exaktes Auszählen der Atmung nötig.
- B Die Bradypnoe findet sich als Begleitsymptom bei Fieber.
- C Die Totraumatmung ist dem klinischen Zustand des Atemstillstandes gleichzusetzen.
- D Die Schnappatmung zeigt eine Verlegung der Atemwege an.
- E Die Kussmaul-Atmung tritt bei einer ausgeprägten metabolischen Alkalose auf.

15. **Bei der Inspektion des Thorax stellen Sie eine gegensinnige Bewegung des Brustkorbes fest: Bei der Einatmung zieht sich die Brustwand ein, bei der Ausatmung wölbt sie sich vor oder bleibt eingezogen. Weiterhin lässt sich eine instabile Thoraxwand palpieren. Um welche Atmungsform handelt es sich?** (2 Punkte)

16. **Welche pathologische Form des Atemrhythmus findet man oft bei einer Verschiebung des pH-Wertes in den sauren Bereich?** (2 Punkte)

- A Biot-Atmung
- B paradoxe Atmung
- C inverse Atmung
- D Kussmaul-Atmung

17. **Ein 50-jähriger Patient hat starke Schmerzen im rechten Unterschenkel. Die Extremität ist im Seitenvergleich weiß und bei Palpation deutlich kühler. Die Fußpulse sind nicht tastbar. Wie lautet die Verdachtsdiagnose?** (5 Punkte)

18. **Welche Aussagen zur Untersuchung des Abdomens sind richtig?** (4 Punkte)

- A Die Palpation ist die wichtigste präklinische Untersuchung des Abdomens.
- B Unter Abwehrspannung versteht man die willkürliche Kontraktion der Bauchdeckenmuskulatur als Zeichen einer Nervenreizung infolge eines Traumas.
- C Bei der Palpation der Bauchdecke wird dort begonnen, wo der Patient das Schmerzmaximum angibt.

19. **Bei der Untersuchung einer 75-jährigen Patientin stellen Sie folgende Symptome fest: um den Bauchnabel tastbarer, pulsierender Tumor, Rückenschmerzen, RR 110/80 mmHg. Die Leistenpulse sind nur schwach tastbar. Wie lautet die Verdachtsdiagnose?** (5 Punkte)

20. **Welche der folgenden Aussagen zur Auskultation treffen zu?** (3 Punkte)

- A Mit dem offenen Aufnahmetrichter des Stethoskops hört man vor allem hohe Frequenzen.
- B Das normale Atemgeräusch (Vesikuläratmen) ist in der Einatmung kürzer als in der Ausatmung.
- C Wesentlich für die Feststellung krankhafter Prozesse in einem Lungenabschnitt ist der Seitenvergleich.
- D Bei sehr dicken Patienten sind sehr laute Atemgeräusche auszukultieren.

21. Ein inspiratorischer Stridor ... (4 PUNKTE)

❍ A ist Symptom eines Kruppsyndroms.
❍ B entsteht bei kehlkopfnahen Verlegungen.
❍ C ist Leitsymptom eines akuten Asthma bronchiale.
❍ D geht häufig mit Einziehungen der Weichteile über Sternum und Schlüsselbein einher.

22. Rasselgeräusche ... (4 PUNKTE)

❍ A finden sich als pfeifendes, tiefes Brummen bei einer chronischen Bronchitis.
❍ B sind als feuchte Rasselgeräusche Zeichen von Flüssigkeit in den Bronchien und Alveolen.
❍ C weisen bei grobblasigen Geräuschen mit tiefem Ton und Lokalisation in den großen Bronchien auf ein Lungenödem hin.
❍ D sind das Leitsymptom des Spannungspneumothorax

23. Der bewusstseinsgetrübte Patient ... (4 PUNKTE)

❍ A öffnet bei Schmerzreiz die Augen und versucht gezielt, die Reizquelle abzuwehren.
❍ B wird anhand der Glasgow Coma Scale beurteilt.
❍ C zeigt ein der Situation nicht angepasstes Verhalten.
❍ D kann unterschiedliche Stufen der Bewusstseinsveränderung durchlaufen.

24. Welche Aussagen zur Beurteilung der Pupillen sind richtig? (4 PUNKTE)

❍ A Normalerweise sind die Pupillen rund, ca. 2 – 4 mm weit, bei Lichteinfall werden sie innerhalb einer Sekunde enger.
❍ B Erweiterte Pupillen können sich bei schweren Unterkühlungen finden.
❍ C Eine Pupillendifferenz weist immer auf einen erhöhten Hirndruck hin.
❍ D Erweiterte Pupillen sind Symptom einer Intoxikation mit Alkylphosphaten.

25. Zeichnen Sie die Auskultationsstellen der Lunge an der Brustwand und im Rücken ein! (4 PUNKTE)

Auskultationspunkte Vorderseite

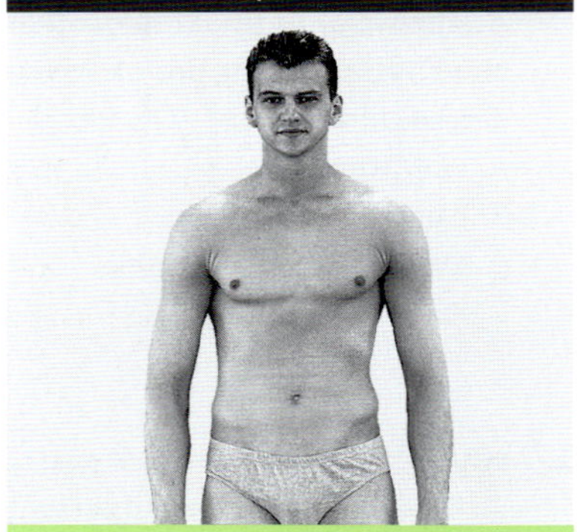

Auskultationspunkte Rückseite

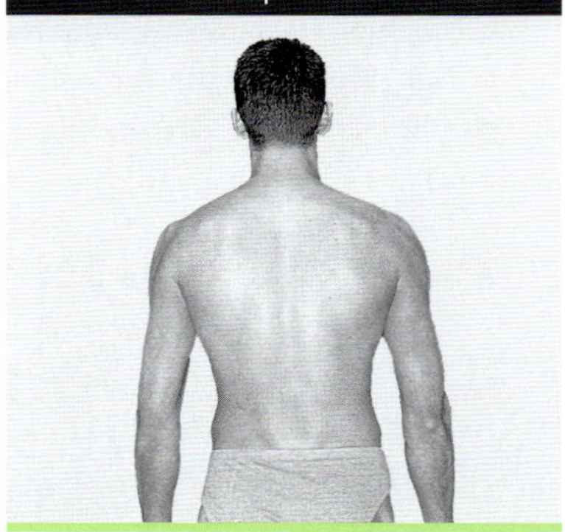

I 2.3 Apparative Diagnostik und Monitoring

26. Zum Basismonitoring für jeden Notfallpatienten gehören nicht: (3 PUNKTE)

- ❍ A EKG-Ableitung
- ❍ B Blutdruckmessung
- ❍ C Pulsoxymetrie
- ❍ D Temperaturkontrolle
- ❍ E Blutzuckerkontrolle

27. Bei der arteriellen Blutdruckmessung ... (3 PUNKTE)

- ❍ A informiert der systolische Wert über die Kreislaufsituation. Er ist für die myokardiale und koronare Durchblutung zuständig, die in der Systole stattfindet.
- ❍ B entspricht der arterielle Mitteldruck der treibenden Kraft, die den Blutstrom in der Peripherie und im ZNS aufrechterhält.
- ❍ C ermöglicht der diastolische Blutdruck u. a. Aussagen über den peripheren Widerstand.

28. Prüfen Sie folgende Aussagen zur Blutdruckmessung. Was trifft zu? (4 PUNKTE)

- ❍ A Bei der palpatorischen Methode sind diastolischer und mittlerer arterieller Druck nicht messbar.
- ❍ B Zu breite Manschetten liefern zu hohe, zu schmale dagegen zu niedrige Messwerte.
- ❍ C Bei der Oszillometrie werden neben systolischem und diastolischem Druck auch Mitteldruck und Herzfrequenz invasiv gemessen.

29. Bei Notfallpatienten sollte die arterielle partielle Sauerstoffsättigung S_pO_2 nicht unter den folgenden Wert sinken: (4 PUNKTE)

- ❍ A 100%
- ❍ B 95%
- ❍ C 90%
- ❍ D 85%
- ❍ E 80%

30. Ursache für den schlagartigen Abfall der endexspiratorischen CO_2-Konzentration gegen null ist ... (4 PUNKTE)

- ❍ A die vollständige Diskonnektion des Beatmungssystems.
- ❍ B der Ausfall des Beatmungsgerätes.
- ❍ C die komplette Verlegung des Tubus.
- ❍ D die Lage des Tubus im Ösophagus.

31. Welche Aussagen zum EKG sind richtig? (4 PUNKTE)

- ❍ A Ein EKG liefert nur Informationen über die elektrischen Herzaktionen.
- ❍ B Für eine EKG-Ableitung werden mindestens 4 Klebe-Elektroden benötigt.
- ❍ C Nur Zellen des Erregungsleitungssystems sind zur spontanen Depolarisation fähig.
- ❍ D Die Gesamtheit der depolarisierten Muskelzellen kann als negativer Pol angesehen werden.

32. Welche Aussagen zum EKG im Rettungsdienst sind richtig? (4 PUNKTE)

- ❍ A Fast alle EKG-Geräte im Rettungsdienst haben einen eingebauten Defibrillator.
- ❍ B In der Präklinik genügt eine EKG-Ableitung.
- ❍ C Die Ableitung über die Paddles des Defibrillators ist die einfachste und schnellste Art der EKG-Ableitung im Rettungsdienst.
- ❍ D Mit einem Dreipol-Kabel können eingeschränkt auch Rhythmusstörungen diagnostiziert werden.

33. Wie kann es passieren, dass ein gesunder Patient in einer EKG-Ableitung das Bild einer Asystolie aufweist? (4 PUNKTE)

- ❍ A Das Kabel ist defekt.
- ❍ B Die Ableitung erfolgt über die Defibrillator-Elektroden bei eingestecktem EKG-Kabel.
- ❍ C Es liegt eine falsche Geräteeinstellung vor.
- ❍ D Herzvektor und Ableitungsvektor zeigen in entgegengesetzte Richtungen.

34. Wodurch kann im EKG ein Kammerflimmern imitiert werden? (5 PUNKTE)

- ❍ A Muskelzittern
- ❍ B Bewegungsartefakte, z. B. durch fahrenden RTW
- ❍ C elektromagnetische Felder
- ❍ D falsch eingestellte Amplitude

35. Nennen Sie die erste Maßnahme beim Auftauchen eines Kammerflimmerns auf dem EKG-Monitor. (5 PUNKTE)

____

____

____

36. Was zeigt sich auf dem EKG, wenn der gewählte Ableitungsvektor senkrecht zum Herzvektor liegt? (4 PUNKTE)

- ❍ A nur positive Ausschläge
- ❍ B nur negative Ausschläge
- ❍ C eventuell gar keine verwertbaren Ausschläge
- ❍ D ein verbreiterter QRS-Komplex

37. Wodurch können EKG-Artefakte entstehen? (4 PUNKTE)

- ❍ A defekte Elektroden
- ❍ B lockere Stecker
- ❍ C ventrikuläre Extrasystolen
- ❍ D elektrische Anlagen

38. Welche Aussagen über einen normalen QRS-Komplex sind richtig? (4 PUNKTE)

- ❍ A Es müssen immer Q-, R- und S-Zacken erkennbar sein.
- ❍ B Eine S-Zacke ist positiv.
- ❍ C Die R-Zacke darf auch kleiner als die S-Zacke sein.
- ❍ D Die R-Zacke ist stets größer als die S-Zacke.

39. Die Bestimmung des kleinen Blutbildes beinhaltet ... (2 PUNKTE)

- A den Hämoglobingehalt.
- B Elektrolyte (Natrium, Kalium, Kalzium).
- C Erythrozyten.
- D Leukozyten.
- E Thrombozyten.

40. Bei der Röntgenuntersuchung ... (2 PUNKTE)

- A zur Diagnostik in Notfallsituationen sind Untersuchungen des Skeletts, der Brustorgane und begrenzt auch des Abdomens relevant.
- B erscheinen luftgefüllte Strukturen auf dem Röntgenbild schwarz abgebildet.
- C erscheinen Gelenkknorpel und Bänder aufgrund der besonderen Dichte gut dargestellt.
- D werden Aufnahmen des Skeletts grundsätzlich in zwei senkrechten Ebenen angefertigt.

41. Die Ultraschalluntersuchung ... (2 PUNKTE)

- A ist ein nicht-invasives, den Patienten nicht belastendes Untersuchungsverfahren.
- B hat nach der Peritoneallavage einen geringeren Stellenwert zum Nachweis freier Flüssigkeit im Bauchraum.
- C eignet sich insbesondere zur ersten Orientierung beim unklaren Abdomen.

42. Geben Sie an, welche Aussagen zur Endoskopie zutreffen. (3 PUNKTE)

- A Die Bronchoskopie ist zur Diagnostik nach einem Inhalationstrauma geeignet.
- B Der obere Verdauungstrakt kann bis zum Duodenum beurteilt werden.
- C Nach Feststellung einer Blutungsquelle ist eine Unterspritzung des blutenden Gefäßes mit entsprechenden Medikamenten möglich.
- D Fremdkörper und Sekret können bei Verlegung eines Bronchus entfernt werden.

I 2.4 Dokumentation der Rettungsdiensteinsätze

43. Welche Aussagen zur Dokumentation der Rettungsdiensteinsätze sind korrekt? (4 PUNKTE)

- A Der Rettungsassistent dokumentiert nur dann, wenn er im Rahmen der Notkompetenz tätig wurde.
- B Durch die Pflicht zur Dokumentation ist u. a. beabsichtigt, dass es nicht zu einer Beweislastumkehrung für das Rettungsdienstpersonal kommt.
- C Mit einem Notarztprotokoll werden der Einsatz dokumentiert, die wichtigsten Notfalldaten übermittelt sowie ein Verlaufsbericht fixiert.

44. An welchen Orten dürfen personenbezogene Daten aufbewahrt werden?
(2 PUNKTE)

- ❍ A bei der Patientenakte im Krankenhaus
- ❍ B in den Privatwohnungen des Rettungsdienstpersonals
- ❍ C in einem Ordner in der Rettungswache

45. Welche Punkte gehören nicht zum minimalen Notarztdatensatz?
(2 PUNKTE)

- ❍ A Angaben über Erkrankungen und Verletzungen
- ❍ B Namen der Fahrzeugbesatzung inkl. des Notarztes
- ❍ C Angaben über Maßnahmen

I 3 Elementar- und Standardtherapie

46. Welche Aussagen treffen nicht zu?
(2 Punkte)

- ❍ A Die spezielle Therapie beinhaltet immer die Anlage eines venösen Zugangs.
- ❍ B Die Elementartherapie beinhaltet immer die sofortige BZ-Kontrolle.
- ❍ C Die Elementartherapie ist eine notärztliche Therapie.
- ❍ D Die Elementartherapie wird in der Regel erst nach der Standardtherapie eingeleitet.

47. Welche Aussagen sind richtig?
(2 Punkte)

- ❍ A Die Sauerstoffgabe erfolgt immer über eine Nasensonde.
- ❍ B Patienten, die eine spezielle Therapie benötigen, müssen vom Notarzt mitversorgt werden.
- ❍ C Die Lagerung ist immer eine spezielle Therapie.
- ❍ D Bei erforderlicher Elementartherapie ist i.d.R. auch ein Notarzt nachzufordern.

I 4 Störungen vitaler Funktionen

I 4.1 Das Verbundsystem der Vitalfunktionen

48. Nennen Sie die wichtigsten Vitalfunktionen. (3 Punkte)

______

______

______

______

I 4.2 Störung des Bewusstseins

49. Nennen Sie die primären Gefahren, die aus einer Bewusstseinsstörung erwachsen können. (3 Punkte)

______

______

______

______

50. Nennen Sie drei Ursachengruppen für Bewusstseinsstörungen (3 Punkte)

______

______

______

______

51. Was können Ursachen einer sekundären Hirnläsion sein? (3 Punkte)

- ❍ A Trauma
- ❍ B zerebrale Ischämie
- ❍ C Atemstörungen
- ❍ D Herz-Kreislauf-Störungen

52. Nennen Sie die drei Schweregrade – von leicht nach schwer –, in die man bewusstseinsgetrübte Patienten erstdiagnostisch einteilt. (3 Punkte)

______

______

______

53. Welche der angegebenen Symptome gehören zu einem soporösen Patienten? (4 Punkte)

- ❍ A tiefe Schläfrigkeit
- ❍ B evtl. reflektorische Abwehrbewegungen
- ❍ C Augenöffnen auf Schmerzreiz möglich
- ❍ D keine vollständige Erweckbarkeit durch äußere Reize

54. Welche diagnostische Maßnahme müssen Sie u. a. routinemäßig bei jedem bewusstseinsgetrübten Patienten durchführen? (3 Punkte)

______

______

______

______

55. Wie hoch ist der normale Blutzuckerwert eines Erwachsenen? (6 PUNKTE)

- ❍ A 30 – 50 mg/dl
- ❍ B 40 – 60 mg/dl
- ❍ C 60 – 120 mg/dl
- ❍ D 120 – 140 mg/dl

56. Ist bei einem bewusstlosen, spontanatmenden Patienten ohne weitere Verletzungen der Notarzt nachzualarmieren? (3 PUNKTE)

- ❍ A nein
- ❍ B ja

57. Welche Maßnahmen würden Sie bei einem spontanatmenden, bewusstlosen Patienten, auch im Rahmen der Notkompetenz, durchführen? (3 PUNKTE)

- ❍ A freie Atemwege schaffen
- ❍ B stabile Seitenlage
- ❍ C Intubation zum Aspirationschutz
- ❍ D periphervenöser Zugang und Blutzucker-Kontrolle

I 4.3 Störung der Atmung

58. Nennen Sie vier Ursachengruppen für Atemstörungen. (4 PUNKTE)

____

____

____

____

____

____

____

____

59. Nennen Sie die Atemfrequenz und das Atemzugvolumen der folgenden Altersstufen (Normalwerte). (6 PUNKTE)

	Atemfrequenz/min	Atemzugvolumen (ml)
Neugeborene		
Säuglinge		
Kleinkinder		
Schulkinder		
Jugendliche		
Erwachsene		

60. Mögliche Komplikationen beim Absaugvorgang durch die Nase sind: (2 PUNKTE)

- ❍ A Verletzungen der Nasenschleimhaut
- ❍ B Auslösen von Erbrechen
- ❍ C Auslösen eines Laryngospasmus
- ❍ D Auslösen einer reflektorischen Tachykardie

61. Nennen Sie die Materialien, die man zur Intubation eines Patienten vorbereiten muss. (6 PUNKTE)

____

____

____

____

____

____

____

____

62. Nennen Sie fünf Komplikationen, die bei einer Intubation auftreten können. (5 Punkte)

____

____

____

____

____

63. Welche Aussagen treffen zu? (2 Punkte)

- ❍ A Atemwegsmanagement ist eine Standardtherapie.
- ❍ B Der Kombitubus muss bei trachealer Lage entfernt werden.
- ❍ C Die Larynxmaske wird nur in der Notfallmedizin eingesetzt.
- ❍ D Der Kombitubus kann ohne Laryngoskop eingeführt werden.

64. Welche Aussage trifft zu? (2 Punkte)

- ❍ A Die Larynxmaske gibt es in verschiedenen Größen.
- ❍ B Den Kombitubus gibt es auch in einer Säuglingsgröße.
- ❍ C Der Larynxtubus ist eine Larynxmaske mit Tubusansatz.
- ❍ D Die Koniotomie durchtrennt die Bänder zwischen 3. und 4. Trachealspange.

65. Welche Aussagen zur Koniotomie sind zutreffend? (2 Punkte)

- ❍ A Wenn Beatmung oder Intubation nicht mehr möglich sind, besteht die Möglichkeit einer Koniotomie durch den Notarzt.
- ❍ B Die Koniotomie gehört zum Notkompetenz-Katalog der Bundesärztekammer (BÄK).
- ❍ C Für die Koniotomie kann auch ein vorgefertigtes Koniotomie-Set verwendet werden.
- ❍ D Die Koniotomie ist ein häufiges notärztliches Routineverfahren.

66. Nennen Sie drei Indikationen für eine Thoraxdrainage/Thoraxpunktion. (3 Punkte)

____

____

____

____

____

67. Was können Indikationen für eine PEEP-Beatmung sein? (1 Punkt)

- ❍ A Lungenödem
- ❍ B SHT
- ❍ C Lungenemphysem
- ❍ D gestörter pulmonaler Sauerstofftransport

I 4.4 Störung des Herz-Kreislauf-Systems

68. **Wodurch kann eine akute Kreislaufinsuffizienz verursacht werden?** (4 PUNKTE)

❍ A durch eine Verringerung des zirkulierenden Blutvolumens
❍ B durch eine Störung der Herzfunktion
❍ C durch eine Störung der Lungenfunktion
❍ D durch eine Störung des Bluttransportes in den Gefäßen

69. **Welche Ursachen führen zu einem absoluten Volumenverlust?** (2 PUNKTE)

❍ A akute Linksherzinsuffizienz
❍ B Vasodilatation
❍ C Verschluss eines großen Blutgefäßes
❍ D großflächige Verbrennungen der Haut

70. **Welche Symptome treten bei einer akuten Linksherzinsuffizienz auf?** (2 PUNKTE)

❍ A kaltschweißige Haut
❍ B fehlende periphere Hautvenenfüllung
❍ C gerötete Haut
❍ D flacher Puls

71. **Bei welcher Erkrankung des Herzens hat der Patient in der Regel gestaute Halsvenen?** (2 PUNKTE)

❍ A bei akuter Aortenklappenentzündung
❍ B bei Rhythmusstörungen
❍ C bei akuter Rechtsherzinsuffizienz
❍ D bei akuter Mitralklappenentzündung

72. **Welche der folgenden Maßnahmen können zu den unmittelbaren lebensrettenden Maßnahmen gezählt werden?** (2 PUNKTE)

❍ A richtige Lagerung
❍ B Blutstillung bei starken Blutungen
❍ C Anlegen des EKG-Monitors
❍ D Vorbereiten einer Intubation

73. **Wie werden Patienten mit akuter Herzinsuffizienz, kardiogenem Schock, RR > 90 mmHg systolisch und erhaltenem Bewusstsein gelagert?** (2 PUNKTE)

❍ A mit erhöhtem Oberkörper
❍ B in stabiler Seitenlage
❍ C in Schocklage
❍ D in flacher Lagerung

74. **Welche der folgenden Aussagen sind richtig? Eine Vollelektrolytlösung darf einem Patienten nicht infundiert werden, wenn ...** (2 PUNKTE)

❍ A das Verfallsdatum der Lösung überschritten ist.
❍ B sie kälter als die Körpertemperatur des Patienten ist.
❍ C sich Kristalle in der Lösung gebildet haben.
❍ D die Lösung trübe ist.

75. **Bei welcher der genannten Herz-Kreislauf-Störungen wird präklinisch i.d.R. nur wenig Flüssigkeit infundiert?** (2 PUNKTE)

❍ A beim hämorrhagischen Schock
❍ B beim anaphylaktischen Schock
❍ C bei der vasovagalen Synkope
❍ D beim kardiogenen Schock

76. Welcher Parameter wird präklinisch nicht gemessen? (2 Punkte)
- A Sauerstoffsättigung des Blutes
- B diastolischer Blutdruck
- C elektrische Herztätigkeit
- D zentraler Venendruck

77. Welche Maßnahme ist bei einem Patienten mit einer Herz-Kreislauf-Störung präklinisch nicht sinnvoll? (2 Punkte)
- A Legen eines periphervenösen Zuganges
- B Sauerstoffgabe
- C Legen eines zentralvenösen Zuganges
- D EKG anlegen

78. Welche der folgenden Komplikationen sind bei einer Venenpunktion im Hand- bzw. Unterarmbereich möglich? (4 Punkte)
- A arterielle Punktion
- B Durchtrennung einer Sehne der Hand- bzw. Fingermuskulatur
- C Platzen der Vene mit paravenöser Infusion
- D Phlebitis (Venenentzündung)

79. Welche Maßnahmen führen bei einer Venenpunktion zu einer Verbesserung der Venenfüllung im Arm? (2 Punkte)
- A Hochhalten des Armes, damit der arterielle Blutdruck abnimmt
- B leichtes Beklopfen der Punktionsstelle
- C mit möglichst hohem Druck (› RR_{sys}) stauen
- D Patient mit der Hand »pumpen« lassen

80. Welche Maßnahme ist bei einer versehentlichen arteriellen Infusion indiziert? (2 Punkte)
- A Stauung herzwärts anlegen
- B Druckinfusion zum Aufdehnen der Arterie
- C Kanüle sofort entfernen und Wunde mit Druck versorgen
- D Kanüle belassen und für den Notarzt Medikamente (Kochsalz, Kortikoide, Vasodilatator, Lokalanästhetikum) vorbereiten

81. Welche Zuordnung zwischen Störung und Maßnahme ist bei einer Infusionstherapie richtig? (2 Punkte)
- A Schwellung der Haut um den venösen Zugang – Verweilkanüle etwas zurückziehen
- B sekundäre Perforation – neu punktieren
- C Einfließen von Blut in den Infusionsschlauch – Stauung lösen, Flasche höher hängen
- D Venenverweilkanüle verstopft – neu punktieren

82. Welche Aussage bezüglich der Stauung zur peripheren Venenpunktion am Arm mittels einer Blutdruckmanschette ist richtig? (3 Punkte)
- A Der Puls darf distal der Stauung nicht mehr tastbar sein.
- B Ein guter Anhaltspunkt für einen optimalen Staudruck ist der Bereich des diastolischen Druckwerts.
- C Die Extremität färbt sich distal der Staustelle weißlich.
- D Ein guter Anhaltspunkt für einen optimalen Staudruck ist der Bereich des systolischen Druckwerts.

83. Bei welcher Erkrankung bzw. Verletzung ist eine zwingende Notarztindikation gegeben? (3 Punkte)

- ❍ A massiver Thoraxschmerz
- ❍ B Zyanose bei Atemnot
- ❍ C bekannte Herzrhythmusstörungen beim älteren Patienten (»Stolperherz«)
- ❍ D Blutdruckabfall nach starker Blutung

84. Die beste Alternative bei nicht möglichem periphervenösen Zugang zum Zweck einer Infusion bei Kleinkindern ist ... (3 Punkte)

- ❍ A der intramuskuläre Zugang.
- ❍ B der subkutane Zugang.
- ❍ C der intraossäre Zugang.
- ❍ D der zentralvenöse Zugang.

85. Welche Medikamente können endobronchial verabreicht werden? (3 Punkte)

- ❍ A Adrenalin
- ❍ B Nitroglycerin-Spray
- ❍ C Lidocain
- ❍ D Atropin

86. Welche Lagerungsart des Patienten eignet sich i.d.R. am besten für das Legen eines zentralvenösen Zugangs über die Vena jugularis interna? (2 Punkte)

- ❍ A flache Lagerung, ggf. Kopf leicht zur Gegenseite der Punktion gedreht
- ❍ B Oberkörperhochlagerung
- ❍ C stabile Seitenlage
- ❍ D Ganzkörperschräglage (40°) auf Tragetisch

I 5 Reanimation

I 5.2 Pathophysiologie

87. Welche Aussagen sind richtig? (3 Punkte)

- ❍ A Eine Bewusstlosigkeit tritt sofort infolge eines Kreislaufstillstandes ein.
- ❍ B Das Herz ist das Organ mit der kürzesten Hypoxietoleranz.
- ❍ C Es gibt hypodyname und hyperdyname Formen des Kreislaufstillstandes.
- ❍ D Eine Zyanose zeigt immer einen Atemstillstand an.

I 5.4 Symptome

88. Durch welche Symptome ist ein Kreislaufstillstand definiert? (3 Punkte)

- ❍ A Bewusstlosigkeit
- ❍ B Atemstillstand
- ❍ C Pulslosigkeit
- ❍ D Zyanose

I 5.4 Therapie

89. Bei welchen EKG-Bildern handelt es sich i.d.R. um Formen des Kreislaufstillstandes? (3 Punkte)

- ❍ A Kammerflimmern
- ❍ B AV-Block II. Grades
- ❍ C supraventrikuläre Tachykardie
- ❍ D Asystolie

90. Welche Aussagen zum Basic Life Support sind korrekt? (3 Punkte)

- ❍ A Bei der Einhelfermethode wird im Wechselrhythmus 2:15 reanimiert.
- ❍ B Zu Beginn jeder Reanimation wird routinemäßig ein präkordialer Faustschlag gesetzt.
- ❍ C Solange der Patient nicht intubiert ist, müssen Beatmung und Thoraxkompression im Wechsel durchgeführt werden.
- ❍ D Der Guedel-Tubus stellt einen ausreichenden Aspirationsschutz dar.

91. Wann ist ein präkordialer Faustschlag sinnvoll? (2 Punkte)

- ❍ A wenn am EKG der Übergang in ein Kammerflimmern beobachtet wird
- ❍ B immer zu Beginn einer Reanimation
- ❍ C immer dann, wenn der Akku des Defibrillators leer ist
- ❍ D bei Kammerflimmern, das länger als vier Minuten andauert

92. Welche Maßnahmen zählen zu den erweiterten lebensrettenden Maßnahmen? (3 Punkte)

- ❍ A Blutdruckmessung
- ❍ B EKG-Diagnostik
- ❍ C Beatmung mit Beatmungsbeutel
- ❍ D Elektrotherapie (Defibrillation und Schrittmachereinsatz)
- ❍ E Intubation

93. Welche der aufgeführten Maßnahmen kommen für den Rettungsassistenten im Rahmen der Notkompetenz während der Reanimation infrage? (6 PUNKTE)

- ❍ A Defibrillation Erwachsener mit halbautomatischen Defibrillatoren
- ❍ B endotracheale Intubation ohne Einsatz von Medikamenten
- ❍ C Gabe von Lidocain bei Kammerflimmern
- ❍ D Gabe von Adrenalin

94. Welche Maßnahme ist die zeitlich wichtigste bei Kammerflimmern oder pulsloser ventrikulärer Tachykardie (PVT)? (4 PUNKTE)

____

____

____

95. Welche Abfolge der Energien ist für die ersten drei monophasischen Defibrillationen bei Erwachsenen zu wählen? (6 PUNKTE)

- ❍ A 200 Joule – 200 Joule – 200 Joule
- ❍ B 200 Joule – 300 Joule – 400 Joule
- ❍ C 200 Joule – 200 Joule – 360 Joule
- ❍ D 360 Joule – 360 Joule – 360 Joule
- ❍ E keine der genannten Möglichkeiten

96. Wegen welcher Wirkungen wird Adrenalin beim Kreislaufstillstand eingesetzt? (3 PUNKTE)

- ❍ A Vasokonstriktion
- ❍ B Verringerung der Hirnperfusion
- ❍ C Erhöhung der Koronarperfusion
- ❍ D Vorlastsenkung

97. Welche Aussagen über die Dosierung von Adrenalin bei Erwachsenen sind korrekt? (6 PUNKTE)

- ❍ A Die Adrenalingabe wird alle 10 Minuten mit 0,5 mg wiederholt.
- ❍ B Die Initialdosierung beträgt 1 mg i.v.
- ❍ C Bei endobronchialer Gabe beträgt die Dosis 3,0 mg (verdünnt).
- ❍ D Bei Asystolie kann nach drei Zyklen eine erhöhte Dosis von 5 mg erwogen werden.

I 5.5 Häufige Fehler und Komplikationen

98. Welche Fehler treten bei den Maßnahmen des Basic Life Support (BLS) häufig auf? (3 PUNKTE)

- ❍ A falsch gewählter Druckpunkt
- ❍ B falsche Drucktiefe
- ❍ C falscher Druckrhythmus
- ❍ D falscher Ablauf
- ❍ E falsche Indikation (es war überhaupt keine Reanimation erforderlich)

I 5.6 Stabilisierung und Sicherung des Reanimationserfolgs

99. Welche Aussagen zu Noradrenalin sind richtig? (3 PUNKTE)

- ❍ A Noradrenalin ist ein nicht natürliches Katecholamin.
- ❍ B Noradrenalin wirkt primär auf α-Rezeptoren mit einer starken Vasokonstriktion.
- ❍ C Noradrenalin ist stark arrhythmogen (Arrhythmie erzeugend).
- ❍ D Noradrenalin kann in der Postreanimationsphase zur Stabilisierung des Blutdrucks eingesetzt werden.

I 5.9 Reanimation von Säuglingen und Kindern

100. Welcher der genannten Faktoren ist hauptsächlicher Auslöser eines Kreislaufstillstandes im Kindesalter? (4 PUNKTE)

- ❍ A Herzinfarkt
- ❍ B Atemstillstand
- ❍ C Apoplex
- ❍ D Niereninsuffizienz

101. Welche Aussagen zum Basic Life Support bei Kindern sind korrekt? (4 PUNKTE)

- ❍ A Bei Säuglingen darf der Kopf nur in die Schnüffelstellung gebracht werden.
- ❍ B Die Kontrolle der Vitalfunktionen erfolgt wie bei Erwachsenen.
- ❍ C Auf die Feststellung des Atemstillstandes folgen zwei bis fünf initiale Ventilationen.
- ❍ D Das Verhältnis der Thoraxkompressionen zur Beatmung beträgt 15:3.

102. Unterhalb welcher Herzfrequenz ist bei Säuglingen das Herzzeitvolumen (HZV) i.d.R. nicht mehr ausreichend? (3 PUNKTE)

- ❍ A 100/min
- ❍ B 80/min
- ❍ C 60/min
- ❍ D Keiner der genannten Werte trifft zu.

103. Wo wird beim Säugling der Puls getastet? (2 PUNKTE)

- ❍ A an der A. carotis
- ❍ B in der Fontanelle
- ❍ C an der A. brachialis (Innenseite des Oberarms)
- ❍ D auf dem Fußrücken

104. Was ist bei der Reanimation von Klein- und Schulkindern zu beachten? (6 PUNKTE)

- ❍ A Bei Kindern ab etwa acht Jahren gelten die Vorgehensweisen für Erwachsene.
- ❍ B Bei Klein- und Schulkindern bis etwa acht Jahren wird die Thoraxkompression mit nur einem Handballen ausgeübt.
- ❍ C Bei Schulkindern wird die Pulskontrolle an der A. brachialis (Innenseite des Oberarms) durchgeführt.
- ❍ D Kinder bis zu drei Jahren werden wegen der besonderen Gefährdung nur vom Notarzt reanimiert.

105. Welche initiale Defibrillationsenergie ist für Säuglinge zu wählen? (3 PUNKTE)

- ❍ A 4 Joule/kg KG
- ❍ B 2 Joule/kg KG
- ❍ C 2 Joule
- ❍ D 10 Joule

106. Welche Aussagen über die medikamentöse Therapie des Kreislaufstillstandes bei Kindern sind korrekt? (3 Punkte)

- ❍ A Kann kein venöser Zugang gelegt werden, so wird Adrenalin in der zehnfachen Dosis endobronchial gegeben.
- ❍ B Adrenalin wird i.v. und i.o. mit 0,01 mg/kg KG dosiert.
- ❍ C Bei Säuglingen unter vier Monaten ist Adrenalin kontraindiziert.
- ❍ D Nach jeder Medikamentengabe wird Ringer-Lösung® infundiert, um das Medikament schnell im Organismus zu verteilen.
- ❍ E Die intraossäre Gabe von Adrenalin ist kontraindiziert.

I 5.10 Tod

107. Supravitale Reaktionen belegen erhaltene Zellfunktionen nach dem klinischen Tod. Sie dienen zur Eingrenzung der Todeszeit. Dazu zählen ... (3 Punkte)

- ❍ A lokale Kontraktion bei Schlag auf den Muskel
- ❍ B Pupillenverengung bzw. -erweiterung bei Aufträufeln von Pilocarpin oder Atropin auf das Auge
- ❍ C Aufblähung der Bauchhöhle durch gasbildende anaerobe Keime
- ❍ D Eiablage von Schmeißfliegen im Bereich von Augen, Nase und Mund

108. Welche Merkmale gehören zu den sicheren Todeszeichen? (3 Punkte)

- ❍ A Totenflecke
- ❍ B Atemstillstand
- ❍ C Reflexlosigkeit
- ❍ D Pulslosigkeit
- ❍ E Auskühlung des Körpers

109. Die Gefahr, einen so genannten Scheintod zu übersehen, ist besonders groß bei ... (3 Punkte)

- ❍ A Stoffwechselentgleisungen mit tiefem Koma.
- ❍ B Schlafmittelvergiftung.
- ❍ C Unterkühlung.
- ❍ D Verbluten.
- ❍ E Schussverletzungen.

110. Welche Todeszeichen sind unsicher und deswegen keine ausreichende Grundlage der Todesfeststellung? (2 Punkte)

- ❍ A Abkühlung des Körpers
- ❍ B Abschiedsbrief
- ❍ C Atemlosigkeit
- ❍ D Reflexlosigkeit
- ❍ E Totenstarre

111. Welche Vergiftungen sind durch sorgfältige äußere Leichenschau u.U. bereits durch Blickdiagnose oder charakteristische Gerüche diagnostizierbar? (3 Punkte)

- ❍ A Kohlenmonoxid
- ❍ B Pflanzenschutzmittel
- ❍ C Digitalis
- ❍ D Heroin
- ❍ E Chloroquin

I 6 Versorgung traumatologischer Notfälle

I 6.1 Wunden

112. Welche allgemeinen Regeln zur Wundversorgung gelten? (3 Punkte)

- ❍ A Wunden werden großflächig und steril abgedeckt.
- ❍ B Eingedrungene Fremdkörper werden in der Wunde belassen (Abpolsterung und Fixierung).
- ❍ C Wundauflagen müssen fixiert werden.
- ❍ D Die betroffenen Körperteile und -regionen werden ruhig gestellt.

113. Bei der Versorgung von Fremdkörperverletzungen ... (4 Punkte)

- ❍ A ist mit einer Verletzung von Gefäßen und Nerven nicht zu rechnen.
- ❍ B wird direkt auf dem Fremdkörper ein Druckverband angelegt.
- ❍ C ist bei Fremdkörperverletzungen in Körperhöhlen mit schweren inneren Blutungen zu rechnen.
- ❍ D wird der Fremdkörper umpolstert und in den Verband mit einbezogen.

I 6.2 Blutstillung

114. Welche Aussagen sind korrekt? (4 Punkte)

- ❍ A Lebensbedrohlich sind vor allem äußere Blutungen.
- ❍ B Bei kapillären Sickerblutungen aus großen Wundbereichen sind extreme Blutverluste möglich.
- ❍ C Blutungen bergen die Gefahr eines hämorrhagischen Schocks.
- ❍ D Blutungen am Kopf werden wegen ihres Erscheinungsbildes oft überschätzt.

115. Was ist bei der Blutstillung zu beachten? (3 Punkte)

- ❍ A Blutstillungen werden in der Regel am liegenden Patienten vorgenommen.
- ❍ B bei bedrohlichen Blutungen Einleitung einer adäquaten Schocktherapie
- ❍ C betroffene Körperteile nach Möglichkeit sofort abbinden
- ❍ D Kleidung wird am verletzten Körperteil belassen.

116. In welcher Reihenfolge wird ein Druckverband angelegt? (6 Punkte)

1 Ruhigstellung
2 ggf. zweites Druckpolster
3 Mullbinde, elastische Binde oder Dreiecktuch
4 Druckpolster
5 sterile Wundauflage

- ❍ A 1 / 4 / 2 / 5 / 3
- ❍ B 1 / 2 / 3 / 5 / 4
- ❍ C 5 / 3 / 4 / 2 / 1
- ❍ D 5 / 4 / 2 / 1 / 3

117. Blutungen am Kopf ... (2 PUNKTE)

- ❍ A gehen möglicherweise mit offenen Schädel-Hirn-Traumen einher.
- ❍ B werden ggf. durch Druckverbände am hochgelagerten Kopf gestillt.
- ❍ C werden am besten durch Abbinden der A. carotis gestillt.
- ❍ D führen fast immer zum neurogenen Schock.

118. Welche Aussagen sind richtig? (4 PUNKTE)

- ❍ A Amputate werden vom Rettungsdienst desinfiziert.
- ❍ B Amputate werden in steriles Material eingeschlagen.
- ❍ C Zum Transport werden besondere Replantatbeutel verwendet.
- ❍ D Amputate werden zum Transport in großformatige Coolpacks eingeschlagen.

I 6.3 Versorgung von Frakturen und Gelenkverletzungen

119. Wie können Frakturen entstehen? (4 PUNKTE)

- ❍ A als Folge wiederholter Mikrotraumen (so genannter Ermüdungsbruch)
- ❍ B durch indirekte äußere Gewalteinwirkung
- ❍ C durch zu lange oder falsche Ruhigstellung (so genannter Immobilisationsbruch)
- ❍ D durch direkte äußere Gewalteinwirkung

120. Sichere Frakturzeichen sind ... (4 PUNKTE)

- ❍ A Fehlstellung und abnorme Form
- ❍ B aufgehobene Funktionstauglichkeit
- ❍ C sichtbare Knochenteile in der Wunde
- ❍ D hörbares Knochenreiben

121. Bei der Versorgung von Frakturen ... (2 PUNKTE)

- ❍ A ist die Bekleidung an der verletzten Extremität grundsätzlich zu entfernen.
- ❍ B ist die Versorgung der Vitalfunktionen vorrangig.
- ❍ C werden die Extremitäten auch bei groben Fehlstellungen durchbewegt.
- ❍ D werden offene Frakturen mit Desinfektionsmittel gespült.

122. Welche Aussagen sind richtig? (4 PUNKTE)

- ❍ A Die Reposition bewirkt eine Druckentlastung des geschädigten Weichteilgewebes.
- ❍ B Alle dislozierten (verschobenen) Frakturen sollen i.d.R. reponiert und unter Zug ruhig gestellt werden.
- ❍ C Offene Frakturen werden präklinisch nicht reponiert.
- ❍ D Bei der Reposition wird die Gliedmaßenachse grob wiederhergestellt.

123. Was bedeutet die Abkürzung »DMS« im Rahmen der Versorgung von Extremitätenverletzungen? (2 PUNKTE)

A Druckverband, Mobilisation (Durchbewegen der Extremitäten), Schienung

B Durchbewegen, Mindestversorgung, Spülen

C Diagnostik, Materialverwendung, Sonstiges

D Durchblutung, Motorik, Sensibilität

124. Welche Aussagen sind richtig? (4 PUNKTE)

A Ober- bzw. Unterschenkelfrakturen werden am liegenden Patienten im Winkel von ca. 30° reponiert.

B Luxationsfrakturen können nur mit zwei Helfern reponiert werden.

C Bei Schenkelhalsfrakturen reicht eine einfache Immobilisation aus.

D Unterarmschaftfrakturen werden bei rechtwinklig gebeugtem Ellenbogengelenk reponiert.

125. Was ist eine Kontusion? (3 PUNKTE)

A Verstauchung durch kurzzeitige Überdehnung der Bänder

B Prellung des Gelenks mit gleichzeitigen sicheren Frakturzeichen

C Prellung des Gelenks mit oftmals unsicheren Frakturzeichen

D Verstauchung mit gleichzeitiger Störung der Gelenkfunktion

126. Was ist eine Luxation? (3 PUNKTE)

A Lösung der gelenkbildenden Strukturen mit Störung der Gelenkfunktion

B Verstauchung durch Überdehnung der Gelenkkapsel

C Fraktur der Gelenkenden der Knochen

D Lösung der gelenkbildenden Strukturen bei erhaltener Gelenkfunktion

I 6.4 Immobilisations- und Retentionsmaterialien

127. Ordnen Sie den Extremitäten und Körperteilen Ruhigstellungsmittel zu. (3 PUNKTE)

A Armtragetuch,
B Luftkammerschiene,
C Vakuummatratze,
D Stifneck®,
E KED-System

_______ Handgelenk
_______ Unterarm
_______ Oberarm
_______ Sprunggelenk
_______ Unterschenkel

128. Ordnen Sie den Extremitäten/ Körperteilen Ruhigstellungsmittel zu. (6 PUNKTE)

A Armtragetuch,
B Luftkammerschiene,
C Vakuummatratze,
D Stifneck®,
E KED-System

_______ Knie
_______ Oberschenkel
_______ Halswirbeläule
_______ Brustwirbelsäule
_______ Lendenwirbelsäule

129. Welche Aussagen treffen auf die Luftkammerschiene zu? (4 PUNKTE)

- A Luftkammerschienen sind nicht durchlässig für Röntgenstrahlen.
- B Durch Luftkammerschienen können leicht Hämatome entstehen.
- C Luftkammerschienen werden stets unter Extension (Zug) angelegt.
- D Zur Anlage sind mindestens zwei Helfer erforderlich.

130. HWS-Schienen ... (3 PUNKTE)

- A werden erst bei gesicherter HWS-Schädigung angelegt.
- B werden schon bei Verdacht auf eine HWS-Schädigung angelegt.
- C sind bei offenen Verletzungen des Halses, ohne ausreichende Wundversorgung und Kontrolle der Blutungsquelle, kontraindiziert.
- D können bei falscher Größenauswahl zur übermäßigen Beugung der HWS führen.

131. Welche Aussagen zur Vakuummatratze sind richtig? (3 PUNKTE)

- A Sie wird für die Immobilisation einzelner verletzter Körperteile verwendet.
- B Sie wird für die Immobilisation des ganzen Körpers verwendet.
- C Sie wird durch mindestens zwei Helfer anmodelliert.
- D Über dem Kopf und unter den Füßen soll sich nur wenig Füllmaterial befinden.

I 7 Rettungs- und Transporttechniken

I 7.1 Rettungstechniken

132. Der Rautekgriff ... (2 Punkte)
- A darf beim Krankentransport zur Patientenumlagerung eingesetzt werden.
- B ist beim Personentransport über längere Strecken indiziert.
- C kann besonders zur Überwindung von Höhenunterschieden eingesetzt werden.
- D wird u.a. angewendet, wenn keine andere, schonendere Rettungsmethode möglich ist.

133. Welche der folgenden Indikationen für den Rückenschleiftrick nach Rautek sind richtig? (2 Punkte)
- A Rettung aus Röhren
- B Rettung aus Kriechkellern
- C Gebäudebrände
- D Eisrettung

134. Die Schaufeltrage ... (3 Punkte)
- A wird u.a. beim Transport in engen Treppenhäusern eingesetzt.
- B ist auf unebenem Untergrund meist unproblematisch einzusetzen.
- C bildet mit der Vakuummatratze beim Transport eine Einheit.
- D wird nach der Lagerung größenangepasst.

135. Welche Aussagen zur Helmabnahme sind zutreffend? (5 Punkte)
- A Notfallpatienten wird i.d.R. der Helm abgenommen.
- B Vor Helmabnahme ist auf das Eintreffen des Notarztes zu warten.
- C Die Helmabnahme erfolgt präklinisch auch bei Verdacht auf eine Verletzung der HWS.
- D Die Abnahme des Schutzhelmes erfolgt am besten durch zwei Personen.
- E Patienten in Bauch- oder Seitenlage sollen zur Helmabnahme achsengerecht gedreht werden.

I 7.1 Rettungstechniken in besonderen Situationen

136. Zur Rettung aus Höhen kommen u.a. Drehleitern mit Korb (DLK) zum Einsatz. Ihre maximale Rettungshöhe bei 12 m Ausladung beträgt ... (2 Punkte)
- A 20 m.
- B 23 m.
- C 30 m.
- D 35 m.

137. Welche Aussagen zur Rettung aus Tiefen treffen zu? (3 PUNKTE)

- ❍ A Eine DLK ist für die Rettung aus Tiefen nicht einsetzbar.
- ❍ B Bei entsprechender medizinischer Komponente ist der Einsatz des KED-Systems oder anderer Immobilisationsmaterialien erforderlich.
- ❍ C Bei Rettungs- und Winschkörben ist direktes Einwirken auf den Patienten erschwert.

138. Bei der Rettung Verletzter aus Freigewässern ... (3 PUNKTE)

- ❍ A ist i.d.R. der Einsatz von Feuerwehr, DLRG oder Wasserwacht erforderlich.
- ❍ B ist auf ausreichende Eigensicherung, z.B. mittels Fangleine, zu achten.
- ❍ C können Spineboard oder Schaufeltrage zum Einsatz kommen.
- ❍ D hat sich die Vakuummatratze bewährt.

139. Welche Aussagen zur Eigensicherung sind richtig? (4 PUNKTE)

- ❍ A Bei Gefahr für den Patienten werden Gefahrenbereiche grundsätzlich auch ohne Unterstützung der Feuerwehr begangen.
- ❍ B Der Brustbund wird als effektiver Schutz vor Absturz des Retters eingesetzt.
- ❍ C Der Brustbund wird angewendet, wenn Abrutsch-, Einbrech- oder Ertrinkungsgefahr für den Retter nicht auszuschließen ist.

I 7.3 Transporttechniken

140. Welche Aussagen zum Einsatz des Rettungstuches treffen zu? (3 PUNKTE)

- ❍ A Eine Einsatzmöglichkeit besteht u.a. zur Rettung aus unmittelbarer Gefahr.
- ❍ B Das Rettungstuch ist zur Evakuierung bettlägeriger Menschen (z.B. aus Pflegeheimen) geeignet.
- ❍ C Zum Transport von intubierten Patienten wird zusätzlich eine HWS-Schiene angelegt.
- ❍ D Stehen nur drei Helfer zur Verfügung, übernimmt der so genannte Kopfhelfer allein das Kopfende.

141. Geben Sie an, welche Aussagen zum Umgang mit Tragen zutreffen. (4 PUNKTE)

- ❍ A Beim Gehen mit der DIN-Trage ist auf Gleichschritt zu achten.
- ❍ B Bei unebenem Untergrund sollte das Oberteil der Fahrtrage abgenommen werden.
- ❍ C Fahrtragen kommen bei Patienten aller »Gewichtsklassen« zum Einsatz.
- ❍ D Das Rettungstuch sollte als Umlagerungshilfe vorher untergelegt werden.

18 Lagerungsarten

142. Wie wird ein Patient mit Verdacht auf Schädel-Hirn-Trauma (SHT), normgerechten Vitalparametern und ohne Bewusstseinsstörung gelagert? (2 Punkte)

- ❍ A auf der Vakuummatratze in flacher Rückenlage
- ❍ B in Rückenlage auf der Vakuummatratze mit achsengerechter Kopf- und HWS-Immobilisation mit um 30° erhöhtem Oberkörper
- ❍ C in stabiler Seitenlage auf der Vakuummatratze in Ganzkörperschräglage
- ❍ D in Rückenlage mit 30° – 40° erhöhtem Oberkörper und übereinandergeschlagenen Beinen, flach auf der Trage, mit hinter dem Kopf verschränkten Armen

143. Welche beiden Ziele verfolgt man mit der Durchführung der stabilen Seitenlagerung bei jedem bewusstseinsgestörten Patienten? (2 Punkte)

____

____

____

____

____

____

144. Welche Aussagen zur Lagerung sind richtig? (2 Punkte)

- ❍ A Patienten mit akuter Atemnot nehmen oft schon von sich aus die richtige Lagerung ein.
- ❍ B Patienten mit akuter Atemnot werden in der Regel in Rückenlage mit um 45 – 90° erhöhtem Oberkörper gelagert.
- ❍ C Patienten mit Lungenödem werden mit um 30° erhöhten Beinen gelagert.
- ❍ D Bei Asthma cardiale ist die klassische Schocklage indiziert.

145. Bei welcher Verdachtsdiagnose sollte man bereits präklinisch mit einer Stufenbettlagerung beginnen, sofern der Patient kooperativ ist? (1 Punkt)

- ❍ A Bandscheibenvorfall im LWS-Bereich
- ❍ B akuter venöser Gefäßverschluss in den unteren Extremitäten
- ❍ C vorzeitiger Blasensprung
- ❍ D Hitzschlag

146. Wie lagert man einen Patienten mit einem Gefäßverschluss in den Extremitäten? (4 PUNKTE)

- ❍ A Bei einem arteriellen Verschluss der unteren Extremitäten werden diese abgepolstert und hoch gelagert.
- ❍ B Bei einem venösen Gefäßverschluss der oberen Extremitäten werden diese abgepolstert und erhöht gelagert.
- ❍ C Bei einem arteriellen Verschluss der unteren Extremität ist eine Tieflagerung durch Herabhängen der Extremitäten auch auf dem Transport gefahrlos möglich.
- ❍ D Grundsätzlich werden alle Patienten mit einem Gefäßverschluss flach gelagert, eine besondere Lagerung der betroffenen Extremität ist nicht notwendig.

147. Was versteht man unter der klassischen Fritsch-Lagerung bei gynäkologischen Blutungen? (1 PUNKT)

- ❍ A Lagerung mit ausgestrecktem linken und angezogenem rechten Bein auf der linken Körperseite
- ❍ B leichte Beckenhochlagerung mit übereinander geschlagenen Beinen
- ❍ C Lagerung in Rückenlage mit um 30 – 45 Grad erhöhtem Oberkörper mit angewinkelten Beinen
- ❍ D Bauchlage mit gekreuzten Beinen

148. Welche der genannten Lagerungen wird bei einem Vena-cava-Kompressionssyndrom angewendet? (2 PUNKTE)

- ❍ A stabile Seitenlage
- ❍ B Rückenlage mit angewinkelten Beinen und leicht erhöhtem Oberkörper mit Kopfpolster
- ❍ C vornübergebeugte Sitzhaltung
- ❍ D Linksseitenlage

I 9 Anästhesie

I 9.1 Der Schmerz in der Notfallmedizin

149. Welche medikamentöse Schmerztherapie kommt im Rettungsdienst in aller Regel nicht in Betracht? (2 Punkte)
- ❍ A systemische Analgesie (Schmerzbehandlung durch Verabreichung von Analgetika)
- ❍ B Regionalanästhesie
- ❍ C Allgemeinanästhesie

150. Ordnen Sie die folgenden Substanzen den verschiedenen Gruppen von Analgetika zu. (5 Punkte)
a Nicht-Opioide,
b Opioide,
c Ketamin

_______ Morphin
_______ Metamizol/Novalgin®
_______ Acetylsalicylsäure (ASS)/Aspisol®
_______ Ketanest®
_______ Paracetamol/Ben-u-ron®
_______ Piritramid/Dipidolor®
_______ Tramadol/Tramal®

151. Welches ist die wesentliche dosisabhängige Nebenwirkung aller Opioidanalgetika? (4 Punkte)

____

____

____

I 9.2 Unterschiede Klinik – Rettungsdienst

152. Überprüfen Sie die folgenden Aussagen zu Narkoseverfahren. Was trifft zu? (4 Punkte)
- ❍ A Das Standardverfahren einer Narkose im Rettungsdienst ist die totale intravenöse Anästhesie (TIVA).
- ❍ B Alle intravenösen Anästhetika sind besonders gut zu steuern.
- ❍ C Der Beatmungsbeutel erlaubt eine wesentlich genauere und besser an den Patienten angepasste Beatmung als das Kreissystem.

I 9.3 Anästhesie im Rettungsdienst

153. Im Rettungsdienst sind Narkosen u.a. indiziert ... (4 Punkte)
- ❍ A zur Erleichterung oder Ermöglichung einer notwendigen Intubation.
- ❍ B bei Bewusstseinsstörungen zum Schutz vor Aspiration.
- ❍ C zur Beatmung bei respiratorischen Störungen, z.B. bei Vergiftungen oder SHT.
- ❍ D zur suffizienten Analgesie, z.B. bei Polytrauma, Einklemmung oder Verbrennung.
- ❍ E zur kardiopulmonalen Reanimation.

154. **Welche Aussagen zur technisch-apparativen Seite der Narkose sind zutreffend?** (3 PUNKTE)

- ❍ A Die Entscheidung, welcher Spatel verwendet wird, trifft derjenige, der die Intubation durchführt.
- ❍ B Führungsstäbe sollten vor dem Einführen angefeuchtet werden.
- ❍ C Zur Füllung des O_2-Reservoirs ist ein O_2-Flow von 4 – 6 l/min erforderlich.
- ❍ D Eine Intubation unter Sog ist z.B. mit dem Suction-Booster® möglich.

155. **Welche Lagerung ist für die Einleitung einer Narkose besonders geeignet?** (2 PUNKTE)

- ❍ A Rückenlage, mit überstrecktem Kopf
- ❍ B Tragetisch kopftief, Kopf in verbesserter Jackson-Position
- ❍ C Rückenlage, Kopf in verbesserter Jackson-Position
- ❍ D Rückenlage mit 45° erhöhtem Oberkörper, Kopf überstreckt

156. **Obligatorische/r Bestandteil/e einer Narkose ist/sind:** (4 PUNKTE)

- ❍ A Analgesie
- ❍ B Relaxation
- ❍ C Hypnose
- ❍ D neurovegetative Dämpfung

157. **Welche Aussagen zu Narkosemedikamenten treffen zu?** (4 PUNKTE)

- ❍ A Midazolam (Dormicum®) kann zu erheblichen Blutdruckanstiegen führen.
- ❍ B Etomidate (Hypnomidate®) wird als Analgetikum und als Narkotikum verwendet.
- ❍ C Muskelrelaxanzien erleichtern Intubation und Beatmung.
- ❍ D Succinyl hat einen raschen Wirkungseintritt und eine lange Wirkungsdauer.

158. **Welche Aspekte sind bei der Überwachung des beatmeten Patienten im Rettungsdienst besonders zu beachten?** (6 PUNKTE)

- ❍ A dieselben Aspekte wie in der Klinik
- ❍ B sichere Fixierung von Tuben, Sonden, Schläuchen etc. wegen der transportbedingten Bewegungen des Patienten
- ❍ C Methoden, die auf das Hören angewiesen sind (Auskultation, Respiratorgeräusch etc.) entfallen i.d.R. wegen des hohen Geräuschpegels in den Rettungsmitteln

I 10 Pharmakologie

I 10.1 Allgemeine Pharmakologie

159. Welche Kriterien sind für ein »Notfallarzneimittel« weniger günstig? (2 Punkte)

- A einfache Anwendung
- B schneller Wirkungseintritt
- C geringe therapeutische Breite
- D lange Wirkdauer
- E keine Nebenwirkungen

160. Welche Aussage zu Pharmakokinetik und -dynamik trifft zu? (2 Punkte)

- A Die Verfügbarkeit eines Pharmakons für den Körper hängt nicht von der Applikationsart ab.
- B Unter anderem bestimmt der Applikationsort die Quantität und Qualität der Wirkung eines Pharmakons.
- C Bei der Verteilung wird der Arzneistoff an körpereigene Fette (Liposome) gebunden.

161. Die wichtigsten Ausscheidungswege für Arzneimittel sind: (3 Punkte)

- A Niere
- B Galle
- C Speicheldrüsen
- D Schweißdrüsen
- E Darm

162. Welche Aussagen zur Rezeptortheorie sind richtig? (4 Punkte)

- A Medikamente wirken immer auf spezifische Rezeptoren.
- B Hat ein Arzneistoff eine ähnliche Struktur wie ein Rezeptor und löst einen Effekt aus, so wird er als Antagonist bezeichnet.
- C Der konkurrierende Kampf zwischen Agonist und Antagonist wird kompetitiver Antagonismus genannt.

163. Welche Aussagen zu Nebenwirkungen treffen zu? (3 Punkte)

- A Allgemein wird unter Nebenwirkung eine unerwünschte Wirkung verstanden.
- B Die (unerwünschte) Nebenwirkung eines Medikamentes bei der Indikation A kann bei der Indikation B die (erwünschte) Hauptwirkung sein.
- C Bei der Inkompatibilität reagieren zwei Arzneistoffe untereinander im Körper.

164. **Überprüfen Sie die nachfolgenden Aussagen zur Dosierung von Arzneimitteln. Welche sind richtig?** (4 PUNKTE)

- A Die Dosierung hängt allein von der Stärke der jeweiligen Symptome ab.
- B Die Initialdosis wird immer relativ niedrig gewählt.
- C Die therapeutische Breite ist der Bereich zwischen minimaler therapeutischer und minimaler toxischer Konzentration.
- D Notfallmedikamente sollten eine lange Halbwertzeit haben.

165. **Ordnen Sie die Applikationsart dem jeweiligen Applikationsort zu.** (5 PUNKTE)

1	intravenös	a	Arterie
2	intrarteriell	b	Bronchialschleimhaut
3	intrakardial	c	Enddarm
4	intramuskulär	d	Herz
5	subkutan	e	Spongiosa des Knochens
6	intraossär	f	Lunge
7	rektal	g	Mundschleimhaut
8	sublingual	h	Muskel
9	endobronchial	i	unter die Haut
10	pulmonal	j	Vene

Richtig ist:

1 ____, 2 ____, 3 ____, 4 ____, 5 ____,

6 ____, 7 ____, 8 ____, 9 ____, 10 ____,

166. **Arzneimittel sind u. a. nach folgendem Prinzip zu lagern:** (3 PUNKTE)

- A in alphabetischer Reihenfolge
- B neu vor alt
- C verschlossen
- D kühl (Lagerhinweise beachten)
- E lichtgeschützt

167. **Im Winter sind die Infusionslösungen auf Ihrem NEF eingefroren. Dürfen sie aufgetaut und neu verwendet werden?** (2 PUNKTE)

______

______

______

168. **Für Betäubungsmittel (BtM) gelten besondere Vorschriften. Welche Aussagen sind richtig?** (2 PUNKTE)

- A Die Verschreibung von BtM ist für die Einrichtungen des Rettungsdienstes möglich.
- B BtM sind in der Arzneimittelschublade des RTW/NAW zu lagern.
- C Der Bestand ist von einem verantwortlichen Apotheker monatlich zu überprüfen.
- D Kontrollen sowie der Bestand sind in einem BtM-Buch oder einer BtM-Kartei zu führen.

I 10.2 Spezielle Pharmakologie

169. Welche Aussagen zu Infusionslösungen stimmen? (5 PUNKTE)

- ❍ A 1000 ml isotone Kochsalzlösung 0,9% enthalten 90 g Natriumchlorid.
- ❍ B Kontraindikation für Vollelektrolytlösungen ist u. a. die hypotone Dehydratation.
- ❍ C Bei Hydroxyethylstärke (HAES) sind allergische Reaktionen selten.
- ❍ D Dextrane und HAES sind sowohl zum Volumenersatz als auch zur Behandlung von Mikrozirkulationsstörungen einsetzbar.

170. Prüfen Sie die folgenden Aussagen zu Analgetika. Welche sind richtig? (5 PUNKTE)

- ❍ A Nichtopioide Schmerzmittel ändern die Schmerzwahrnehmung; Opiatanalgetika schalten den Schmerz aus.
- ❍ B Morphin bewirkt eine ausgeprägte Mydriasis (Weitstellung der Pupillen).
- ❍ C Opiatanalgetika können einen Blutdruckabfall durch Vasodilatation bewirken.
- ❍ D Fentanyl hat eine 200-mal stärkere analgetische Potenz als Morphin.

171. Theophyllin/Euphyllin® ... (3 PUNKTE)

- ❍ A bewirkt unter anderem eine relaxierende Wirkung auf die Bronchialmuskulatur.
- ❍ B wirkt oral eingenommen; hinsichtlich Wirkungseintritt und -stärke wie bei der parenteralen Applikation.
- ❍ C kann Tachykardie, Rhythmusstörungen sowie allergische Reaktionen auslösen.
- ❍ D hat als Kontraindikation Epilepsie, Tachykardie und kardiogenen Schock.

172. Welche Medikamente darf der Rettungsassistent mit der angegebenen Indikation im Rahmen der Notkompetenz einsetzen? (6 PUNKTE)

- ❍ A Diazepam zur Sedierung bei Asthmaanfall
- ❍ B Glucose 40% bei hypoglykämischem Schock
- ❍ C Fenoterol als Dosieraerosol bei Asthmaanfall und zur Wehenhemmung
- ❍ D Nitrokörper bei pektanginösen Beschwerden und zur Blutdrucksenkung bei hypertoner Krise
- ❍ E Nifedipin als Kapseln bei hypertoner Krise

173. **Geben Sie an, welche Aussagen zur Anwendung von Diazepam im Rahmen der Notkompetenz richtig sind.** (4 PUNKTE)

- A Indikation sind Krampfanfälle im Erwachsenenalter.
- B Häufigste Indikation ist der Fieberkrampf.
- C Kinder > 4 Monate < 15 kg KG = 5 mg rektal, > 15 kg KG = 10 mg rektal
- D In höheren Dosen kann es zu einer Stimulation des Atemzentrums kommen.

174. **Welche Aussagen zur Gabe von Glukoselösung im Rahmen der Notkompetenz sind zutreffend?** (4 PUNKTE)

- A Konzentrierte Glukoselösung muss unverdünnt gegeben werden.
- B Als Nebenwirkung kann eine Venenreizung auftreten.
- C Initial werden 20 ml Glucose 40% gegeben (= 8 g).
- D Glukoselösung muss streng intravenös gegeben werden.

175. **Überprüfen Sie die folgenden Aussagen zur Anwendung von Fenoterol/Berotec®. Was gilt im Rahmen der Notkompetenz?** (5 PUNKTE)

- A Fenoterol führt zur Verengung der Bronchialgefäße.
- B Nebenwirkung ist u. a. eine Tachykardie mit Steigerung des Sauerstoffbedarfs.
- C Fenoterol hemmt die Freisetzung von Histamin.
- D Die Wirkung tritt nach 8 – 10 Minuten ein.

176. **Welche Indikation hat Adrenalin/Suprarenin® im Rahmen der Notkompetenz?** (4 PUNKTE)

177. **Welche Aussagen zu Adrenalin sind richtig?** (4 PUNKTE)

- A Im Gefäßsystem werden durch Adrenalingabe vor allem die Arteriolen beeinflusst.
- B Kontraindikationen sind Bradykardie und Atemdepression.
- C Adrenalin darf nur intravenös gegeben werden.
- D Bei der Reanimation wird 1 mg i.v. alle 3 Minuten bis zum Wirkungseintritt gegeben.

178. **Welche Aussagen zu Nitroglycerin sind richtig?** (4 PUNKTE)

- A Es setzt den Sauerstoffbedarf des Herzmuskels herab.
- B Es bewirkt eine Verengung der venösen Gefäße des Lungen- und Körperkreislaufs.
- C In Notkompetenz ist es nur bei ausgeprägter Herzinsuffizienz indiziert.
- D Beim AV-Block darf es nicht angewendet werden.

I 11 Hygiene

179. **Welche Aussagen sind richtig? Bei einer Kontaktinfektion kommt es zur Übertragung der Erreger durch ...** (2 Punkte)

- ○ A Händeschütteln.
- ○ B Anfassen einer Türklinke.
- ○ C Versorgung einer Wunde ohne Handschuhe (Schmierinfektion).
- ○ D ungeschützten Geschlechtsverkehr.

180. **Welche der Aussagen zu den Eintrittspforten und den Infektionsketten sind richtig?** (3 Punkte)

- ○ A Über die intakte Haut können keine Krankheitserreger in den Organismus gelangen.
- ○ B Der Übertragungsweg Mensch-Gegenstand-Mensch wird als Zwischenträgerinfektion bezeichnet.
- ○ C Es gibt Erreger, die über verschiedene Eintrittspforten in den menschlichen Organismus gelangen können.
- ○ D Die Übertragung Tier-Mensch kann auf direktem und indirektem Weg stattfinden.

I 11.2 Maßnahmen der Sterilisation und Desinfektion

181. **Welche der Aussagen zur Sterilisation und Desinfektion sind richtig?** (3 Punkte)

- ○ A Unter einer Desinfektion versteht man die Abtötung aller Mikroorganismen einschließlich der Bakteriensporen.
- ○ B Einwegartikel dürfen nicht wieder aufbereitet bzw. resterilisiert werden.
- ○ C Jede Rettungswache sollte über eine Möglichkeit zur chemischen Sterilisation mit Ethylenoxid verfügen.
- ○ D Eine Sprühdesinfektion (im Sinne einer Raumdesinfektion) ist wegen ihrer zweifelhaften Wirkung abzulehnen.

182. **Welche Aussagen zu Desinfektionsmitteln sind richtig?** (3 Punkte)

- ○ A Die Desinfektionsmittel müssen vom RKI oder von der DGHM zugelassen sein.
- ○ B Alle Reinigungs- und Desinfektionsmittel können miteinander gemischt werden.
- ○ C Das Ansetzen einer Desinfektionsmittellösung muss mit kaltem Wasser erfolgen.
- ○ D Um möglichst alle Erreger abzutöten, sollte immer eine sehr hohe Desinfektionsmittelkonzentration gewählt werden.

183. **Welche Aussagen zur RKI-Liste sind richtig?** (2 PUNKTE)

A Die RKI-Liste wird bei der Routinedesinfektion angewendet.

B Desinfektionsmittel mit dem Wirkungsbereich B sind zur Inaktivierung von Viren geeignet.

C Im Rettungsdienst werden normalerweise nur Desinfektionsmittel der Wirkungsbereiche A und B angewendet.

D Desinfektionsmittel mit dem Wirkungsbereich A sind nur zur Abtötung von Bakterien geeignet.

I 11.3 Hygiene im Rettungsdienst

184. **Welche der Aussagen zur Raumdesinfektion sind richtig?** (4 PUNKTE)

A Sie erfolgt durch Verdampfen von Formaldehydlösungen.

B Jeder Krankenkraftwagen sollte mindestens einmal und höchstens dreimal im Jahr routinemäßig einer Raumdesinfektion unterzogen werden.

C Die Raumdesinfektion darf nur von einem Desinfektor mit Zusatzausbildung durchgeführt werden.

D Durch eine Raumdesinfektion werden alle Krankheitserreger im Fahrzeug abgetötet.

185. **Die Bevorratung von Wasser in Krankenkraftwagen stellt ein besonderes Problem dar. Welche der folgenden Aussagen sind zutreffend?** (2 PUNKTE)

A Mehrwegsysteme zur Sauerstoffbefeuchtung sind sehr preisgünstig, da sie mit normalem Leitungswasser gefüllt werden.

B Händewaschwasser kann durch die Zugabe eines Wasserdesinfektionsmittels wirksam vor der Verkeimung geschützt werden.

C Als Trinkwasserersatz für Patienten ist physiologische Kochsalzlösung geeignet.

D Sterile Einwegsysteme zur Sauerstoffbefeuchtung müssen nach jedem Gebrauch ausgewechselt werden.

186. **Welche der Aussagen zur persönlichen Hygiene sind richtig?** (4 PUNKTE)

A Beim Waschen der Dienstkleidung zu Hause findet eine Verschleppung von Keimen statt.

B Bei Verschmutzung muss die Arbeits- und Schutzkleidung gewechselt werden.

C Beim Patienten müssen grundsätzlich Latex-Handschuhe getragen werden.

D Bei der hygienischen Händedesinfektion werden die Hände zuerst gereinigt und dann desinfiziert.

187. **Beschreiben Sie kurz die Maßnahmen, die während der Vorbereitung auf einen Infektionstransport ergriffen werden müssen.** (6 PUNKTE)

188. **Welche Maßnahmen sind bei einem Infektionstransport notwendig?** (5 PUNKTE)

- A Bei einem Infektionstransport muss immer Vollschutz getragen werden.
- B Auch bei infektiösen Patienten muss eine geeignete Betreuung des Patienten erfolgen.
- C Während der Einwirkzeit der Desinfektion bleibt das Fahrzeug 4 – 6 Stunden geschlossen stehen.
- D Routinedesinfektionen werden nicht ins Desinfektionsbuch eingetragen.

189. **Welche Aussagen sind richtig? Bei einem Infektionstransport ...** (4 PUNKTE)

- A muss das Fenster zwischen Fahrer- und Patientenraum immer geschlossen sein.
- B zieht der Fahrer zum Ausladen des Patienten neue Schutzkleidung an.
- C soll zur Reduzierung der Keimzahl ständig ein Desinfektionsmittel im Patientenraum versprüht werden.
- D muss jeder Patient einen Mundschutz tragen.

190. **Welche Aussagen zur Abfallentsorgung sind richtig?** (4 PUNKTE)

- A Abfälle, die während eines Infektionstransportes entstehen, gehören zur Gruppe C1.
- B Die Entsorgung von Arzneimitteln ist in Absprache mit der den Rettungsdienst beliefernden Apotheke festzulegen.
- C Müll (Kanülen, Tupfer usw.) verbleibt aus hygienischen Gründen immer an der Einsatzstelle.
- D Abfälle der Gruppe C können in einem flüssigkeitsdichten Plastiksack direkt über den Hausmüll entsorgt werden.

I 12 Grundlagen der Krankenpflege

191. Was gilt für die Dekubitusprophylaxe? (2 Punkte)

- ❍ A druckentlastende Lagerung
- ❍ B sorgfältige Übernahme und Lagerung bei Verlegungstransporten
- ❍ C Fahrzeuginnentemperatur senken, um Durchblutung zu fördern
- ❍ D trockene und faltenfreie Transportunterlage verwenden

192. Welche Informationen über den Patienten müssen bei längeren Transporten bezüglich der Flüssigkeits- und Nahrungsaufnahme eingeholt werden? (3 Punkte)

- ❍ A medizinische Grunderkrankung (z. B. Diabetes, Allergien)
- ❍ B ärztlich angeordnete orale Medikamente
- ❍ C Selbstständigkeitsgrad des Patienten
- ❍ D zusätzlich benötigte Hilfsmittel zur Flüssigkeits- und Nahrungsaufnahme

193. Welche Aussagen sind zutreffend für das Legen von Magensonden? (2 Punkte)

- ❍ A Das Legen einer Magensonde fällt unter die Notkompetenz des Rettungsdienstpersonals.
- ❍ B Die Sonde wird zügig und unter leichter Drehbewegung gelegt.
- ❍ C Bei Würgereiz wird die Sonde sofort zurückgezogen.
- ❍ D Die Stärke der Sonde entspricht dem kleinen Finger des Patienten.

I 13 Naturwissenschaften

I 13.1 Kleinste Teilchen – Die Grundlage der Naturwissenschaften

194. Welche der folgenden Aussagen sind korrekt? (2 Punkte)

- ❍ A Atome sind die kleinsten Bausteine einer chemischen Verbindung.
- ❍ B Die Atomhülle besteht aus Elektronen.
- ❍ C Ein Molekül besteht aus mindestens zwei Atomen.
- ❍ D Die Radien von Atomen liegen bei ca. 0,1 mm.

195. Welche Aussagen über Ladungen sind korrekt? (2 Punkte)

- ❍ A Ionen entstehen dadurch, dass einem Atom Protonen entzogen werden.
- ❍ B Die Atomhülle ist elektrisch positiv geladen.
- ❍ C Entzieht man einem Atom ein Elektron, so ist es einfach positiv geladen.
- ❍ D Hydrogencarbonationen sind negativ geladen.

196. Welche Aussagen sind richtig? (2 Punkte)

- ❍ A Grundlage der Diffusion ist die wärmebedingte Bewegung der Moleküle.
- ❍ B Es können nur Atome und Moleküle diffundieren, Ionen nicht.
- ❍ C Die Zellmembran ist für Wasser genauso durchlässig wie für größere Moleküle.
- ❍ D Die Zellmembran fungiert als semipermeable Membran.

197. Welcher Effekt ergibt sich, wenn Erythrozyten in eine konzentrierte Salzlösung gegeben werden? (2 Punkte)

- ❍ A gar kein Effekt, weil keine Diffusion stattfindet
- ❍ B Die Erythrozyten werden prall gefüllt, weil Wasser in sie hinein diffundiert.
- ❍ C Die Erythrozyten schrumpfen, weil Wasser aus ihnen heraus diffundiert.

198. Welche Aussage über die Einheit Mol ist richtig? (2 Punkte)

- ❍ A Ein Mol ist ein Maß für die Masse von Teilchen.
- ❍ B Ein Mol ist ein Maß für die Anzahl von Teilchen.
- ❍ C Ein Mol gibt den Durchmesser von Atomen an.
- ❍ D Ein Mol entspricht immer 12 Gramm.

I 13.2 Säuren und Basen

199. Ein Wasserstoffatom besteht aus ... (2 PUNKTE)

- ❍ A einem Proton im Kern.
- ❍ B einem Proton in der Hülle.
- ❍ C einem Neutron im Kern.
- ❍ D einem Elektron in der Hülle.

200. Wie ist eine Säure definiert? (2 PUNKTE)

- ❍ A Eine Säure ist ein Stoff, der mit Wasserstoffatomen reagieren kann.
- ❍ B Eine Säure ist ein Stoff, der in wässeriger Lösung Wasserstoffionen aufnimmt.
- ❍ C Eine Säure ist ein Stoff, der in wässeriger Lösung Wasserstoffionen abgibt.
- ❍ D Jeder Stoff, der Wasserstoffatome enthält, ist eine Säure.

201. Welche Aussagen zum pH-Wert sind richtig? (2 PUNKTE)

- ❍ A Der pH-Wert gibt die Konzentration einer Säure oder Lauge an.
- ❍ B Je niedriger der pH-Wert, desto konzentrierter ist die Säure.
- ❍ C Der pH-Wert einer neutralen Lösung liegt bei 7.
- ❍ D Bei einem pH-Wert von 10 liegt eine Lauge vor.

I 13.3 Moleküle als Bau- und Betriebstoffe im menschlichen Körper

202. Woraus sind Proteine aufgebaut? (2 PUNKTE)

- ❍ A aus Aminosäuren
- ❍ B aus Monosacchariden
- ❍ C aus Glycerin
- ❍ D aus den Basen Adenin, Guanin, Cytosin und Thymin

203. Welche Funktionen können Proteine im Körper wahrnehmen? (2 PUNKTE)

- ❍ A Sie wirken als Enzyme.
- ❍ B Sie wirken als Puffer.
- ❍ C Sie sind Bausteine der Zellmembranen.
- ❍ D Sie sind neben Kohlenhydraten und Fetten ebenfalls Energieträger.

204. Welche Aussagen zu Enzymen sind richtig? (2 PUNKTE)

- ❍ A Enzyme beschleunigen chemische Reaktionen im menschlichen Körper.
- ❍ B Enzyme wirken bei einer bestimmten Temperatur am besten.
- ❍ C Die räumliche Struktur der Enzyme ist für ihre Funktion sehr wichtig.
- ❍ D Enzyme werden durch die Proteinbiosynthese hergestellt.

I 13.4 Genetik, Evolution und Ökologie

205. Welche Aussagen zur Genetik sind richtig? (2 PUNKTE)

- ❍ A Die Erbinformation ist auf der DNA als Abfolge der vier Basen Adenin, Guanin, Cytosin und Thymin gespeichert.
- ❍ B Die DNA gehört zu den Proteinen.
- ❍ C Ein Gen ist eine Einheit auf der DNA, die die Information für ein Protein enthält.
- ❍ D Die DNA befindet sich im Zellkern.

206. In welchen Zellen läuft bei einer Zellteilung keine Mitose ab? (2 PUNKTE)

- ❍ A Leberzellen
- ❍ B Muskelzellen
- ❍ C Samenzellen
- ❍ D Bindegewebszellen

I 13.5 Wichtiges aus der Physik

207. Was versteht man unter dem Begriff »Energie«? (1 PUNKT)

- ❍ A einen bestimmten Anteil des Zytoplasmas
- ❍ B die Kraft, mit der Körper einander anziehen
- ❍ C die Fähigkeit eines Systems, Arbeit zu verrichten
- ❍ D die Kraft, die auf eine bestimmte Fläche wirkt

208. Welche Beschreibung passt auf das Phänomen »Wärme«? (2 PUNKTE)

- ❍ A Die Gravitation zwischen den Teilchen macht sich als Wärme bemerkbar.
- ❍ B Wärme ist eine Form von Energie.
- ❍ C Die ungeordnete Eigenbewegung der Teilchen macht sich als Wärme bemerkbar.
- ❍ D Wärme spielt nur bei Gasen eine Rolle.

209. Elektrischer Strom ist die Bewegung von ... (2 PUNKTE)

- ❍ A Atomen.
- ❍ B Molekülen.
- ❍ C Ionen.
- ❍ D Elektronen.

210. Die Einheit Joule, die am Defibrillator eingestellt wird, ist ein Maß für ... (2 PUNKTE)

- ❍ A die Spannung.
- ❍ B den Hautwiderstand.
- ❍ C die elektrische Arbeit oder Energie.
- ❍ D die elektrische Leistung.

2 *Allgemeine und spezielle Notfallmedizin*

[LPN 2] ►

Schwerpunkt Innere Medizin

Fragen ?

II 1 Allgemeine Pathologie und Pathophysiologie

II 1.2 Grundlagen der Anatomie und Pathophysiologie

211. Welche Bestandteile gehören zur Zelle? (3 Punkte)

- ❍ A Chromosomen
- ❍ B Nukleolus
- ❍ C Lysosomen
- ❍ D Plattenepithel
- ❍ E Flimmerepithel

212. Wie viele Chromosomen hat eine menschliche Zelle? (3 Punkte)

- ❍ A 84
- ❍ B 64
- ❍ C 46
- ❍ D 23

213. Wie viele Chromosomen hat eine zur Vermehrung bestimmte Keimzelle? (2 Punkte)

- ❍ A 84
- ❍ B 64
- ❍ C 46
- ❍ D 23

214. Wie ist die DNS einer Zelle gegliedert? (3 Punkte)

- ❍ A in Lysosomen
- ❍ B in Chromosomen
- ❍ C in Zellorganellen
- ❍ D in Keimzellen

215. Welche spezifischen Aufgaben/Funktionen hat die Zellmembran? (2 Punkte)

- ❍ A Herstellung des Kontaktes zu anderen Zellen
- ❍ B Erkennung anderer Zellen
- ❍ C Stoffaustausch
- ❍ D Reizbeantwortung
- ❍ E Zellbewegung

216. Was versteht man unter dem Begriff »Gewebe«? (2 Punkte)

- ❍ A Gewebe sind funktionelle Einheiten, z. B. Organe.
- ❍ B Gewebe sind Zusammenlagerungen gleichartiger Zelltypen zu Funktionsverbänden.
- ❍ C Gewebe ist eine Epithelform.
- ❍ D Gewebe sind Zusammenlagerungen unterschiedlicher Zelltypen.

217. Welche Aussagen zum Nervengewebe sind richtig? (3 Punkte)

Nervengewebe hat die Fähigkeit der ...

- ❍ A Erregungsbildung.
- ❍ B Hormonproduktion.
- ❍ C Teilbarkeit der Zellen.
- ❍ D Erregungsleitung.

218. Welche Aussagen zum Muskelgewebe sind richtig? (3 Punkte)

Es gibt ...

- ❍ A quer gestreifte (unwillkürliche) Muskulatur.
- ❍ B glatte (unwillkürliche) Muskulatur.
- ❍ C quer gestreifte (willkürliche) Muskulatur.
- ❍ D glatte (willkürliche) Muskulatur.

219. **Welche der genannten Muskelarten bestehen aus glatter Muskulatur?** (3 PUNKTE)

- ❍ A Skelettmuskulatur
- ❍ B Herzmuskulatur
- ❍ C Muskulatur der Atemwege
- ❍ D Muskulatur des Verdauungstraktes
- ❍ E Muskulatur der Blutgefäße

II 1.3 Krankheit

220. **Welche Kriterien definieren den Begriff »Gesundheit«?** (3 PUNKTE)

- ❍ A körperliches Wohlbefinden
- ❍ B seelische Unversehrtheit
- ❍ C einwandfreie Hygiene
- ❍ D gesundes Erbmaterial
- ❍ E soziales Wohlbefinden

II 2 Schocksyndrom

221. Definieren Sie allgemein das Schocksyndrom. (5 Punkte)

222. Welche Organe werden bei einer Kreislaufzentralisation im Rahmen eines Schockgeschehens weniger durchblutet? (2 Punkte)

- A Haut
- B Muskulatur
- C Gehirn
- D Niere
- E Gastrointestinal-Trakt
- F Leber

223. Welche Organe werden bei einer Kreislaufzentralisation im Rahmen eines Schockgeschehens besonders schnell geschädigt? (5 Punkte)

- A Niere
- B Magen-Darm-Trakt
- C Gehirn
- D Lunge
- E Leber

224. Welche wichtigen Parameter beeinflussen den Sauerstofftransport in die Organe und Gewebe? (5 Punkte)

- A die Hämoglobinkonzentration
- B die Sauerstoffsättigung des arteriellen Blutes
- C die Herzfrequenz
- D die Leukozytenzahl
- E das Herzschlagvolumen

225. Nennen Sie fünf Schockarten. (5 Punkte)

226. Eine Verbrauchskoagulopathie ist gekennzeichnet durch ... (4 Punkte)

- A einen erhöhten Verbrauch von Gerinnungsfaktoren, z. B. durch einen hämorrhagischen Schock.
- B eine erhöhte Blutungsneigung, da nicht mehr genügend Gerinnungsfaktoren zur Verfügung stehen.
- C anfänglich vermehrtes Auftreten von Thromben im Blut.
- D Verstopfung von Kapillargefäßen mit Thromben.

227. Nennen Sie wichtige, das Leben des Patienten bedrohende Spätfolgen prolongierter bzw. nicht ausreichend therapierter Schockzustände. (4 Punkte)

____

____

____

____

____

II 2.2 Hypovolämischer Schock

228. Nennen Sie die speziellen Formen des hypovolämischen Schocks. (5 Punkte)

- ❍ A hypovolämischer Schock im engeren Sinne
- ❍ B hämorrhagischer Schock
- ❍ C neurogener Schock
- ❍ D traumatisch-hämorrhagischer Schock
- ❍ E traumatisch-hypovolämischer Schock
- ❍ F anaphylaktischer Schock

229. Unter einem hypovolämischen Schock versteht man ... (5 Punkte)

- ❍ A eine Verminderung des Kreislaufinhaltes.
- ❍ B ein Missverhältnis zwischen Kreislaufinhalt und Gefäßkapazität.
- ❍ C eine Zentralisation des Kreislaufes.
- ❍ D einen hohen Flüssigkeitsverlust durch Schwitzen.

230. Welche Erkrankungen bzw. Umstände können zu einem hypovolämischen Schock führen? (4 Punkte)

- ❍ A starke Blutungen im Bereich des Magen-Darm-Traktes
- ❍ B Polytrauma
- ❍ C ausgedehnte Verbrennungen
- ❍ D schwere Formen des Erbrechens und der Diarrhö
- ❍ E Hitzeohnmacht
- ❍ F Ileus

231. Welches sind die Leitsymptome eines schweren hämorrhagischen Schocks? (5 Punkte)

- ❍ A erhöhte Herzfrequenz
- ❍ B erniedrigter Blutdruck
- ❍ C erhöhte Atemfrequenz
- ❍ D verminderte Urinproduktion
- ❍ E Verwirrtheit bis Lethargie
- ❍ F kaltschweißige Haut

232. Welche wichtigen therapeutischen Maßnahmen sind beim hämorrhagischen Schock indiziert? (4 Punkte)

- ❍ A Sicherung der Atemwege und Sauerstoffapplikation
- ❍ B Schaffung mehrerer venöser Zugänge
- ❍ C zügige Volumensubstitution
- ❍ D falls möglich: Blutstillung
- ❍ E Beseitigung der lebensbedrohlichen Tachykardie durch Gabe von Digitalis-Präparaten

II 2.3 Kardialer Schock

233. Welche akute Erkrankung verursacht häufig einen kardialen Schock? (5 PUNKTE)

- ❍ A akuter Myokardinfarkt
- ❍ B Polytrauma
- ❍ C schwere Verbrennung
- ❍ D Alkoholintoxikation

234. Welches sind die wichtigsten Symptome eines kardialen Schocks? (5 PUNKTE)

- ❍ A Abfall des systolischen Blutdrucks unter 80 mmHg
- ❍ B Tachykardie
- ❍ C z.T. tachykarde Herzrhythmusstörung
- ❍ D kühle und zyanotische Extremitäten
- ❍ E blasse und feucht-kalte, klamme Haut
- ❍ F gestaute Halsvenen

235. Welche Maßnahmen der Erstversorgung führt man bei einem kardialen Schock durch? (5 PUNKTE)

- ❍ A Lagerung entsprechend Bewusstseinslage halb sitzend oder liegend mit erhöhtem Oberkörper
- ❍ B Sicherung der Atemwege und Sauerstoffapplikation
- ❍ C Beruhigung des Patienten
- ❍ D venöser Zugang
- ❍ E Wärmehaltung
- ❍ F Überwachung von EKG, Blutdruck und Sauerstoffsättigung

II 2.4 Anaphylaktischer Schock

236. Definieren Sie den anaphylaktischen Schock! (5 PUNKTE)

____

____

____

____

____

____

____

237. Welche therapeutischen Maßnahmen müssen Sie bei einem Patienten mit ausgeprägtem Schockzustand nach Wespenstich ergreifen? (5 PUNKTE)

- ❍ A Lagerung entsprechend Bewusstseinszustand (Schocklagerung oder stabile Seitenlage)
- ❍ B Sicherung der Atemwege (ggf. Intubation in Notkompetenz)
- ❍ C Sauerstoffapplikation
- ❍ D mehrere großlumige venöse Zugänge, rasche Infusion kristalloider Lösung bis 2 000 ml
- ❍ E apparatives Monitoring: Blutdruck, Pulsoxymetrie, EKG

238. Welches sind die häufigsten Ursachen eines anaphylaktischen Schocks? (2 PUNKTE)

- ❍ A Arzneimittel
- ❍ B Nahrungsmitel
- ❍ C Infektionen
- ❍ D Stoffwechselstörungen
- ❍ E Insektenstiche

II 2.6 Neurogener Schock

239. Definieren Sie den neurogenen Schock! (5 Punkte)

240. Welches sind die häufigsten Ursachen für einen neurogenen Schock? (4 Punkte)

- ❍ A Verletzungen des Rückenmarks
- ❍ B Schreck/Erschrecken
- ❍ C Einnahme von Neuroleptika
- ❍ D Verletzungen und/oder Blutungen im Bereich des Hirnstamms

241. Welche Maßnahmen ergreifen Sie bei einem Patienten mit einer Rückenmarksverletzung und ausgeprägtem spinalen Schock (RR < 70 mmHg)? (5 Punkte)

- ❍ A Immobilisation der Wirbelsäule mittels Vakuummatratze
- ❍ B Kopftieflagerung
- ❍ C Sicherung der Atemwege und Sauerstoffapplikation
- ❍ D mehrere venöse Zugänge und zügige Volumengabe
- ❍ E Anlage eines venösen Zuganges und vorsichtige Volumengabe
- ❍ F apparatives Monitoring: Blutdruck, Sauerstoffsättigung und EKG

II 3 Innere Medizin

II 3.1 Blut und Bluterkrankungen

II 3.1.1 *Anatomie und Physiologie*

242. Welche Aufgaben erfüllt das Blut im menschlichen Körper? (3 Punkte)

- A Wärmetransport
- B Antransport von Sauerstoff und Nährstoffen zu den Körperzellen
- C Abtransport von CO_2 und Stoffwechselprodukten von den Körperzellen
- D Transport von Antikörpern und Abwehrzellen

243. Ordnen Sie folgende zelluläre Bestandteile des Blutes ihren jeweiligen Aufgaben zu. (3 Punkte)

1 Erythrozyten
2 Leukozyten
3 Thrombozyten

a Blutgerinnung
b Immunsystem, Abwehrfunktion
c Sauerstofftransport

Richtig ist:

- A 1b, 2c, 3a
- B 1c, 2b, 3a
- C 1a, 2b, 3c
- D 1b, 2a, 3c

244. Welche Stoffe zählen zu den Elektrolyten im Blut? (3 Punkte)

- A Kalium
- B Natrium
- C Lipasen
- D Kalzium
- E Chlorid
- F Proteine

245. Welche Bestandteile zählen zum Lymphsystem? (2 Punkte)

- A Lymphome
- B Lymphknoten
- C Lymphozyten
- D Zysten
- E Sarkome

246. Welche Aussagen zur Milz sind richtig? (3 Punkte)

- A Die Milz liegt im rechten Oberbauch.
- B Die Milz liegt in Höhe der 7. – 9. Rippe.
- C Die Milz misst etwa 4 x 7 x 11 cm

247. Welche Aussagen zum Blutgruppensystem treffen zu? (3 Punkte)

- A Neben dem AB0-System ist das Rh-System von großer praktischer Bedeutung.
- B Die Blutgruppenzugehörigkeit ist nicht vererbbar.
- C Insgesamt gibt es etwa zehn verschiedene Blutgruppensysteme.
- D Das AB0-System umfasst drei Hauptgruppen: A, B und 0.

248. Wie nennt man die krankhaft starke Verminderung der weißen Blutkörperchen? (2 PUNKTE)
- A Lymphopathie
- B Thrombozytopenie
- C Leukopenie
- D Erythrozytopenie

249. Zum Lymphsystem gehören: (3 PUNKTE)
- A Lymphe und Lymphknoten
- B Milz
- C Leber
- D Appendix vermiformis (Wurmfortsatz)

II 3.1.2
Spezielle Krankheitsbilder des Blutes

250. Was ist eine so genannte »Blutmangelerkrankung«? (3 PUNKTE)
- A Anämie
- B Hypotonus
- C Leukopenie
- D Verminderung des Hämoglobins auf Werte unter 12 – 14 g/dl

251. Thrombopenien gefährden den Patienten durch ... (3 PUNKTE)
- A vermehrte Blutungsneigung.
- B erhöhte Gerinnungsbereitschaft des Blutes.
- C Unverträglichkeitsreaktionen bei Transfusionen.
- D eine vermehrte Infektionsbereitschaft des Organismus.

II 3.2 Herz-Kreislauf-System

II 3.2.2
Anatomie und Physiologie

252. Welche Aussagen zu den Herzklappen sind richtig? (2 PUNKTE)
- A Die Mitralklappe liegt zwischen linkem Vorhof und linker Kammer.
- B Die Aortenklappe verhindert den Blutrückfluss in die rechte Kammer.
- C Die Trikuspidalklappe öffnet sich während der Diastole der Kammern.
- D Die Pulmonalklappe ist fest mit dem Kammerseptum verwachsen.

253. Nennen Sie die Fachbegriffe für die vier Kammern des Herzens. (4 PUNKTE)

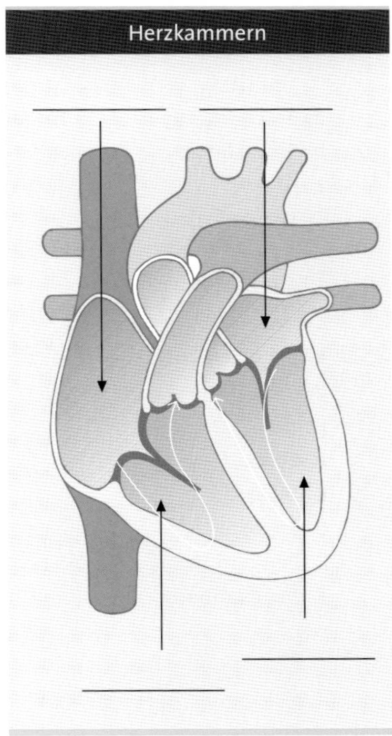

254. Welche Aussagen zu Lage, Form und Größe des Herzens sind zutreffend? (3 Punkte)

- ❍ A Das Herz liegt im Mediastinum.
- ❍ B Das Herz liegt vor der Trachea und vor dem Ösophagus.
- ❍ C Das Herz liegt hinter der Trachea und vor dem Ösophagus.
- ❍ D Das Herz liegt posterior an der Wirbelsäule und anterior am Sternum an.
- ❍ E Das Herz liegt anterior an der Wirbelsäule und posterior am Sternum an.

255. Ordnen Sie die nachfolgend genannten Herzklappen der jeweiligen Art (Taschenklappen oder Segelklappen) zu. (3 Punkte)

1 Mitralklappe
2 Trikuspidalklappe
3 Aortenklappe
4 Pulmonalklappe

a Taschenklappe
b Segelklappe

Richtig ist:

1 ______ , 2 ______ , 3 ______ , 4 ______

256. Welche Schichten gehören zum Wandaufbau des Herzens? (3 Punkte)

- ❍ A Epikard
- ❍ B Myokard
- ❍ C Endokard
- ❍ D Perikard
- ❍ E Mediastinum

257. Ordnen Sie die Bestandteile des Erregungsbildungs- und Erregungsleitungssystems des Herzens in der richtigen Reihenfolge. (3 Punkte)
Das Erregungsbildungs- und Erregungsleitungssystem des Herzens besteht aus ...

1 dem Sinusknoten,
2 den Purkinje-Fasern,
3 dem His-Bündel,
4 dem AV-Knoten,
5 den beiden Tawara-Schenkeln.

Richtig ist:

- ❍ A 1 / 4 / 5 / 2 / 3
- ❍ B 1 / 4 / 2 / 5 / 3
- ❍ C 1 / 4 / 5 / 3 / 2
- ❍ D 1 / 4 / 3 / 5 / 2

258. Nennen Sie die fünf Phasen der Herzaktion. (4 Punkte)

259. Der Frank-Starling-Mechanismus bewirkt, dass ... (2 PUNKTE)

- ❍ A das Herz von selbst seine Förderleistung den veränderten Druck- und Volumenbelastungen anpassen kann.
- ❍ B die Herzfrequenz unter bestimmten Bedingungen konstant bleibt.
- ❍ C das Herzminutenvolumen konstant gehalten wird.
- ❍ D die Auswurfleistung des Herzens bei einer hohen Volumenbelastung reduziert wird.
- ❍ E das Schlagvolumen bei höherer Volumenbelastung vergrößert wird.

260. Ordnen Sie folgende Begriffe ihrer Bedeutung zu. (3 PUNKTE)

1.	Chronotropie	a	Herzfrequenz
2.	Inotropie	b	Veränderung der Reizschwelle des Herzens
3.	Dromotropie	c	Kontraktilität des Herzens
4.	Bathmotropie	d	Beeinflussung der Leitungsgeschwindigkeit

Richtig ist:

1 ________ , 2 ________ , 3 ________ , 4 ________

261. Welche Formel zur Berechnung des Herzzeitvolumens (HZV) ist richtig? (4 PUNKTE)

- ❍ A HZV = Schlagvolumen x Herzfrequenz
- ❍ B HZV = Schlagvolumen + Herzfrequenz
- ❍ C HZV = mittlerer arterieller Druck x Schlagvolumen
- ❍ D HZV = systolischer RR x diastolischer RR / Herzfrequenz

II 3.2.3
Spezielle Krankheitsbilder

262. Leitsymptome des kardialen Lungenödems sind ... (5 PUNKTE)

- ❍ A Stauungszeichen
- ❍ B schwere Dyspnoe, Orthopnoe
- ❍ C stark erhöhte Sauerstoffsättigung
- ❍ D feuchte Rasselgeräusche, Distanzrasseln
- ❍ E hochrote Gesichtsfarbe

263. Welche Aussagen zur Therapie des kardialen Lungenödems bzw. der akuten Linksherzinsuffizienz sind richtig? (5 PUNKTE)

- ❍ A Oberkörper hoch, Beine tief lagern
- ❍ B bei Hypotonie wiederholte Gabe von Nitro-Spray
- ❍ C Maskenapplikation von 10 l/min Sauerstoff
- ❍ D Immobilisierung des Patienten

264. Welche Aussagen zum kardialen Lungenödem sind richtig? (5 Punkte)

- ❍ A Das kardiale Lungenödem entsteht durch eine Insuffizienz des linken Herzens.
- ❍ B Das kardiale Lungenödem entsteht durch eine Insuffizienz des rechten Herzens.
- ❍ C Ein Druckanstieg im Lungenkreislauf bewirkt eine passive Filtration von Flüssigkeit in das Lungengewebe.
- ❍ D Ein Druckanstieg im Lungenkreislauf bewirkt eine aktive Filtration von Flüssigkeit in das Lungengewebe.

265. Welche Aussagen zur Angina pectoris sind richtig? (5 Punkte)

- ❍ A Eine Angina pectoris tritt bei einem Ungleichgewicht von Koronarperfusion und Sauerstoffbedarf auf.
- ❍ B Eine Angina pectoris ist Folge einer Koronarstenose.
- ❍ C Es gibt eine stabile und eine instabile Angina pectoris.
- ❍ D Das Lumen einer Koronararterie kann ohne nennenswerte Symptome um 90% reduziert werden.

266. Welche Medikamente werden häufig zur Therapie der stabilen Angina pectoris angewendet? (4 Punkte)

- ❍ A orale Langzeitnitrate
- ❍ B Acetylsalicylsäure
- ❍ C b-Blocker
- ❍ D Diuretika (z. B. Lasix®)

267. Was versteht man unter einem akuten Myokardinfarkt? (4 Punkte)

- ❍ A Der akute Myokardinfarkt entsteht durch Unterbrechung der Blutversorgung des Herzmuskels durch Verschluss eines Koronargefäßes.
- ❍ B Der akute Myokardinfarkt entsteht durch den Untergang von Herzmuskelgewebe aufgrund einer verminderten Pumpleistung des Herzens.
- ❍ C Der akute Myokardinfarkt ist gekennzeichnet durch eine hämodynamisch wirksame Verminderung des HZV.
- ❍ D Der akute Myokardinfarkt entsteht durch einen Gefäßspasmus der Koronargefäße.

268. Welche Symptome gehören zum akuten Koronarsyndrom? (5 Punkte)

- ❍ A retrosternaler Schmerz – ausstrahlend in Oberbauch, Rücken, Arme
- ❍ B Schweißausbruch, Zyanose, Unruhe
- ❍ C EKG-Veränderungen (meist erst später)
- ❍ D Rhythmusstörungen (Bradykardie/Tachykardie/Arrhythmie möglich)
- ❍ E ggf. Hemiparese

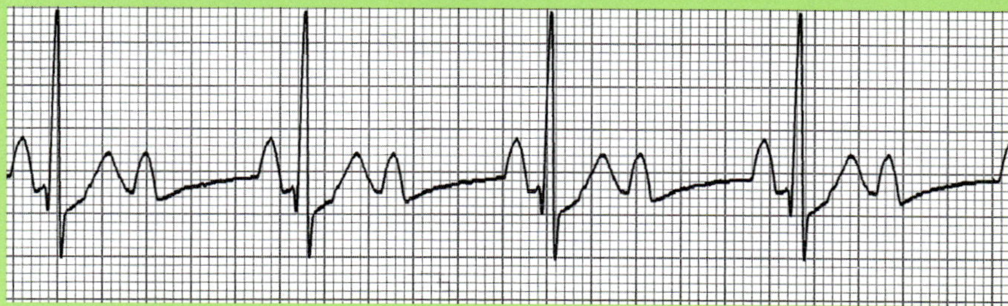

1 ▶

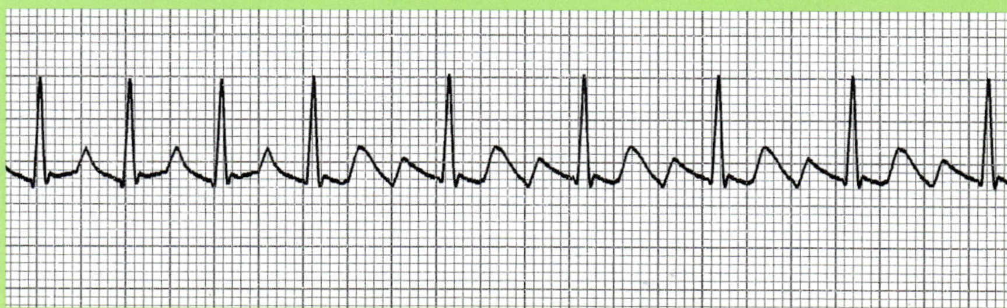

2 ▶

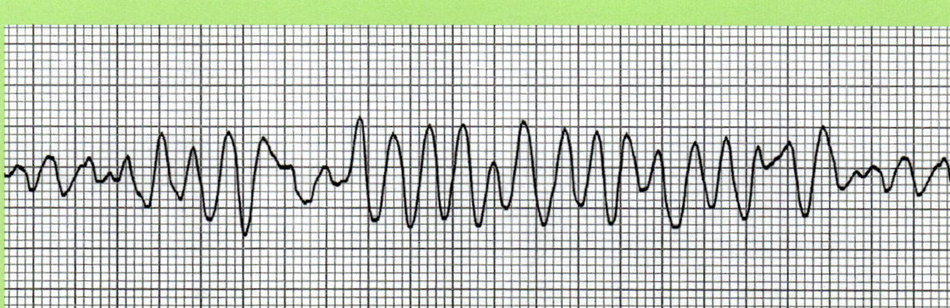

3 ▶

269. Ordnen Sie die genannten Rhythmusstörungen den entsprechenden EKG-Bildern zu. (6 PUNKTE)

a Vorhofflattern
b Kammerflimmern
c AV-Block II. Grades

Richtig ist:

1 ______, 2 ______, 3 ______

270. Leitsymptome des arteriellen Verschlusses sind: (5 Punkte)

- A Schmerz
- B Pulslosigkeit
- C Sensibilitätsstörungen
- D Schwellung

271. Wodurch können Embolien verursacht werden? (5 Punkte)

- A durch Blutgerinnsel
- B durch Luft
- C durch Harnkristalle
- D durch Fetttropfen

272. Ein Aneurysma ... (3 Punkte)

- A ist bei Hypotonikern ein häufiges Krankheitsbild.
- B ist eine krankhafte Aufweitung des normalen Gefäßdurchmessers.
- C hat bei Ruptur als Leitsymptom den akuten, scharfen, plötzlichen Schmerz.
- D ist präklinisch eindeutig diagnostizierbar.

273. Welcher der genannten Faktoren hat einen unmittelbaren Einfluss auf die Höhe des Blutdruckes? (3 Punkte)

- A Chronotropie
- B Inotropie
- C Dromotropie
- D Bathmotropie

274. Wo hat ein schmaler QRS-Komplex seinen Ursprung? (3 Punkte)

- A supraventrikulär
- B ventrikulär
- C multifokal
- D in den Purkinje-Fasern
- E in den Tawara-Schenkeln

275. Ab welchem systolischen Blutdruckwert spricht man von einer Hypertonie? (5 Punkte)

- A ab 200 mmHg
- B ab 180 mmHg
- C ab 160 mmHg
- D ab 140 mmHg

276. Unter welchem systolischen Blutdruckwert spricht man von einer Hypotonie? (5 Punkte)

- A unter 120 mmHg
- B unter 100 mmHg
- C unter 80 mmHg
- D unter 60 mmHg

277. Was versteht man unter dem zentralen Venendruck (ZVD)? (5 Punkte)

- A Der ZVD entspricht dem Füllungsdruck, mit dem der rechte Vorhof während der Diastole gefüllt wird.
- B Der ZVD entspricht den Druckverhältnissen in der Pfortader.
- C Der ZVD entspricht dem Druck in der oberen Hohlvene.
- D Der ZVD entspricht den Druckverhältnissen in der Arteria abdominalis.

278. **Welche Aussagen zur Therapie von Rhythmusstörungen treffen zu?** (3 PUNKTE)

- ❍ A Die medizinische Therapie akuter Rhythmusstörungen ist grundsätzlich dem Notarzt vorbehalten.
- ❍ B Die wichtigsten Maßnahmen des Rettungsassistenten sind Sauerstoffgabe, Lagerung und ggf. periphervenöser Zugang.
- ❍ C Die wichtigste Maßnahme des Rettungsassistenten ist die Gabe der entsprechenden Antiarrhythmika.
- ❍ D Rhythmusstörungen werden nur therapiert, wenn der Patient symptomatisch ist.

279. **Wann sind Rhythmusstörungen therapiepflichtig?** (3 PUNKTE)

- ❍ A grundsätzlich
- ❍ B wenn der Patient koronar oder kardial insuffizient ist
- ❍ C wenn es sich um tachykarde Rhythmusstörungen handelt
- ❍ D wenn der Patient Herzbeschwerden oder Atemnot zeigt und z.B. Schwindel oder Bewusstseinsstörungen auftreten

280. **Was ist ein Präexzitationssyndrom?** (3 PUNKTE)

- ❍ A die Faszikulation beim Einleiten der Narkose (Relaxation)
- ❍ B die vorzeitige Erregung der Herzkammern
- ❍ C der Zeitpunkt unmittelbar vor Eintritt des Herzstillstandes
- ❍ D das Muskelzittern bei Alkoholikern

281. **Welche Art der Herzrhythmusstörung ist präklinisch nicht therapiepflichtig?** (3 PUNKTE)

- ❍ A instabiles, tachykardes Vorhofflimmern
- ❍ B symptomatische supraventrikuläre Tachykardie
- ❍ C polytope ventrikuläre Extrasystolen
- ❍ D alle Rhythmusstörungen ohne hämodynamische Auswirkung

282. **Welche der angeführten Therapiemaßnahmen sind beim akuten Herzinfarkt ohne Zeichen einer Herzinsuffizienz indiziert?** (3 PUNKTE)

- ❍ A Morphium
- ❍ B Lasix
- ❍ C Heparin
- ❍ D Aspirin®
- ❍ E Sauerstoff
- ❍ F Cordarex®

283. **Welche der angeführten Symptome gehören primär zu einer akuten Linksherzinsuffizienz?** (3 PUNKTE)

- ❍ A akute Atemnot
- ❍ B nächtliches Wasserlassen
- ❍ C Beinödeme
- ❍ D Lungenödem
- ❍ E Asthma cardiale

284. **Welche Medikamente gehören zur Therapie des Lungenödems?** (2 PUNKTE)

- ❍ A Lasix®
- ❍ B Morphium
- ❍ C Sauerstoff
- ❍ D Isoptin®

285. Welche Maßnahmen gehören zur Therapie des hypertensiven Notfalls? (3 PUNKTE)

- A Sauerstoffgabe
- B Schocklagerung
- C Urapidil (Ebrantil®) i.v.
- D Heparin i.v.
- E Gabe von Nitro-Präparaten

286. Welche Maßnahmen ergreifen Sie bei einer akuten Lungenarterienembolie? (4 PUNKTE)

- A Schocklagerung
- B Sauerstoff
- C Furosemid (Lasix®) i.v.
- D Volumengabe
- E primär Beta-Rezeptoren stimulierende Katecholamine

287. Sie werden vom Ehemann einer 26-jährigen Patientin alarmiert. Diese klagt über plötzliche massive Atemnot und unklare thorakale Schmerzen. Bis gestern hatte sie wegen eines gebrochenen Beins einen Oberschenkelgips. Ansonsten sei sie immer gesund gewesen. Sie nimmt die Pille.
Welche Verdachtsdiagnose stellen Sie aufgrund der Vorgeschichte und der Symptome? (1 PUNKT)

____

____

____

____

____

____

288. Sie sind immer noch bei der Patientin aus der vorhergehenden Frage. Der Blutdruck liegt bei 70 mmHg systolisch, die Herzfrequenz ist 145/min (Sinustachykardie) und die Sauerstoffsättigung ist mit 87% stark erniedrigt (4 PUNKTE).
Welche therapeutischen Maßnahmen ergreifen Sie?

1 Sofortige hoch dosierte Sauerstoffgabe
2 Anlage einer Venenverweilkanüle
3 Schocklagerung
4 ggf. Volumengabe
5 Gabe von Nitrogylcerin

Richtig ist:

- A nur 1 ist richtig
- B nur 1, 2 und 5 sind richtig
- C nur 1, 2, 4 und 5 sind richtig
- D nur 1, 2, 3 und 4 sind richtig
- E alle sind richtig

289. Ein 66-jähriger Patient hat einen Blutdruck von 240/115 mmHg. Er alarmiert den Rettungsdienst wegen einer akuten Halbseitenlähmung rechts. Welche therapeutischen Maßnahmen ergreifen Sie? (3 PUNKTE)

1 Sauerstoffgabe
2 Anlage eines intravenösen Zugangs
3 Vorsichtige Senkung des Blutdrucks mit Urapidil (Ebrantil®)
4 Gabe von Heparin
5 Keine Senkung des Blutdrucks

Richtig ist:

- A nur 5 ist richtig
- B nur 1, 2 und 5 sind richtig
- C nur 1, 2 und 3 sind richtig
- D 1 und 5 sind richtig
- E keine Antwort ist richtig

II 3.3 Atmung

II 3.3.1 *Anatomie des Atmungssystems*

290. Nennen Sie die Bestandteile des Gas leitenden Systems. (3 PUNKTE)

____

____

____

____

____

____

291. Wie viele Knorpelspangen halten beim erwachsenen Menschen die Trachea offen? (1 PUNKT)

- ❍ A In der Trachea gibt es keine Knorpelspangen.
- ❍ B ca. 10 – 15
- ❍ C ca. 16 – 20
- ❍ D ca. 20 – 30
- ❍ E ca. 30 – 40

292. Welche Funktionen hat die Nase? (3 PUNKTE)

- ❍ A Anwärmen der Atemluft
- ❍ B Anfeuchten der Atemluft
- ❍ C Reinigen der Atemluft
- ❍ D chemische Prüfung der Atemluft
- ❍ E Bindung von Fremdeiweißen

293. Nennen Sie drei Störungen des Gasaustausches in der Lunge. (3 PUNKTE)

____

____

____

____

____

____

294. Ordnen Sie folgende Strukturen zu: Lungenfell, Zwerchfell, Pleuraspalt, Rippe, Rippenfell, Zwischenrippenmuskulatur. (3 PUNKTE)

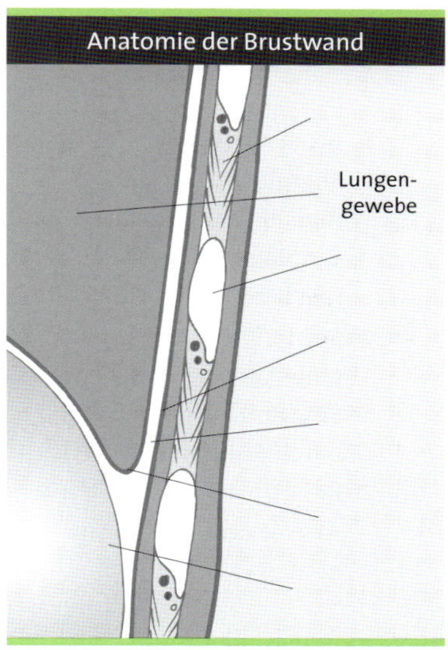

II 3.3.2
Physiologie der Atmung

295. Welche Aussagen zur Atemmechanik treffen zu? (3 PUNKTE)

- ❍ A Die Phasen der Atmung entstehen durch aktive Bewegungen der Lunge.
- ❍ B Die Exspiration erfolgt durch aktive Muskelarbeit.
- ❍ C Die Inspiration erfolgt durch aktive Muskelarbeit.
- ❍ D Zur Atemmuskulatur gehören u. a. der kleine Brustmuskel, die Zwischenrippenmuskulatur und der Kopfwender.

296. Welche Aussagen zum Gasaustausch in der Lunge sind richtig? (3 PUNKTE)

- ❍ A Der Gasaustausch geschieht durch Diffusion.
- ❍ B Bei der Diffusion wird sehr viel Energie für den Transport der O_2- und CO_2-Moleküle benötigt, die aus der biologischen Oxidation gewonnen wird.
- ❍ C Bei der Diffusion wandern die Moleküle vom Ort der niederen Konzentration zum Ort der höheren Konzentration.
- ❍ D Die Diffusionsstrecke zwischen Alveole und Lungenkapillarblut beträgt ca. 0,5 mm.

297. An der Steuerung der Atmung sind beteiligt: (3 PUNKTE)

- ❍ A das Atemzentrum im Stammhirn
- ❍ B mechanische Rezeptoren
- ❍ C chemische Rezeptoren
- ❍ D das Surfactant
- ❍ E der pH-Wert des Blutes

298. Was versteht man unter äußerer Atmung? (3 PUNKTE)

- ❍ A die gesamte Ein- und Ausatmung einschließlich des Gasaustausches in den Alveolen
- ❍ B den Gasaustausch zwischen Zelle und Blut
- ❍ C die Ein- und Ausatmung des Volumens, das sich in den oberen Atemwegen befindet
- ❍ D den Gasaustausch zwischen Alveole und Blut

299. Die innere Atmung ist gekennzeichnet durch ... (2 PUNKTE)

- ❍ A die Abgabe von Sauerstoff aus dem Blut an die Zelle.
- ❍ B die Abgabe von CO_2 aus dem venösen Blut an das arterielle Blut.
- ❍ C die Abgabe von CO_2 aus der Zelle an das Blut.
- ❍ D die Abgabe von Sauerstoff aus der Alveole an das Blut.

300. Durch welche Faktoren kann eine Veränderung der Atemform oder des Atemrhythmus hervorgerufen werden? (3 PUNKTE)

- ❍ A durch bestimmte Vergiftungen
- ❍ B durch die Veränderung des Blut-pH-Wertes
- ❍ C durch Hirnverletzungen

II 3.3.3
Spezielle Krankheitsbilder

301. Durch welche Faktoren wird die Obstruktion der Atemwege bei Asthma bronchiale hervorgerufen? (3 Punkte)

- ❍ A Spasmus der glatten Muskulatur
- ❍ B ödematöse Schwellung der Bronchialschleimhaut
- ❍ C vermehrte Schleimsekretion
- ❍ D Viskositätszunahme des Schleimes
- ❍ E Schädigung des Surfactants

302. Was ist beim Asthma bronchiale behindert bzw. gestört? (3 Punkte)

- ❍ A die Einatmung
- ❍ B die Ausatmung
- ❍ C der Gasaustausch in den Alveolen
- ❍ D die Dehnbarkeit der Lunge

303. Wie wird ein Patient mit akutem Asthma bronchiale gelagert? (3 Punkte)

- ❍ A mit um 30° erhöhtem Oberkörper
- ❍ B halb sitzend
- ❍ C liegend
- ❍ D möglichst aufrecht sitzend
- ❍ E wie der Patient es für richtig hält

304. Welche Medikamente kommen beim Asthmaanfall und beim Status asthmaticus zur Anwendung? (3 Punkte)

- ❍ A Theophyllin/Bronchoparat®
- ❍ B Ketanest®
- ❍ C Bricanyl®
- ❍ D Glukokortikoide
- ❍ E Sedativa
- ❍ F Lasix®

305. Welche Aussagen zum Asthmaanfall sind richtig? (4 Punkte)

- ❍ A Leitsymptome sind das verlängerte Exspirium und der exspiratorische Stridor.
- ❍ B Auskultatorisch sind feuchte Rasselgeräusche zu hören.
- ❍ C Wichtigste Erstmaßnahme ist die stabile Seitenlagerung.
- ❍ D Eine mögliche Komplikation ist die schwere O_2-Unterversorgung einzelner Organe.

306. Wodurch kann die Einengung der Atemwege beim Asthma bronchiale hervorgerufen werden? (3 Punkte)

- ❍ A Viskositätszunahme des Schleims
- ❍ B ödematöse Schwellung der Bronchialschleimhaut
- ❍ C Spasmus der glatten Bronchialmuskulatur
- ❍ D vermehrte Schleimsekretion

307. Was sind die Leitsymptome beim Lungenemphysem? (3 Punkte)

- ❍ A Husten und Auswurf
- ❍ B Fieber und Thoraxschmerzen
- ❍ C exspiratorischer Stridor
- ❍ D Kurzatmigkeit und Atemnot

308. Welche Maßnahmen führt der Rettungsassistent bei einem akuten Lungenemphysem durch? (3 PUNKTE)

- ❍ A Patient in Kopftieflage zur Beseitigung der Einflußstauung an den Halsvenen
- ❍ B assistierte Beatmung mit Beatmungsbeutel
- ❍ C Lagerung in aufrechter Position/ Sauerstoffgabe
- ❍ D Rückatmung der überschüssigen Luft in einen Plastikbeutel
- ❍ E ggf. Verabreichen von Bronchodilatanzien (Aerosole)

II 3.4 Gastroenterologie

II 3.4.2 *Anatomie / Physiologie*

309. Beschreiben Sie den Wandaufbau des Dünndarms von außen nach innen. (2 PUNKTE)

- ❍ A Serosa, Muscularis, Mucosa, Submucosa
- ❍ B Serosa, Submucosa, Mucosa, Muscularis
- ❍ C Mucosa, Submucosa, Muscularis, Serosa
- ❍ D Serosa, Muscularis, Submucosa, Mucosa
- ❍ E Muscularis, Serosa, Mucosa, Submucosa

310. Benennen Sie die drei natürlichen Engstellen des Ösophagus. (1 PUNKT)

- ❍ A Ringknorpelenge
- ❍ B Tracheaenge
- ❍ C Aortenenge
- ❍ D Zwerchfellenge
- ❍ E Schildknorpelenge

311. In welchem Teil des Dünndarms befinden sich Kerckring-Falten? (1 PUNKT)

- ❍ A Duodenum
- ❍ B Ileum
- ❍ C Colon transversum
- ❍ D Sigma
- ❍ E Jejunum

312. In welche Abschnitte gliedert sich der Dünndarm? (2 PUNKTE)

- ❍ A Duodenum
- ❍ B Ileum
- ❍ C Colon transversum
- ❍ D Sigma
- ❍ E Jejunum

313. Welche Organe liegen intraperitoneal? (3 PUNKTE)

- ❍ A Pankreas
- ❍ B Magen
- ❍ C Leber
- ❍ D Enddarm
- ❍ E Dünndarm

314. Welche Organe liegen retroperitoneal? (2 PUNKTE)

- ❍ A Pankreas
- ❍ B Magen
- ❍ C Leber
- ❍ D Enddarm
- ❍ E Dünndarm

315. Beschreiben Sie die topographische Lage der Leber. (1 PUNKT)

- ❍ A rechter Oberbauch
- ❍ B linker Oberbauch
- ❍ C rechter Unterbauch
- ❍ D linker Unterbauch

316. Wie viel Prozent des Blutes, das die Leber erreicht, sind nicht mit Sauerstoff beladen? (2 PUNKTE)
- A 65%
- B 75%
- C 80%
- D 25%
- E 35%

317. Beschreiben Sie die wesentlichen Aufgaben der Leber. (3 PUNKTE)
- A Entgiftung
- B Wasserresorption
- C Bildung von Galle
- D Glykogenspeicher
- E Insulinproduktion

318. Benennen Sie die Hormone zur Regulation des Blutzuckerhaushaltes. (2 PUNKTE)
- A Insulin
- B Glykogen
- C Glukagon
- D Trypsin
- E Galle

II 3.4.4 *Spezielle Krankheitsbilder des Magen-Darm-Traktes*

319. Welche Faktoren spielen bei der Ätiologie der Gastritis eine Rolle? (2 PUNKTE)
- A MRSA
- B Heliobacter pylori
- C Alkoholabusus
- D Nikotinabusus

320. Welche Ursachen haben obere gastrointestinale Blutungen? (3 PUNKTE)
- A Ösophagusvarizen
- B Magengeschwüre
- C Ileus
- D Gallensteine
- E Dünndarmgeschwüre

321. Was sind mögliche Therapiemaßnahmen oberer gastrointestinaler Blutungen? (2 PUNKTE)
- A Sengstaken-Blakemore-Sonden
- B Adrenalin
- C Volumensubstitution
- D Nitro-Spray
- E Insulin

322. Welche der genannten Ursachen können zu einer Pankreatitis führen? (2 PUNKTE)
- A Gallensteine
- B Alkoholabusus
- C Stress
- D Drogenkonsum
- E Diabetes mellitus

323. Welche Medikamente eignen sich zur Therapie einer Gallenkolik? (1 PUNKT)
- A Morphin
- B Buscopan
- C Nitro-Spray
- D Fentanyl
- E Succinyl

II 3.5 Nephrologie

II 3.5.1
Anatomie und Physiologie

324. Nennen Sie harnbildende und harnableitende Bestandteile des Urogenitalsystems. (2 PUNKTE)

____

____

____

____

____

____

325. Welche anatomischen Strukturen gehören zur Niere? (1 PUNKT)

- ❍ A Nierenrinde
- ❍ B Nierenmark
- ❍ C Ureter
- ❍ D Urethra
- ❍ E Nierenbecken

326. Welche Aussagen zur Lage der Niere sind richtig? (1 PUNKT)
Die Niere liegt ...

- ❍ A retroperitoneal.
- ❍ B am Übergang von Brust- und Lendenwirbelsäule.
- ❍ C intraabdominal.
- ❍ D rechts bzw. links dorsal der Wirbelsäule.
- ❍ E rechts bzw. links ventral der Wirbelsäule.

327. Durch welche Arterie wird die Niere versorgt? (1 PUNKT)

- ❍ A A. pararenalis
- ❍ B A. renalis
- ❍ C A. umbilicalis
- ❍ D A. mesenterica

328. Welche Aussagen zum Nephron sind korrekt? (1 PUNKT)

- ❍ A Das Nephron ist die kleinste funktionelle Einheit der Niere.
- ❍ B Das Nephron wird auch als Glomerulus bezeichnet.
- ❍ C Im Nephron findet die Harnbildung statt.
- ❍ D »Nephron« ist die lateinische Bezeichnung für Niere.

329. Welche Bestandteile gehören zu einem Nephron? (1 PUNKT)

- ❍ A Glomerulus
- ❍ B Bowman-Kapsel
- ❍ C Nierenbecken
- ❍ D Nierenkapsel
- ❍ E Henle-Schleife

330. Ordnen Sie folgende Schritte der Urinaufbereitung den genannten Orten zu: (3 PUNKTE)

1 Glomerulus
2 proximaler Tubulus
3 Henle-Schleife
4 distaler Tubulus
5 Sammelrohr

a Wasserentzug unter ADH-Einfluss
b Urinkonzentrierung
c Filtern des Blutplasmas
d endgültige Kaliumregulation
e Rückresorption von Glukose

Richtig ist:

❍ A 1a, 2d, 3e, 4c, 5b
❍ B 1b, 2d, 3c, 4e, 5a
❍ C 1e, 2b, 3d, 4a, 5c
❍ D 1d, 2c, 3a, 4b, 5e
❍ E 1c, 2e, 3b, 4d, 5a

331. Der juxtaglomeruläre Apparat der Niere produziert unter anderem Hormone. Welche sind dies? (1 PUNKT)

❍ A Renin
❍ B Erythropoetin
❍ C Adrenalin
❍ D Noradrenalin
❍ E Adiuretin

332. Welche Mechanismen nutzt die Niere im Rahmen der Regulation des Säure-Basen-Haushaltes? (2 PUNKTE)

❍ A Wasserstoffionenausscheidung
❍ B Bicarbonatresorption
❍ C Ausscheidung von Säuren
❍ D Ausscheidung von Ammoniak

II 3.5.2 *Nebennieren*

333. Welche Hormone produziert die Nebenniere? (1 PUNKT)

❍ A Adrenalin
❍ B Kortison
❍ C Aldosteron
❍ D Noradrenalin
❍ E Adiuretin

II 3.5.3 *Spezielle Krankheitsbilder*

334. Welche Komplikationen drohen bei chronischer Niereninsuffizienz im Terminalstadium (Urämie)? (3 PUNKTE)

❍ A Lungenödem
❍ B Hyperkaliämie
❍ C Leberversagen
❍ D dekompensierte Linksherzinsuffizienz
❍ E Perikarderguss oder -tamponade

335. Ordnen Sie folgende Formen des Nierenversagens den entsprechenden Ursachen zu. (3 PUNKTE)

1 Nephrolithiasis
2 Tumore der Prostata
3 Verbrennungen
4 Schock
5 Sepsis
6 Glomerulonephritis

a prärenales Nierenversagen
b renales Nierenversagen
c postrenales Nierenversagen

Richtig ist:

1 ______, 2 ______, 3 ______,
4 ______, 5 ______, 6 ______

336. Welche Aussagen zu Nierensteinleiden sind richtig? (3 PUNKTE)

- A Bei Nierensteinleiden hat der Patient oft keinerlei Beschwerden.
- B Blutiger Urin kann entstehen, wenn ein Nierenstein die auskleidende Schleimhaut verletzt hat.
- C Typisch ist das Fehlen weiterer Symptome wie Übelkeit, Erbrechen oder Bauchschmerzen.
- D Symptome einer Nierenkolik sind krampfartige Rücken- oder Flankenschmerzen.

II 3.5.4

Spezielle Krankheitsbilder: Wasser-Elektrolyt-Haushalt

337. Die isotone Dehydratation kann verursacht werden durch ... (3 PUNKTE)

- A isolierten Wasserverlust ohne nennenswerten Natriumverlust.
- B hohen Wasser- und Natriumverlust.
- C Durchfälle und Erbrechen.
- D Verbrennungstraumen.
- E Coma diabeticum.

338. Die hypertone Dehydratation kann verursacht werden durch ... (3 PUNKTE)

- A Diabetes insipidus.
- B Coma diabeticum.
- C Pumpversagen des Herzens.
- D chronisches Nierenversagen.
- E akutes Nierenversagen.

339. Welche therapeutischen Maßnahmen bei der hypertonen und hypotonen Dehydratation sind (durch Notarzt und Rettungsassistent) angezeigt? (3 PUNKTE)

- A Gabe von Diuretika
- B Infusion kristalloider Lösungen
- C Infusion kolloidaler Lösungen
- D Trinken von Salzwasser (wenn der Patient bei vollem Bewusstsein ist)
- E Ausgleich des Elektrolytverlustes durch vorsichtige Gabe von Natriumthiosulfat i.v.

340. Eine Hyperhydratation (isoton und hyperton) kann verursacht werden durch ... (3 PUNKTE)

- A eine Herzinsuffizienz.
- B eine Niereninsuffizienz.
- C eine Magenspülung.
- D ein Schwartz-Bartter-Syndrom.

341. Welche der folgenden Therapiemaßnahmen der Hyperhydratation sind richtig? (3 PUNKTE)

- A Gabe von Diuretika
- B Infusion von kolloidalen Infusionen zur Bindung von freiem Wasser
- C Lagerung mit erhöhtem Oberkörper
- D flache Lagerung
- E Gabe von Kortisonpräparaten zur Stabilisierung der Gefäßmembran

II 3.5.5
Spezielle Krankheitsbilder: Säure-Basen-Haushalt

342. Nennen Sie vier Störungen des Säure-Basen-Gleichgewichtes. (5 PUNKTE)

343. Welche der genannten Ursachen führen zu einer metabolischen Azidose? (3 PUNKTE)

A Niereninsuffizienz
B ketoazidotisches Coma diabeticum
C Hyperventilation
D Schockzustände
E Herz-Kreislauf-Stillstand

II 3.6 Endokrinologie

II 3.6.2
Anatomie und Physiologie

344. Welche Aussagen zum Katecholamin Dopamin sind richtig? (1 PUNKT)

A Aus Dopamin können Adrenalin und Noradrenalin entstehen.
B Es entsteht aus Tyrosin.
C Es ist ein Neurotransmitter und dient der Muskelkontraktion
D Es steigert die Nierendurchblutung und die Diurese.
E Es kann bei Überdosierung Kammerflimmern auslösen.

345. Welche Wirkung hat das Hormon Adrenalin? (1 PUNKT)

A Steigerung der Herzkraft
B Erhöhung der Herzfrequenz
C Erhöhung des Blutzuckerspiegels
D Senkung des Blutzuckerspiegels
E Erweiterung der Gefäße

346. Welche Wirkung entfaltet Adrenalin am Herzen? (5 PUNKTE)

A eine Erhöhung der Überleitungsgeschwindigkeit im Erregungsleitungssystem
B eine Verstärkung der Kontraktilität
C eine Erhöhung der Herzfrequenz
D eine Erhöhung des Sauerstoffverbrauchs

347. Welche der aufgeführten Symptome kommen beim hyperglykämischen Koma vor? (4 PUNKTE)

A Müdigkeit
B Tachykardie (Herzrasen/-klopfen)
C Muskelschwäche
D Kopfschmerzen
E Gewichtsabnahme
F vertiefte Atmung mit Acetongeruch
G Übelkeit und Erbrechen
H Apathie
I Krampfanfälle
J Ohnmachtsgefühl/Schwäche

348. Welche der folgenden Ursachen können zu einer Hypoglykämie führen? (3 PUNKTE)

- ❍ A außergewöhnliche körperliche Belastung
- ❍ B Insulinüberdosierung infolge zu groß eingeschätzter Kohlenhydratmenge der Mahlzeit
- ❍ C die Gabe von Adrenalin
- ❍ D erhöhte Insulinempfindlichkeit, z. B. durch Gewichtsabnahme
- ❍ E erhöhter medikamentöse Wirkung durch Niereninsuffizienz
- ❍ F erhöhte Insulinproduktion der Leber
- ❍ G Einfluss von Alkohol

349. Ordnen Sie die Symptome der Hypoglykämie (= A) und des hyperglykämischen Coma diabeticum (= B) zu! (2 PUNKTE)

_____ sehr rasche Entwicklung

_____ langsamere Entwicklung

_____ Normotonie/Hypotonie

_____ Durst

_____ Heißhunger

_____ trockene Haut

_____ Schweißbildung

_____ Schläfrigkeit

_____ psychische Erregung

_____ auf Glukosegabe prompte Besserung

_____ auf Gukosegabe keine Besserung

350. Welche der aufgeführten Symptome kennzeichnen die Hypoglykämie?(4 PUNKTE)

- ❍ A übermäßiges Schwitzen
- ❍ B Tachykardie (Herzrasen/-klopfen)
- ❍ C Hypertonie
- ❍ D Heißhunger
- ❍ E Gewichtsabnahme
- ❍ F Bauchschmerzen
- ❍ G Übelkeit
- ❍ H Konzentrationsschwäche
- ❍ I Krampfanfälle
- ❍ J Bewusstlosigkeit

351. Welche Ursachen können zu einer Osteoporose führen? (1 PUNKT)

- ❍ A Östrogenmangel
- ❍ B Kortisontherapie
- ❍ C Leberzirrhose

352. Mit welchen Symptomen und Komplikationen müssen Sie bei einer thyreotoxischen Krise rechnen? (3 PUNKTE)

- ❍ A stark erhöhte Körpertemperatur
- ❍ B Tachykardie
- ❍ C Herzrhythmusstörungen
- ❍ D Herz-Kreislauf-Stillstand
- ❍ E innere Blutungen

II 3.7 Immunologie

II 3.7.2 *Mechanismen der Immunologie*

353. Was versteht man unter dem Begriff »Immunglobuline«? (1 PUNKT)

- ❍ A Immunglobuline sind Antikörper.
- ❍ B Immunglobuline sind Antigene.
- ❍ C Immunglobuline sind Neurotransmitter.
- ❍ D Immunglobuline sind Eiweiße.

II 3.8 Infektiologie

II 3.8.2
Spezielle Krankheitsbilder

354. Welche Aussagen zur Malaria sind richtig? (2 PUNKTE)

- ❍ A Es besteht hohe Ansteckungsgefahr durch Tröpfcheninfektion.
- ❍ B Zerfall der Erythrozyten führt zu Fieberschüben.
- ❍ C Mücken erkranken ebenfalls.
- ❍ D Mögliche Komplikationen sind Koma, Leber- oder Nierenversagen.

355. Welche Aussagen zur Virushepatitis sind richtig? (2 PUNKTE)

- ❍ A Sie wird durch zwei Viren verursacht.
- ❍ B Die Gelbfärbung dauert eine Woche an.
- ❍ C Im Frühstadium bestehen grippale Beschwerden.
- ❍ D Häufig besteht Heißhunger auf Fleisch und Leber.

II 4 Intoxikationen

II 4.1.1
Maßnahmen bei akuten Vergiftungen

356. Welche relativen und absoluten Kontraindikationen bestehen für das Durchführen einer Magenspülung im Rettungsdienst? (5 Punkte)

- ❍ A Perforationsgefahr
- ❍ B bekanntes Ulcus ventriculi
- ❍ C Bewusstseinstrübung
- ❍ D vorher erforderliche Elementarmaßnahmen

II 4.2 Spezielle Notfallbilder

357. Welche Aussagen zur CO-Intoxikation sind richtig? (3 Punkte)

- ❍ A CO hat eine 30fach höhere Affinität zu Hämoglobin als Sauerstoff.
- ❍ B CO verdrängt den Sauerstoff aus seiner Bindung an das Hämoglobin.
- ❍ C Eine HbCO von 30 – 40% führt zu einem starken, stechenden Schläfenkopfschmerz.
- ❍ D Durch eine CO-Vergiftung können irreversible Hirnschäden hervorgerufen werden.

358. Welche Symptome treffen auf eine CO_2-Intoxikation zu? (3 Punkte)

- ❍ A Bradypnoe
- ❍ B Übelkeit und Erbrechen
- ❍ C Herzrhythmusstörungen
- ❍ D Tachypnoe
- ❍ E Es kann das klinische Bild eines Apoplex vorliegen.

359. Wo ist mit der Entstehung bzw. mit dem Vorkommen von CO_2 zu rechnen? (2 Punkte)

- ❍ A bei der Verbrennung von Stadtgas
- ❍ B in Jauchegruben
- ❍ C in Garagen (bei laufenden Motoren)
- ❍ D in Weinkellern
- ❍ E in Silos

360. Zyanid ist enthalten … (2 Punkte)

- ❍ A in Brandgasen (z. B. bei der Verbrennung von Bettfedern).
- ❍ B in Putzmitteln.
- ❍ C in Pflanzenschutzmitteln.
- ❍ D in Kernen von Früchten und bitteren Mandeln.
- ❍ E in Konserven mit abgelaufenem Haltbarkeitsdatum.

361. Wann muss mit einer Methämoglobinämie gerechnet werden? (3 Punkte)

- ❍ A bei Intoxikationen mit Chloraten/Oxidationsmitteln
- ❍ B bei Intoxikationen mit Unkrautvernichtungsmitteln
- ❍ C bei Intoxikationen mit Stickoxiden
- ❍ D bei Intoxikationen mit Blausäure
- ❍ E bei Intoxikationen mit Nitroglyzerinpräparaten

362. **Nennen Sie die Leitsymptome der Alkylphosphatintoxikation.** (3 PUNKTE)

____

____

____

____

____

____

____

____

____

363. **Welche therapeutischen Maßnahmen sind nach einem Kreuzotterbiss vorzunehmen?** (3 PUNKTE)

- ❍ A Wunde mit einem sterilen Skalpell öffnen und das Gift herauslaufen lassen
- ❍ B Abbinden der betroffenen Extremität
- ❍ C Schienung und Ruhigstellung der betroffenen Extremität/des Patienten
- ❍ E schnellstmögliche Verabreichung des Gegengiftes durch den Notarzt
- ❍ E Verabreichung des Gegengiftes in der Klinik

364. **Welches Antidot wird bei einer Intoxikation durch Tollkirschen eingesetzt?** (3 PUNKTE)

- ❍ A Atropin
- ❍ B Physostigmin
- ❍ C 4-DMAP
- ❍ D Toxogonin

365. **Mit welchen Symptomen/Komplikationen müssen Sie bei einer Barbituratintoxikation rechnen?** (3 PUNKTE)

- ❍ A häufig tiefe Bewusstlosigkeit
- ❍ B frühzeitiges Erlöschen der Schutzreflexe
- ❍ C Aspirationsgefahr
- ❍ D ggf. Barbituratblasen auf der Haut

II 5 Pädiatrie

II 5.2 Anatomie und Physiologie des Kindes

366 Welche anatomischen und physiologischen Besonderheiten weisen die Atmungsorgane im Kindesalter auf? (4 Punkte)

- A Der kindliche Kehlkopf liegt tiefer als beim Erwachsenen.
- B Die engste Stelle der Luftwege ist die Stimmritze.
- C Die kindliche Schleimhaut schwillt schneller an.
- D Der rechte Hauptbronchus entspringt in einem stumpferen Winkel als der linke.
- E Neugeborene und Säuglinge sind Nasenatmer.

367. Welche Aussagen sind richtig? (4 Punkte)

- A Das Atemgeräusch wird bei Kindern stärker in die nicht belüftete Lunge fortgeleitet.
- B Kinder dekompensieren meist erst nach länger andauernden oder stärkeren Symptomen als Erwachsene.
- C Der kindliche Kehlkopf liegt höher als beim Erwachsenen und ist zusätzlich verkippt.
- D Einseitige Fehlintubationen sind bei Kindern deutlich seltener.

368. Wie viel Blutvolumen hat ein Neugeborenes? (3 Punkte)

- A ca. 150 ml
- B ca. 300 ml
- C ca. 500 ml
- D ca. 1 000 ml

369. Was ist die Hauptursache für kindliche Bradykardien? (3 Punkte)

- A ein Trauma
- B ein Bolusgeschehen
- C eine Hypoxie
- D eine vorbestehende Herzerkrankung

II 5.3 Therapie

370. Überprüfen Sie die nachfolgenden Aussagen zur Elementartherapie bei Kindern (3 Punkte)

- A Bei Säuglingen erfolgt das Freimachen der Atemwege durch maximales Kopfüberstrecken.
- B Bei Kindern unter 8 Jahren wird der Tubus grundsätzlich geblockt.
- C Die rechtsseitige Fehlintubation ist im Kindesalter häufiger als bei Erwachsenen.
- D Der Endotrachealtubus muss bei Säuglingen mindestens 3 cm unter die Stimmbandebene eingeführt werden.

371. Wie viel Vollelektrolytlösung wird bei einem Volumenmangelschock als Bolus verabreicht? (3 Punkte)

- A 10 ml/kg KG
- B 20 ml/kg KG
- C 40 ml/kg KG
- D 80 ml/kg KG

372. Welcher Zugang soll bei mehrfacher Fehlpunktion gewählt werden? (2 PUNKTE)

______

______

______

II 5.4 Spezielle Krankheitsbilder der Neugeborenenperiode

373. Wie ist der APGAR-Index bei einem Neugeborenen, das nach fünf Minuten zyanotisch ist, sich träge bewegt und beim Absaugen grimassiert, eine Pulsfrequenz von 96/min hat und unregelmäßig atmet? (4 PUNKTE)
- A 6 Punkte
- B 4 Punkte
- C 2 Punkte
- D 1 Punkt

374. Welche Maßnahmen werden bei einem APGAR von 4 – 6 Punkten durchgeführt? (2 PUNKTE)
- A Absaugen
- B Masken-/Beutelbeatmung mit O_2
- C sofortige Intubation
- D Trocknen, Wärmen, Stimulieren

375. Welche Hauptfunktionen muss das Neugeborene nach der Geburt möglichst rasch selbständig übernehmen? (1 PUNKT)
- A Lungenatmung
- B Kreislauffunktion
- C Nahrungsaufnahme und Ausscheidung
- D Temperaturregulation

376. Welche Umstände oder Maßnahmen verhindern den endexspiratorischen Kollaps der Alveolen beim Neugeborenen? (2 PUNKTE)
- A eine Masken-Beutel-Beatmung
- B eine PEEP-Beatmung
- C das so genannte Surfactant
- D eine endotracheale Intubation

377. Welche Grundsätze gelten für einen Inkubatortransport? (2 PUNKTE)
- A Anlegen der Infektionsschutzkleidung
- B Vermeiden von Stößen, Lärm und Vibrationen während des Transportes
- C Umgebungstemperatur beachten
- D regelmäßiges Überprüfen des Neugeborenen, der Monitore und des Inkubators

II 5.5 Spezielle Krankheitsbilder im Kindesalter

378. Welche Atemfrequenz hat ein 4-jähriges Kind in Ruhe? (3 PUNKTE)
- A 10 – 20 Atemzüge/min
- B 20 – 30 Atemzüge/min
- C 30 – 40 Atemzüge/min

379. Wie hoch ist die Atemfrequenz eines Neugeborenen? (3 PUNKTE)
- ❍ A ca. 10 – 20 Atemzüge/min
- ❍ B ca. 20 – 35 Atemzüge/min
- ❍ C ca. 35 – 60 Atemzüge/min
- ❍ D ca. 60 – 90 Atemzüge/min

380. Was versteht man unter Rechts-Links-Kurzschlüssen? (4 PUNKTE)
- ❍ A Foramen ovale
- ❍ B Shunt am rechten bzw. linken Unterarm
- ❍ C Ductus arteriosus Botalli
- ❍ D ein Aortenaneurysma

381. Welche Symptome finden sich bei einer Fremdkörperaspiration im Kindesalter? (3 PUNKTE)
- ❍ A plötzliche Hustenattacke
- ❍ B Würgereiz, Stridor, Tachydyspnoe, Giemen oder Pfeifen bei der Exspiration
- ❍ C einseitig fehlendes Atemgeräusch oder fehlende Thoraxexkursionen
- ❍ D gestaute Halsvenen

382. Welche Maßnahmen sind bei Fremdkörperaspiration im Säuglingsalter indiziert (3 PUNKTE)
- ❍ A Bauch-/Kopftieflagerung
- ❍ B kräftiges Klopfen zwischen die Schulterblätter
- ❍ C fünf langsame Herzdruckmassagen
- ❍ D fünf Beatmungen

383. Welche Symptome sprechen für eine Epiglottitis? (3 PUNKTE)
- ❍ A leicht erhöhte Körpertemperatur
- ❍ B verstärkte Nasenatmung (so genanntes »Nasenflügeln«)
- ❍ C Atmung mit offenem Mund
- ❍ D Speichelfluss aus dem Mund
- ❍ E Kind ist auffallend still, ängstlich und schwer krank wirkend
- ❍ F »bellender« Husten

384. Welche Symptome finden sich bei einer Dyspnoe im Säuglingsalter? (2 PUNKTE)
- ❍ A Einziehungen am Thorax
- ❍ B »Nasenflügeln«
- ❍ C exspiratorisches Stöhnen oder Giemen
- ❍ D verlangsamte Atmung

385. Säuglinge sind bei Keuchhusten besonders gefährdet durch ... (2 PUNKTE)
- ❍ A eine Aspiration.
- ❍ B eine Apnoe.
- ❍ C Krämpfe.
- ❍ D stark erhöhte Körpertemperaturen.

386. Welche Maßnahmen sind bei einer Epiglottitis unbedingt zu unterlassen? (3 PUNKTE)
- ❍ A Inspektion des Rachens
- ❍ B flache Lagerung
- ❍ C assistierte Masken-Beutel-Beatmung
- ❍ D Intubationsversuch

387. Welche Aussagen zum Asthma bronchiale sind richtig? (3 PUNKTE)

- ❍ A Symptome sind Hustenreiz, trockener Husten und Dyspnoe.
- ❍ B Häufiges Symptom ist eine starke Rötung des Gesichtes.
- ❍ C Lagerung und Transport erfolgen aufrecht sitzend.
- ❍ D Bei schwerem Asthma kann es zur Somnolenz kommen.

388. Welche Symptome treten bei einer Herzinsuffizienz im Säuglings- und Kleinkindesalter auf? (3 PUNKTE)

- ❍ A Ödeme an den Extremitäten
- ❍ B eingefallene Fontanelle
- ❍ C vorgewölbte Fontanelle
- ❍ D Tachydyspnoe
- ❍ E Tachykardie
- ❍ F blass-graue Hautfarbe

389. Welche Maßnahmen werden bei Herzinsuffizienz im Säuglings- und Kleinkindesalter ergriffen? (3 PUNKTE)

- ❍ A Narkoseeinleitung
- ❍ B medikamentöse Diurese
- ❍ C Sedierung
- ❍ D Gabe von Katecholaminen
- ❍ E Senkung der Nachlast

390. Die Anwendung des »Schockindex« ist bei Säuglingen und Kleinkindern ohne Nutzen und Bedeutung, weil ... (5 PUNKTE)

- ❍ A in diesem Alter kein Schock auftreten kann.
- ❍ B Kinder in diesem Alter die Schockzeichen sehr lange kompensieren können.
- ❍ C das Schockgeschehen sehr schnell abläuft.
- ❍ D Kinder in diesem Alter eine Pulsfrequenz über 100 Schlägen pro Minute und einen Blutdruck unter 100 mmHg haben.

II 6 Neurologie und Psychiatrie

II 6.2 Anatomie und Physiologie des Nervensystems

391. Welche Bestandteile gehören zum vegetativen Nervensystem? (1 Punkt)

- ❍ A sympathisches Nervensystem
- ❍ B parasympathisches Nervensystem
- ❍ C intramurales Nervensystem
- ❍ D intrakranielles Nervensystem

392. Welche Aufgaben hat das Zentrale Nervensystem (ZNS)? (3 Punkte)

- ❍ A Reizaufnahme aus der Peripherie
- ❍ B ausschließlich Leitungsfunktionen
- ❍ C Reizverarbeitung
- ❍ D Koordinierung der Reaktionen

393. Welche Bestandteile gehören zu einer Nervenzelle? (1 Punkt)

- ❍ A Neurit
- ❍ B Neurofibrillen
- ❍ C Neurofibrom
- ❍ D Dendriten
- ❍ E Dentikel

394. Welche Bestandteile gehören zum Zentralen Nervensystem (ZNS)? (1 Punkt)

- ❍ A Großhirn
- ❍ B Kleinhirn
- ❍ C Stammhirn
- ❍ D Rückenmark
- ❍ E periphere Nervenbahnen

395. Was versteht man unter der »Blut-Hirn-Schranke«? (3 Punkte)

- ❍ A Die Blut-Hirn-Schranke ist eine mechanische Einrichtung, die Patienten nach schwerem SHT zur Regulierung und Überwachung des Hirndruckes implantiert wird.
- ❍ B Die Blut-Hirn-Schranke besteht aus Bindegewebszellen, die sich zwischen Blutgefäßen und Nervenzellen anlagern.
- ❍ C Die Blut-Hirn-Schranke besteht aus den Hirnhäuten und verhindert das Eindringen von Krankheitserregern.
- ❍ D Die Blut-Hirn-Schranke besteht aus den hirnumhüllenden Schichten.

396. In welchem Abschnitt des Gehirns werden die unbewussten, vegetativen Lebensfunktionen koordiniert? (3 Punkte)

- ❍ A im Zwischenhirn
- ❍ B im Kleinhirn
- ❍ C im Stammhirn
- ❍ D in der Medulla oblongata
- ❍ E im Großhirn

397. **Welche Aussagen zum peripheren Nervensystem (PNS) sind richtig?** (3 Punkte)

- ❍ A Spinaläste, die aus den Zwischenwirbellöchern austreten, gehören nicht zum PNS.
- ❍ B Wesentlicher Bestandteil des PNS ist das Rückenmark.
- ❍ C Zum PNS gehört das gesamte Nervengewebe außerhalb der Dura mater.
- ❍ D Das Zentrale Nervensystem entsendet über das PNS Signale z. B. an die Skelettmuskulatur.

398. **Welche Rezeptoren befinden sich unter anderem in der Medulla oblongata?** (4 Punkte)

- ❍ A CO_2-Rezeptoren
- ❍ B O_2-Rezeptoren
- ❍ C Barorezeptoren
- ❍ D pH-Rezeptoren

399. **Welche Arterien gehören nicht zur Blutversorgung des Gehirns?** (3 Punkte)

- ❍ A A. mandibularis
- ❍ B A. communicans posterior
- ❍ C A. vertebralis
- ❍ D A. basilica
- ❍ E A. carotis interna

400. **Ordnen Sie die Hirn umhüllenden Schichten in der richtigen Reihenfolge (von innen nach außen).** (5 Punkte)

1 Dura mater
2 Pia mater
3 Arachnoidea
4 Kalotte
5 Subduralraum
6 Subarachnoidalraum

Richtig ist:

- ❍ A 6 / 3 / 1 / 2 / 5 / 4
- ❍ B 6 / 2 / 1 / 5 / 3 / 4
- ❍ C 2 / 6 / 3 / 5 / 1 / 4
- ❍ D 1 / 2 / 6 / 3 / 5 / 4
- ❍ E 3 / 6 / 5 / 1 / 2 / 4

II 6.3 Spezielle Krankheitsbilder der Neurologie

401. **Welche Aussagen zum Schlaganfall sind richtig?** (3 Punkte)

- ❍ A Ein Patient mit einem Schlaganfall genießt Transportpriorität.
- ❍ B Eine präklinische Lyse ist anzustreben.
- ❍ C Kardinalsymptom beim Insult ist die Halbseitensymptomatik.
- ❍ D Die fast immer notwendige Blutdrucksenkung erfolgt mit Nitro.
- ❍ E Ein venöser Zugang ist möglichst auf der betroffenen Seite zu legen.

402. **Welche Risikofaktoren begünstigen einen Schlaganfall?** (3 Punkte)

- ❍ A höheres Lebensalter
- ❍ B Rauchen
- ❍ C mäßiger Alkoholgenuss
- ❍ D Arteriosklerose der Karotiden
- ❍ E Arrhythmia absoluta

403 **Welche Aussagen zur Subarachnoidalblutung sind richtig?** (3 PUNKTE)
- ❍ A Eine SAB ist eine Blutung in den Epiduralraum.
- ❍ B Wesentliches Symptom ist der plötzliche Kopfschmerz.
- ❍ C Ein Meningismus muss nicht sofort nach dem Ereignis auftreten.
- ❍ D Eine Anisokorie ist ein typisches Erstsymptom einer SAB.
- ❍ E Die meisten Patienten mit SAB haben hohes Fieber.

404. **Welche Aussagen zum Hirndruck sind richtig?** (3 PUNKTE)
- ❍ A Zur Verbesserung des zerebralen Perfusionsdrucks ist der RR zu senken.
- ❍ B Optimale Oxygenisierung ist eine tragende Säule der Ödembehandlung.
- ❍ C Eine Anisokorie kann auf erhöhten Hirndruck hinweisen.
- ❍ D Beim Hirndruck sind etwa 50% des Hirnvolumens Reserveräume.
- ❍ E Eine Ursache für steigenden Hirndruck ist ein akuter Hydrozephalus.

405. **Welche Aussagen zu Krampfanfällen sind richtig?** (2 PUNKTE)
- ❍ A Krampfanfälle sind immer auf erhöhten Hirndruck zurückzuführen.
- ❍ B Nach jedem Krampfanfall muss Diazepam gegeben werden.
- ❍ C Aus Fieberkrämpfen entwickelt sich praktisch nie ein dauerndes Krampfleiden.
- ❍ D Der Status epilepticus wird am besten mit einem Muskelrelaxans behandelt.
- ❍ E Aus einem fokalen kann sich ein generalisierter Krampfanfall entwickeln.

II 6.4 Spezielle Krankheitsbilder der Psychiatrie

406. **Was sind posttraumatische Belastungsstörungen?** (2 PUNKTE)
- ❍ A die Entwicklung eines Hirnödems nach einem Trauma
- ❍ B das Zurückbleiben von Schäden (z.B. Epilepsie) nach schwerem SHT
- ❍ C Wesens-/Verhaltensveränderungen eines Menschen nach psychisch belastenden Ereignissen
- ❍ D Wesens-/Verhaltensänderungen eines Menschen nach SHT

407. **Symptome von Persönlichkeitsstörungen sind …** (1 PUNKT)
- ❍ A über Stunden/Tage anhaltende Wahnsymptome.
- ❍ B autoaggressive Handlungen.
- ❍ C aggressive Verhaltensweisen gegenüber bestimmten Personen.
- ❍ D über Stunden/Tage anhaltende starke Müdigkeit.

408. **Welche Medikamente gehören zu den »Notfallpsychopharmaka«?** (2 PUNKTE)
- ❍ A Ketamin
- ❍ B Haloperidol
- ❍ C Psyquil®
- ❍ D Atosil®
- ❍ E Aspisol®

409. Welche Aussagen zur Suizidalität sind zutreffend? (1 Punkt)

- ❍ A Suizidalität ist der Wille des Patienten, sich das Leben zu nehmen.
- ❍ B Suizidalität ist die Summe aller Denk- und Verhaltensweisen, die in Gedanken, durch aktives Handeln oder Unterlassen den eigenen Tod anstreben.
- ❍ C Suizidalität ist eine schwere, seltene neurologische Erkrankung.
- ❍ D Unter Suizidalität versteht man die grundsätzliche Bereitschaft des Patienten, sich selbst oder anderen das Leben zu nehmen.

410. Anhaltspunkte für akut behandlungsbedürftige Erregungszustände können sein: (3 Punkte)

- ❍ A unruhiges Hin- und Herlaufen
- ❍ B starke psychomotorische Hemmungen (starre Mimik)
- ❍ C laute Beschimpfungen und Drohungen, aggressive Gesten
- ❍ D vegetative Erregung

3 *Allgemeine und spezielle Notfallmedizin*

[LPN 3] ►

Schwerpunkt Traumatologie

Fragen ?

III 1 Chirurgie

411. **Bei einer Gallenblasenentzündung strahlen die Schmerzen oft aus in ...** (2 Punkte)

- ❍ A den rechten Arm.
- ❍ B die rechte Schulter.
- ❍ C den Hals.
- ❍ D die Hoden oder Schamlippen.
- ❍ E das rechte Bein.

412. **Zu den Differenzialdiagnosen für das akute Abdomen mit Beschwerden im Oberbauch gehören:** (4 Punkte)

- ❍ A Herzinfarkt
- ❍ B Gallensteine
- ❍ C Pankreatitis
- ❍ D Ureterstein
- ❍ E Leistenhernie

413. **Welches sind die drei charakteristischen allgemeinen Symptome einer Peritonitis?** (3 Punkte)

____

____

____

414. **Welche Aussagen sind richtig?** (2 Punkte)

- ❍ A Eine akute Blutung unterhalb des Magenausgangs macht sich mit Teerstuhl bemerkbar.
- ❍ B Der paralytische Ileus ist durch vollständige Magen-Darm-Atonie (Lähmung) gekennzeichnet.
- ❍ C Der Rettungsassistent darf einen Leistenbruch reponieren.
- ❍ D Der Parasympathikus bewirkt Magen-Darm hemmende Aktivitäten.

415. **Welche Aussagen zum akuten Abdomen sind richtig?** (3 Punkte)

- ❍ A Beim Aortenaneurysma kann ein pulsierender Tumor tastbar sein.
- ❍ B Darmgeräusche sind beim mechanischen Ileus anfangs nicht festzustellen.
- ❍ C Die häufigste Ursache des paralytischen Ileus ist die Peritonitis.
- ❍ D Bei einem hämorrhagischen Schock mit Blutung in die freie Bauchhöhle wartet der Rettungsassistent vor Ort auf den Notarzt.

416. **Warum soll der ansprechbare Ileuspatient eher sitzen als liegen?** (4 Punkte)

____

____

____

____

____

417. **Welche Aussagen sind richtig?** (4 Punkte)

- ❍ A Unfallwunden bergen grundsätzlich die Gefahr der Wundinfektion in sich.
- ❍ B Die Wundheilung läuft in vier Phasen ab.
- ❍ C Riss- und Quetschwunden gehen oft mit Zerreißungen tieferer Gewebestrukturen einher.
- ❍ D Sinnvolle Ergänzung der primären Wundbehandlung sind Salben und Puder.

418. **Welche Symptome gehören zu den klassischen Entzündungszeichen?** (1 PUNKT)

- ❍ A Rötung
- ❍ B Sekretion
- ❍ C Schwellung
- ❍ D Funktionsverlust
- ❍ E Überwärmung
- ❍ F Schmerz

419. **Was versteht man unter einer Sepsis?** (2 PUNKTE)

- ❍ A eine lokale Ausbreitung von Bakterien mit Überschreitung der Blut-Hirn-Schranke
- ❍ B eine Entzündung der Lymphbahnen, erkennbar am »roten Streifen«
- ❍ C eine allgemeine Ausbreitung von Bakterien mit Überschreitung der Lymph-Blut-Schranke
- ❍ D eine virale Infektion mit subfebrilen Temperaturen sowie starkem Schwächezustand

420. **Welche Aussagen zu Wundinfektionen sind richtig?** (3 PUNKTE)

- ❍ A Abszedierende Entzündungen im Gesicht sind besonders gefährlich.
- ❍ B Eine Lymphangitis kann unbehandelt in eine Sepsis übergehen.
- ❍ C Gasbrand kann als Komplikation bei Chlorvergiftungen auftreten.
- ❍ D Wärmeapplikation ist bei Wundinfektionen hilfreich.
- ❍ E Beim septischen Schock kann es zu einer rosigen Gesichtsfarbe kommen.

III 2 Traumatologie

III 2.1 Unfall- und Verletzungsmuster/ Trauma Scores

421. Welche Aussagen zur Unfallstatistik und zur Verletzungssituation sind richtig? (2 Punkte)
- ❍ A Zwei Drittel aller Unfallorte befinden sich im Innerortsbereich.
- ❍ B 65% aller getöteten Pkw-Insassen verunfallen bei Frontalkollisionen.
- ❍ C Organverletzungen ohne Frakturen sind bei Kindern selten.
- ❍ D 50% der Verkehrstoten sterben nach einem Seitenanprall.

422. Welche Verletzungen verursacht der Anprall des Kopfes eines Fußgängers an die Windschutzscheibe? (2 Punkte)

____

____

____

423. Welche Deformierungen am Pkw bei einem Pkw-Unfall mit Fußgängerbeteiligung weisen auf eine besonders schwere Verletzung des Fußgängers hin? (2 Punkte)

____

____

____

424. Lebensbedrohliche Verletzungen sind zu vermuten bei ... (2 Punkte)
- ❍ A zerrissenem Fahrzeug
- ❍ B Fahrzeugdeformationen > 10%
- ❍ C Herausschleudern des Unfallopfers aus dem Fahrzeug
- ❍ D Beschädigungen an A- und B-Säule

425. Mit welcher Kollisionsform gehen gut zwei Drittel der Verkehrstoten einher? (2 Punkte)
- ❍ A Frontalkollisionen
- ❍ B versetzte Frontalkollision
- ❍ C Seitenanprall
- ❍ D Heckaufprallkollision

426. Polytraumatisierte Patienten haben zu einem hohen Prozentsatz (> 60%) Verletzungen ... (4 Punkte)
- ❍ A am Schädel.
- ❍ B am Thorax.
- ❍ C am Abdomen
- ❍ D an der Wirbelsäule.
- ❍ E an den Extremitäten.

427. Aus welchen drei Teiluntersuchungen errechnet sich die Glasgow Coma Scale? (3 Punkte)

1. ______________________________

2. ______________________________

3. ______________________________

428. Wie viele Punkte sind maximal zu erreichen und ab welchem Wert der Glasgow Coma Scale besteht die Indikation zur Intubation? (2 Punkte)

Maximale Punktzahl: __________

Indikation zur Intubation: __________

III 2.2 Schädel-Hirn-Trauma

III 2.2.1 *Anatomie / Physiologie des knöchernen Schädels*

429. Bezeichnen Sie die folgenden Strukturen des knöchernen Schädels: Scheitelbein, Jochbein, Stirnbein, Nasenbein, Oberkiefer, Pflugscharbein, Unterkiefer, Tränenbein, Keilbein, Schläfenbein. (4 Punkte)

Aufbau des knöchernen Schädels (Vorderansicht)

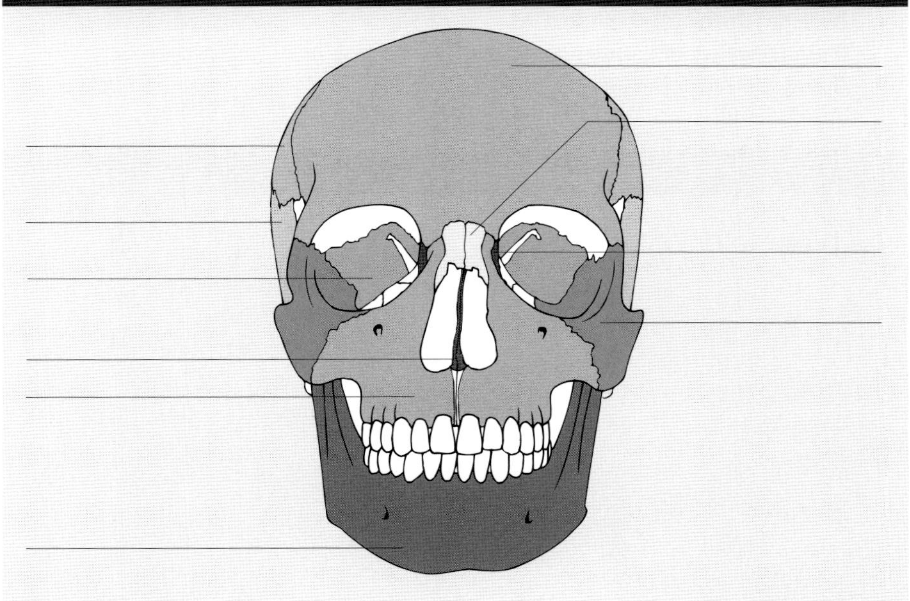

Frage **429**

430. Welche Knochen bilden die Schädelbasis (fünf Angaben)? (3 Punkte)

____

____

____

____

____

431. Bezeichnen Sie die Abbildung mit folgenden Strukturen: Schädelknochen, Subduralraum, Epiduralraum, Subarachnoidalraum, Pia mater (weiche Hirnhaut), Arachnoidea (Spinngewebshaut), Dura mater (harte Hirnhaut). (4 Punkte)

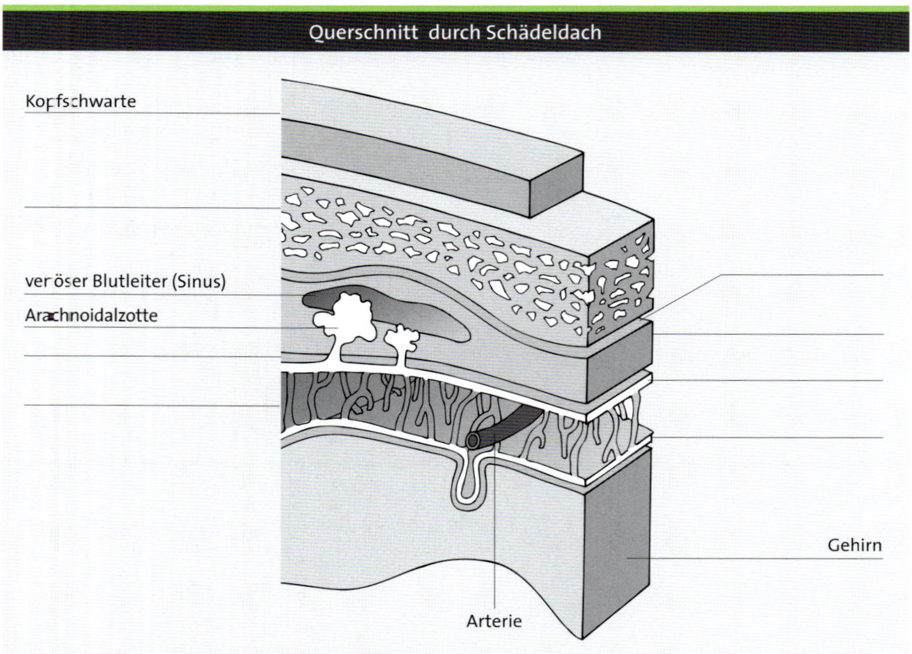

Frage **431**

III 2.2.2
Spezielle Notfallbilder

432. Benennen Sie das wichtigste Leitsymptom eines Schädel-Hirn-Traumas (SHT). (5 Punkte)

____

____

____

433. Welche Aussagen zur Pathophysiologie treffen zu? (4 PUNKTE)

- ❍ A Verletzungen des knöchernen Schädels sind vom SHT im engeren Sinne abzugrenzen.
- ❍ B Blutungen der Kopfschwarte kommen naturgemäß von selbst zum Stillstand.
- ❍ C Im Gegensatz zum Hirnschädel ist der Gesichtsschädel besonders kompakt.
- ❍ D Schädelbasisfrakturen führen häufig zu Schädigungen der Hirnnerven.
- ❍ E Das Hirnödem zählt zu den primären Hirnschäden.

434. Welche Regeln gelten bei der Versorgung von Weichteilverletzungen im Kopfbereich? (4 PUNKTE)

- ❍ A Abgetrennte Teile der Kopfschwarte werden wie Gliedmaßenamputate behandelt.
- ❍ B Bei nicht stillbarer Blutung wird immer ein Kompressionsverband angelegt.
- ❍ C Bei starker Blutung im Gesichtsbereich kann eine Bauchlage erforderlich sein.
- ❍ D Bei beginnender oder manifester Schocksymptomatik ist der Notarzt nachzufordern.

435. Bei Gesichtsschädelfrakturen ... (3 PUNKTE)

- ❍ A muss immer an das Vorliegen einer Schädelbasisfraktur gedacht werden.
- ❍ B steht die Sicherung freier Atemwege im Vordergrund.
- ❍ C kann es zum Sehen von Doppelbildern kommen.
- ❍ D ermöglichen oftmals nur Tamponaden die Blutstillung.
- ❍ E sind bewusstseinsklare Patienten vor Aspiration geschützt.

436. Leitsymptome für das Vorliegen einer Schädelbasisfraktur sind: (4 PUNKTE)

- ❍ A Blutungen in die Augenhöhle mit Monokel- bzw. Brillenhämatom
- ❍ B das so genannte »freie Intervall«
- ❍ C ein Druckpuls
- ❍ D Augenmuskelparesen, Gesichtsmuskellähmungen
- ❍ E Blut- oder Liquoraustritt aus Nasen-Rachenraum oder Gehörgang

437. Zu den sekundären Komplikationen einer Schädelbasisfraktur zählen: (2 PUNKTE)

- ❍ A irreversible Hirnnervenausfälle
- ❍ B Meningitis
- ❍ C Hirnödem
- ❍ D Epilepsie

438. Wie hoch muss der notwendige zerebrale Perfusionsdruck (in mmHg) mindestens sein, um die Durchblutung des Gehirns zu gewährleisten? (1 PUNKT)

- ❍ A 30 mmHg
- ❍ B 70 mmHg
- ❍ C 100 mmHg
- ❍ D 120 mmHg

439. Beschreiben Sie die Lage der drei häufigsten intrakraniellen Blutungslokalisationen. (3 PUNKTE)

440 Der prognostisch entscheidende Faktor bei intrakraniellen Blutungen und dem Vorliegen eines Hirnödems ist ... (2 PUNKTE)

- A die Hirndurchblutung.
- B der CO_2-Partialdruck im Blut.
- C der O_2-Partialdruck im Blut.

441. Welche Symptome deuten auf eine intrakranielle Blutung hin? (6 PUNKTE)

- A zunehmende Verschlechterung der Bewusstseinslage, eventuell mit freiem Intervall
- B Pupillenerweiterung, beginnend mit dem Auge, das dem Blutungsherd gegenüber liegt
- C Blutdruckanstieg und Pulsverlangsamung (»Druckpuls«)
- D Halbseitenlähmungen auf der gegenüber dem Blutungsherd liegenden Körperseite

442. Welche zwei Syndrome können bei nicht rechtzeitig erkannter intrakranieller Raumforderung auftreten? (1 PUNKT)

443. Zu den Kompartimenten des intrakraniellen Raumes zählt nicht: (1 PUNKT)

- A Hirnsubstanz
- B Blutgefäße
- C Liquorräume
- D Falx cerebri

444. Beim Schädel-Hirn-Trauma ist ... (4 PUNKTE)

- A der Umfang des primären Hirnschadens therapeutisch nicht zu beeinflussen.
- B der frontale Anschlag des Kopfes häufig.
- C die intrakranielle Blutungslokalisation präklinisch von notfallmedizinischer Bedeutung.
- D unter anderem die Cheyne-Stokes-Atmung Anzeichen der Einklemmung des Mittelhirns.

445. **Patienten mit Schädel-Hirn-Trauma ...** (5 PUNKTE)

- ❍ A sollen bei Hypotonie flach gelagert werden.
- ❍ B müssen immer in 30° Oberkörperhochlagerung transportiert werden.
- ❍ C müssen grundsätzlich in Seitenlagerung gebracht werden.
- ❍ D müssen zur besseren Hirndurchblutung immer flach gelagert werden.
- ❍ E müssen bei Bewusstlosigkeit immer erst als HWS-Verletzte behandelt werden.

446. **Die anzustrebende präklinische Beatmungsform für Patienten mit Schädel-Hirn-Trauma ist ...** (4 PUNKTE)

- ❍ A eine starke Hypoventilation zur Senkung des Blut-ph-Wertes.
- ❍ B eine Normoventilation.
- ❍ C eine starke Hyperventilation zur Senkung des CO_2-Wertes.
- ❍ D eine mäßige Hypoventilation zur Anregung des Atemzentrums.

447. **Bei der Versorgung eines Schädel-Hirn-Traumas ...** (2 PUNKTE)

- ❍ A ist die Seitenlagerung bei nicht intubierten, bewusstseinsgetrübten Patienten erforderlich.
- ❍ B sollte beim isolierten SHT bevorzugt Ketamin zur Narkose eingesetzt werden.
- ❍ C wird der Einsatz von Kortikoiden kontrovers diskutiert.
- ❍ D erfolgt nach Narkoseeinleitung eine kontrollierte Beatmung.

448. **Ein offenes SHT liegt vor, wenn ...** (3 PUNKTE)

- ❍ A Blut aus Nase und Ohr tropft.
- ❍ B Liquor aus Nase und Ohr läuft.
- ❍ C die harte Hirnhaut (Dura mater) eröffnet ist.
- ❍ D Hirnmasse zu sehen ist.
- ❍ E eine stark blutende Kopfplatzwunde bis zum Knochen vorliegt.

III 2.3 Wirbelsäulenverletzungen

III 2.3.2 *Anatomie / Physiologie der Wirbelsäule*

449. **Aus wie vielen Wirbeln besteht die Wirbelsäule?** (2 PUNKTE)

____

____

____

450. **Der erste Halswirbel zeigt folgende Besonderheit:** (1 PUNKT)

- ❍ A Bandscheibe ohne Kern
- ❍ B vorstehender Dornfortsatz
- ❍ C großer Zahn (Dens)
- ❍ D er hat keinen Wirbelkörper

Grundaufbau eines Wirbelkörpers

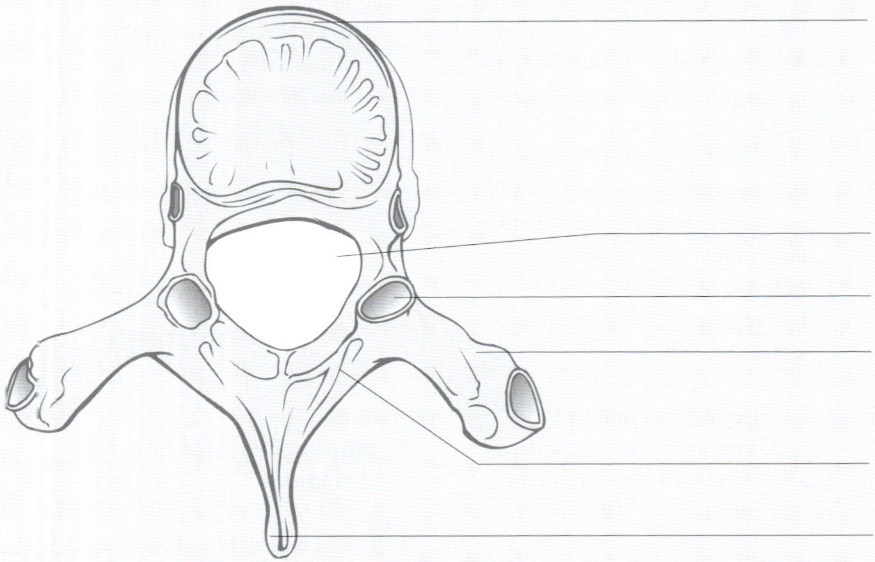

Frage **452**

451. Welche Aussagen zur Wirbelsäule sind richtig? (3 PUNKTE)

- A Die Nickbewegung des Kopfes findet zwischen Schädel und Atlas statt.
- B Das Rückenmark endet zwischen drittem und viertem Lendenwirbel.
- C Die Wirbelsäule zeigt eine doppelte S-Form.
- D Der N. phrenicus (Zwerchfellnerv) tritt zwischen C2 bis C4 aus.
- E In der Lendenwirbelsäule ist mehr Beweglichkeit möglich als in der Brustwirbelsäule.

452. Bezeichnen Sie folgende Strukturen eines Wirbelkörpers: Wirbelkörper (Corpus vertebrale), Wirbelbogen, Dornfortsatz (Proc. spinosus), oberer Gelenkfortsatz (Proc. articularis superior), Wirbelloch (Foramen vertebrale), Querfortsatz. (2 PUNKTE)

III 2.3.3

Spezielle Notfallbilder

453. In welcher Lebensphase ist der Dens sehr verletzungsanfällig? (2 PUNKTE)

454. Welche Aussagen sind richtig? (4 PUNKTE)

- ❍ A Im Bereich der Brustwirbelsäule sind Luxationen deutlich häufiger als in anderen Bereichen der Wirbelsäule.
- ❍ B Frakturen des Sakrums können zu erheblichen Blutungen führen.
- ❍ C Im Bereich der Lendenwirbelsäule sind Bandscheibenschäden besonders häufig.
- ❍ D Eine Schädigung im Bereich C2 bis C4 kann zur Beatmungspflichtigkeit führen.

455. Ein Patient ist unterhalb des Bauchnabels gefühllos. In welcher Höhe (Th) befindet sich die Querschnittsläsion? (2 PUNKTE)

bei Th ______________________

456. Bei einer HWS-Fraktur ... (4 PUNKTE)

- ❍ A gilt bei erforderlicher Intubation: »Erst Intubation, dann Immobilisation«.
- ❍ B sind Fehlstellungen selten zu tasten.
- ❍ C kommt es bei einem inkompletten Querschnitt nie zum vollständigen Verlust von Motorik und Sensibilität.
- ❍ D ist die posttraumatische Dislokation eine Komplikation bei der Rettung.

457. Welche Folgen hat die Durchtrennung des Rückenmarkes im Bereich des atlanto-okzipitalen Gelenkes (Gelenk zwischen oberstem Halswirbel und Hinterkopf)? (2 PUNKTE)

____

____

____

458. Bei einer Brustwirbelfraktur ... (4 PUNKTE)

- ❍ A weisen beim stehenden Patienten Fehl- und Schonhaltungen auf die Fraktur hin.
- ❍ B darf der Patient unter keinen Umständen in die stabile Seitenlage gebracht werden.
- ❍ C können steigende Beatmungsdrücke auf einen Hämatothorax hinweisen.
- ❍ D können unklare Bauchschmerzen auf Wirbelsäulenverletzungen hinweisen.

III 2.4 Hals- und Brustkorbverletzungen

III 2.4.1
Anatomie / Physiologie des Halses und des Brustraumes

459. Vervollständigen Sie die Abbildung durch Angabe folgender Strukturen: Magen, Leber, Arteria carotis, Milz, Lunge, Herzbeutel, Schwertfortsatz, Luftröhre, Schlüsselbein, Pleuraspalt, Herz, Zwerchfell, Brustbein, Speiseröhre. (4 PUNKTE)

460. Welche Aussagen sind zutreffend? (3 PUNKTE)

- ❍ A In Höhe des unteren Drittels des knöchernen Thorax liegen im Bauchraum die Organe Leber, Magen, Milz und Anteile der Nieren.
- ❍ B In der Praxis überwiegen die Frakturen der Rippen 5 bis 10.
- ❍ C Die Einatmung erfolgt durch Kontraktion der inneren Zwischenrippenmuskulatur.
- ❍ D Bei der Einatmung kommt es zu einem Überdruck in den Lungenhöhlen.

Organe des Brustraumes und des Oberbauches

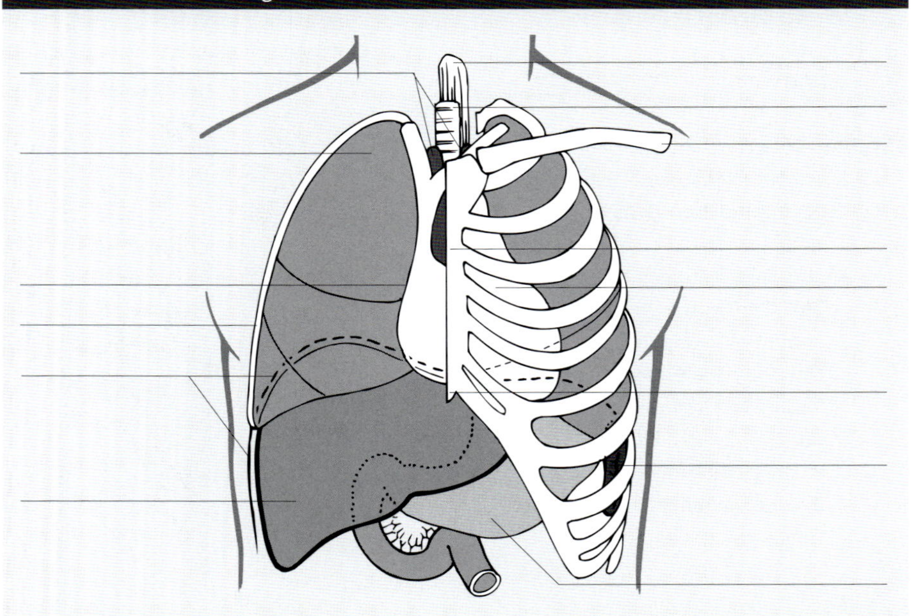

Frage **459**

III 2.4.2
Spezielle Notfallbilder

461. Welche Aussagen zu Halsverletzungen sind richtig? (4 PUNKTE)
- ❍ A Durch eine Verletzung im Bereich der Luftröhre kann diese kollabieren, wenn der zur Einatmung notwendige Unterdruck im Brustraum erzeugt wird.
- ❍ B Bei einer akuten Halsverletzung ist immer eine Spezialklinik anzufahren.
- ❍ C Bei einer venösen Halsverletzung wird der Patient in Kopftieflagerung gelagert.
- ❍ D Bei einer venösen Halsverletzung wird der Patient mit erhöhtem Oberkörper gelagert.

462. Beim stumpfen Halstrauma ... (4 PUNKTE)
- ❍ A sind Verletzungen der Atemwege lebensbedrohlich.
- ❍ B kann es zum inspiratorischen Stridor kommen.
- ❍ C ist die Verletzung der HWS eher selten.
- ❍ D führt ein Leck in den Atemwegen zum Hautemphysem.
- ❍ E hat die Sicherung der Atmung absoluten Vorrang.

463. Welche Befunde weisen bei einer Fremdkörperverletzung auf eine (Mit-)Beteiligung der Atemwege hin? (3 PUNKTE)
- ❍ A ein subkutanes Hautemphysem
- ❍ B »schaumiges Blut«, das aus der Wunde tritt
- ❍ C Schock

464. Welche Symptome gehören zur Verdachtsdiagnose »Thoraxtrauma«? (4 PUNKTE)
- ❍ A Bradypnoe mit weniger als zehn Atemzügen
- ❍ B inverse Atmung
- ❍ C Einsatz der Muskeln im Schulter- und Halsbereich
- ❍ D Bewusstseinsstörungen aller Schweregrade
- ❍ E Zyanose

465. Wie viele Rippen sind bei einer Rippenserienfraktur mindestens frakturiert? (2 PUNKTE)

____

____

____

466. Welche beiden Organe sind bei einer Fraktur der 9. bis 11. Rippe besonders gefährdet? (3 PUNKTE)

____

____

____

467. Bei einer Rippen(serien)fraktur ... (5 PUNKTE)
- ❍ A können Frakturen der Rippen 1 bis 3 unter anderem von einer Verletzung der Aorta begleitet sein.
- ❍ B wird der Patient zur Schonatmung angehalten.
- ❍ C soll die Lagerung möglichst auf der unverletzten Seite erfolgen.
- ❍ D erfolgt eine Sauerstoffinhalation per Nasensonde oder Maske.

468. **Nennen Sie die wesentliche Komplikation einer Sternumfraktur.** (3 PUNKTE)

____

____

____

469. **Wie nennt man die Bewegungen des instabilen Thorax in der Ein- und Ausatemphase?** (1 PUNKT)

- ❍ A paradoxe Atmung
- ❍ B inverse Atmung
- ❍ C Kussmaul-Atmung
- ❍ D frustrane Atmung
- ❍ E Schnappatmung

470. **Der instabile Thorax ...** (4 PUNKTE)

- ❍ A wird diagnostiziert, wenn das betroffene Thoraxsegment nicht mehr an der normalen Atmung teilnimmt.
- ❍ B wird immer von einer weiter gehenden Verletzung der Thoraxorgane begleitet.
- ❍ C wird definitiv durch die kontrollierte Beatmung (innere Schienung) versorgt.
- ❍ D kann von einem Pneumothorax begleitet werden.

471. **Ab welcher Höhe muss ein Einstich/Einschuss im Thoraxbereich an eine Verletzung der Bauchorgane denken lassen?** (5 PUNKTE)

- ❍ A oberhalb der Brustwarzenhöhe
- ❍ B unterhalb der Brustwarzenhöhe

472. **Bei offenen Thoraxverletzungen ...** (4 PUNKTE)

- ❍ A werden Fremdkörper umgehend durch den Notarzt entfernt.
- ❍ B liegt immer ein Pneumothorax vor.
- ❍ C droht bei einem luftdichten Verband ein Spannungspneumothorax.
- ❍ D sollen schnellstmöglich die Intubation und kontrollierte Beatmung herbeigeführt werden.

473. **Ursachen eines Hämatothorax können sein:** (3 PUNKTE)

- ❍ A Rippenfrakturen ohne Beteiligung des Rippenfells
- ❍ B Verletzungen kleiner und großer intrathorakaler Gefäße
- ❍ C Frakturen der Brustwirbelsäule im Bereich Th5
- ❍ D Verletzungen von Herz, Lunge und Zwerchfell
- ❍ E Verletzungen des Ösophagus

474. **Symptom/e eines Hämatothorax ist/sind nicht:** (2 PUNKTE)

- ❍ A Hypotension
- ❍ B verstärktes Atemgeräusch auf der verletzten Seite
- ❍ C Schachtelschall bei der Perkussion der betroffenen Seite
- ❍ D Dyspnoe

475. **Welche Mechanismen führen durch die Verdrängung des Mediastinums bei einem Spannungspneumothorax in kurzer Zeit zu einem lebensbedrohlichen Notfall?** (4 PUNKTE)

- ❍ A Kompression der gesunden Lunge
- ❍ B Kompression der Herzkammern
- ❍ C Komprimierung der Hohlvenen

476. Zu den Symptomen eines Spannungspneumothorax zählen: (6 PUNKTE)
- A Atemnot
- B kollabierende Halsvenen
- C bei Perkussion: »Schachtelschall«
- D Verschiebung der Trachea zur verletzten Seite
- E verlängerte Atemzüge

477. Bei der Beatmung eines polytraumatisierten Notfallpatienten mit einem Notfallrespirator steigt der Beatmungsdruck langsam und kontinuierlich an. Nennen Sie die wahrscheinlichste Ursache und die Therapie! (5 PUNKTE)

III 2.5 Extremitätenverletzungen

III 2.5.1 *Anatomie / Physiologie des Bewegungsapparates*

478. Welche Grundeigenschaften weist die Skelettmuskulatur auf? (4 PUNKTE)
- A Reaktion auf Nervenreize
- B sie ist längs gestreift
- C sie ist unwillkürliche Muskulatur
- D Verkürzung
- E Dehnbarkeit und Elastizität

479. Welche Lagebezeichnungen sind korrekt? (3 PUNKTE)
- A proximal: zum Rumpf hin
- B distal: zur Handfläche hin
- C radial: zur Daumenseite hin
- D ulnar: zur Wadenseite hin
- E tibial: zur Schienbeinseite hin

480. Welche Knochenarten gibt es? (1 PUNKT)
- A lange Knochen
- B Röhrenknochen
- C platte Knochen
- D breite Knochen
- E kurze Knochen

III 2.5.2 *Spezielle Notfallbilder*

481. In welcher korrekten Reihenfolge erfolgt die präklinische Versorgung von Frakturen? (4 PUNKTE)
- A Extremität entkleiden, Wundversorgung, Extension, DMS-Kontrolle, Schienung
- B Extremität entkleiden, DMS-Kontrolle, Extension, Wundversorgung, Schienung
- C Extremität entkleiden, Extension, DMS-Kontrolle, Wundversorgung, Schienung
- D Extremität entkleiden, DMS-Kontrolle, Wundversorgung, Extension, Schienung

482. Was versteht man unter einer Mehrfragmentfraktur? (2 PUNKTE)
- A Fraktur mit > 2-6 Fragmenten
- B Fraktur mit > 1-5 Fragmenten
- C Fraktur mit > 6 Fragmenten
- D Fraktur mit < 8 Fragmenten

483. Was ist das typische Zeichen einer distalen Radiusfraktur? (2 Punkte)

- A Gabelstellung
- B Bajonettstellung
- C Rotationsstellung
- D Schwellung der Fingerbeeren

484. Was versteht man unter einer Ermüdungsfraktur sowie unter einer pathologischen Fraktur? Nennen Sie jeweils ein Beispiel. (4 Punkte)

Ermüdungsfraktur:

pathologische Fraktur:

485. Welcher der im Folgenden beschriebenen Weichteilschäden kennzeichnet eine offene Fraktur 2. Grades? (2 Punkte)

- A ausgedehnte Weichteilschädigung mit starker Verschmutzung und Gefäß- und Nervenläsion
- B subtotale Amputation
- C Verletzung mit geringer Haut- und Weichteilkontusion und wenigen Fremdkörpereinsprengungen
- D Knochenfragmente sind deutlich in der Wunde sichtbar, Deformität der Bruchenden

486. Was unterscheidet die Distorsion von der Ligamentruptur? (2 Punkte)

487. Nennen Sie die typischen Anzeichen einer Luxation! (4 Punkte)

488. Welche Luxationen werden präklinisch nicht reponiert? (2 PUNKTE)

- ❍ A präklinisch grundsätzlich keinerlei Reposition von Luxationen
- ❍ B Luxationen von großen Körpergelenken
- ❍ C Luxationen von kleinen Gelenken
- ❍ D präklinisch nur Reposition bei Nerven- und Gefäßbeteiligung

489. Was versteht man unter einer Grünholzfraktur? (4 PUNKTE)

490. Welche Aussage zum Kompartmentsyndrom ist falsch? (2 PUNKTE)

- ❍ A Auslösende Faktoren sind lang andauernde Kompressionen durch Luftkammerschienen und MAST.
- ❍ B Die Entlastung erfolgt präklinisch durch eine bilaterale Fasziotomie.
- ❍ C Bagatelltraumen können bei herabgesetzter Blutgerinnung Auslöser sein.
- ❍ D Infolge einer Drucksteigerung kommt es zu einer Minderdurchblutung des entsprechenden Muskelgewebes.

491. Welche Faktoren können eine Fettembolie auslösen? (4 PUNKTE)

- ❍ A Injektion einer Emulsion
- ❍ B orale Fettaufnahme in größeren Mengen
- ❍ C Frakturen von Röhrenknochen
- ❍ D Fettstoffwechselveränderungen durch ein Trauma

492. Was versteht man unter Small Volume Resuscitation? (2 PUNKTE)

493. Welche Parameter werden vor und nach der Ruhigstellung von Frakturen überprüft und dokumentiert? (3 PUNKTE)

494. Welche Aussagen über Frakturen treffen zu? (3 PUNKTE)

- ❍ A Als Wulstfraktur bezeichnet man die typische Fraktur eines alten Menschen.
- ❍ B Für proximale Oberschenkelfrakturen ist die Luftkammerschiene der Streckschiene vorzuziehen.
- ❍ C Bei der Schenkelhalsfraktur ist das Bein häufig außenrotiert und verkürzt.

495. Wie lauten die 6 P des Kompartmentsyndroms? (5 PUNKTE)

____

____

____

____

____

____

496. Wie hoch ist der potenzielle Blutverlust bei Frakturen des Oberschenkels? (1 PUNKT)

- A 500 ml
- B 1000 ml
- C 2000 ml
- D 4000 ml

III 2.6 Bauchverletzungen

III 2.6.1 *Anatomie / Physiologie des Bauchraumes*

497. Bezeichnen Sie die folgenden Strukturen des knöchernen Beckens: Kreuzbein (Os sacrum), Schambeinhöcker, Sitzbeinhöcker (Tuber ischiadicum), Darmbein (Os ilium), Darmbeinkamm (Crista iliaca), Hüftgelenkpfanne (Acetabulum), Hüftbein (Os coxa). (4 PUNKTE)

Anatomie des knöchernen Beckens

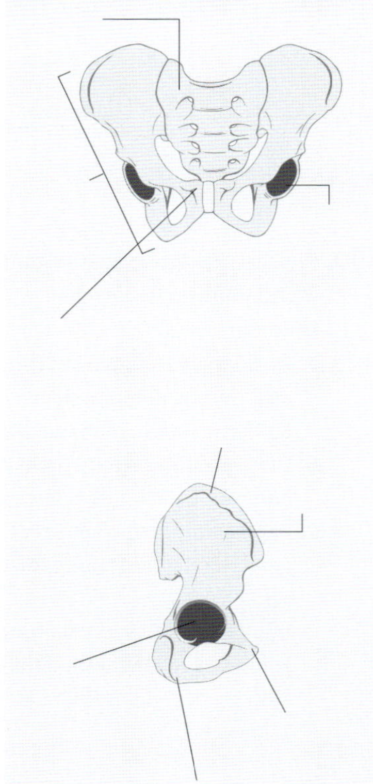

498. Welche vier knöchernen Bestandteile bilden den Beckenring? (2 PUNKTE)

____

____

____

499. Ordnen Sie in der Abbildung die folgenden Strukturen zu: Zwerchfell, Magen, Milz, Leber, Duodenum. (2 PUNKTE)

III 2.6.2
Spezielle Notfallbilder

500. Ein besonderes Problem bei stumpfer Gewalteinwirkung auf die Milz ist ... (2 PUNKTE)

- ❍ A die zweiseitige Milzruptur.
- ❍ B der Milzinfarkt.
- ❍ C das Milzödem.
- ❍ D die zweizeitige Milzruptur.
- ❍ E die Milzspontannekrose.

501. Welche Komplikation/en ist/sind nach der operativen Entfernung der Milz (Milzexstirpation, Splenektomie) möglich? (1 PUNKT)

- ❍ A erhöhte Infektanfälligkeit
- ❍ B Hämolyse
- ❍ C Thrombopenie

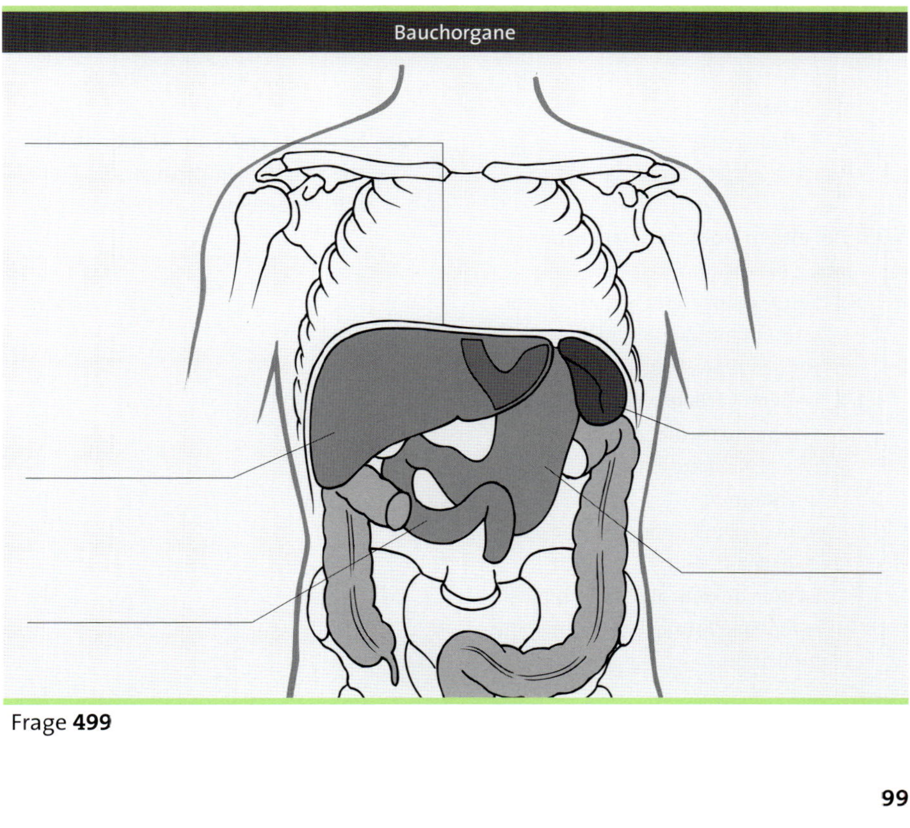

Frage **499**

502. Symptome einer Nierenverletzung sind: (2 PUNKTE)
- A Nierenkoliken
- B Flankenschmerz
- C Hämaturie
- D Harnverhaltung

503. Welche Aussagen zum stumpfen Bauchtrauma sind korrekt? (2 PUNKTE)
- A Die bretthарte Bauchdecke ist Zeichen einer Bauchorganverletzung oder schweren Baucherkrankung.
- B Milzverletzungen sind neben Leberverletzungen die häufigsten Organverletzungen.
- C Bei Hohlorganverletzungen handelt es sich überwiegend um Verletzungen des Dünndarms.

504. Symptome einer Beckenfraktur können sein: (4 PUNKTE)
- A äußerlich sichtbare Asymmetrien
- B Hämatome
- C Beinlängendifferenzen
- D Blutaustritt aus der Harnröhre

505 Bei einem isolierten Bauchtrauma ... (5 PUNKTE)
- A können aufgehobene Darmgeräusche auf intraabdominelle Verletzungen hinweisen.
- B ist beim Vorliegen einer Schocksymptomatik die schnellstmöglich erreichbare chirurgische Klinik anzufahren.
- C wird der Patient flach in Rückenlage gelagert.
- D ist eine unkontrollierbare, schwere äußere Blutung eine Intubationsindikation.

506. Offen liegende Darmschlingen bei einem Abdominaltrauma ... (3 PUNKTE)
- A müssen sofort reponiert werden.
- B werden am Einsatzort gründlich mit Ringer-Lactat-Lösung® gespült.
- C werden mit feuchten Ringer-/NaCl-Kompressen steril abgedeckt.
- D bedürfen vor Ort keiner weiteren Versorgung.

III 2.7 Einklemmung und Verschüttung

507. Welche Verletzungsmuster findet man häufig bei Verschüttungen und Einklemmungen? (2 PUNKTE)
- A SHT
- B Thoraxverletzungen
- C Extremitätenverletzungen
- D Abdominalverletzungen
- E Wirbelsäulenverletzungen

508. Nennen Sie die zunehmende Ursache von Verschüttungen im Freizeit-/Sportbereich. (1 PUNKT)

______

______

______

509. **Was führt zu einem Crush-Syndrom?** (3 Punkte)

- A irreversible Muskelschäden durch direkten mechanischen Druck und lange Minderdurchblutung
- B druckbedingte Durchblutungssteigerung im Muskelgewebe
- C Rhabdomyolyse bei spät aufgefundenen Drogenintoxikierten
- D Hypervolämie bei druckbedingter Zellzerstörung

510. **Welche häufige Komplikation droht beim Crush-Syndrom?** (2 Punkte)

- A Multiorganversagen
- B Nierenversagen
- C Hirnödem
- D Lungenembolie

511. **Woran kann man die Freisetzung des Myoglobins beim Crush-Syndrom klinisch erkennen?** (2 Punkte)

512. **Bei einem Kompartmentsyndrom ...** (3 Punkte)

- A kann die Zeitdauer vom Trauma bis zur Entwicklung nur 30 Minuten betragen.
- B findet sich beim Vollbild eine pralle Schwellung der betroffenen Extremität.
- C sind in der Regel die entsprechenden Extremitätenpulse nicht mehr tastbar.
- D ist das Schmerzgefühl aufgehoben.

513. **Welche Maßnahme ist in Ausnahmefällen bei einer Einklemmung von Extremitäten bei kritischen Kreislaufverhältnissen des Verletzten erforderlich?** (4 Punkte)

514. **Welche Phase ist in der Befreiung Eingeklemmter oder Verschütteter besonders kritisch?** (3 Punkte)

515. **Bei der Versorgung eingeklemmter Patienten ...** (4 Punkte)

- A ist die Intubation zur Sicherung der Atemwege nicht indiziert.
- B ist an eine ausreichende Volumentherapie zu denken.
- C werden bei drohendem Nierenversagen Diuretika verabreicht.

516. **Welche Therapie steht bei der Versorgung eines Nierenversagens bei Crush-Syndrom in der Klinik im Vordergrund?** (2 Punkte)

III 2.8 Polytrauma

517. **Bei einem Polytrauma handelt es sich um ...** (3 PUNKTE)

- A eine Verletzung mehrerer Körperregionen oder Organsysteme, wobei wenigstens eine Verletzung oder die Kombination mehrerer lebensbedrohlich ist.
- B mehrere Verletzungen innerhalb einer Körperregion, wobei jede einzelne Verletzung lebensbedrohlich ist.
- C eine Verletzung mehrerer Körperregionen, wobei alle Verletzungen lebensbedrohlich sind.

518. **Ordnen Sie die Angaben zur Verletzungshäufigkeit beim Polytrauma den einzelnen Körperregionen zu.** (3 PUNKTE)

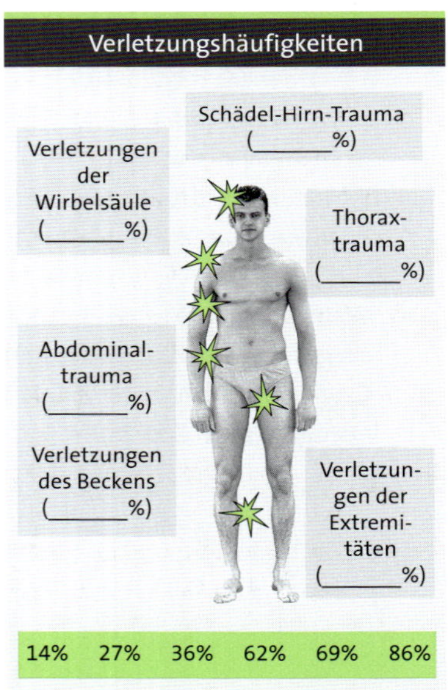

519. **Pathophysiologische Merkmale von Polytraumatisierung und Schock sind ...** (4 PUNKTE)

- A eine Störung der Austauschfunktion zwischen Blut und Gewebe.
- B die Veränderung des extra- und intravaskulären Flüssigkeitsvolumens.
- C der durch Volumenverlust verstärkte venöse Rückstrom mit Zunahme des Herzzeitvolumens.
- D die Anhäufung von Metaboliten, insbesondere von Laktat.

520. **Wo laufen die pathophysiologischen Veränderungen bei Polytraumatisierung und Schock ab?** (2 PUNKTE)

- A Lunge
- B Nieren
- C Leber
- D Gastrointestinaltrakt

521. **Nennen Sie das Endstadium der Verletzungskrankheit beim Polytrauma.** (2 PUNKTE)

522. Bei der Beurteilung der Verletzungsschwere ... (3 PUNKTE)

- ❍ A geben häufig die Unfallmechanismen wichtige Hinweise.
- ❍ B ersetzen Scores nicht die exakte klinische Untersuchung.
- ❍ C ist die Glasgow Coma Scale ein unverzichtbares Hilfsmittel zur Beurteilung der Bewusstseinslage.
- ❍ D sind Parameter wie Puls, Blutdruck und Schockindex bei kurzen Rettungszeiten wenig hilfreich.

523. Die Verdachtsdiagnose »Polytrauma« ergibt sich bei ... (4 PUNKTE)

- ❍ A einer Fahrzeugdeformierung über 50 cm.
- ❍ B einer eingeklemmten Person.
- ❍ C bei Fußgängern oder Radfahrern, die bei mehr als 30 km/h angefahren wurden.
- ❍ D einem Überrolltrauma.
- ❍ E bei einem Sturz aus mehr als 6 Meter Höhe.

524. Welche Aussagen zur Notfallversorgung eines polytraumatisierten Patienten treffen zu? (4 PUNKTE)

- ❍ A An erster Stelle steht immer die Volumentherapie mit kristalloider Infusionslösung.
- ❍ B Beim tief bewusstlosen Patienten kann ggf. die Intubation im Rahmen der Notkompetenz in Betracht kommen.
- ❍ C Grundsätzlich sollten mindestens zwei großlumige venöse Zugänge geschaffen werden.
- ❍ D Die HWS wird routinemäßig ruhig gestellt.

525. Welche Menge kristalloider Infusionslösung soll initial beim erwachsenen schwer Verletzten durch Rettungsassistenten infundiert werden? (3 PUNKTE)

- ❍ A 500 ml
- ❍ B 1000 ml
- ❍ C 1500 ml
- ❍ D 2000 ml
- ❍ E 2500 ml

526. Ein RTH-Transport ist u. a. angezeigt bei einer Transportzeit durch bodengebundene Rettungsmittel mit mehr als ... (2 PUNKTE)

- ❍ A 5 min
- ❍ B 15 min
- ❍ C 30 min
- ❍ D 60 min

III 2.9 Besondere traumatologische Notfälle

527. Bei Unfällen in der Schwangerschaft ... (4 PUNKTE)

- ❍ A bleiben Verletzungen im ersten Schwangerschaftsdrittel meist ohne Folgen für die Frucht.
- ❍ B kann der Unfallschock der Mutter zum Tode des Embryos führen.
- ❍ C führt die Abgabe von Katecholaminen durch die Mutter zu einer Durchblutungssteigerung im Uterus.
- ❍ D kann eine Placenta praevia die Folge eines Unfalls in der Spätschwangerschaft sein.

528. **Maßnahmen beim Trauma in der Schwangerschaft sind ...** (5 PUNKTE)

- ❍ A eine zurückhaltende Volumengabe wegen der veränderten Blutzusammensetzung.
- ❍ B bei Reanimation der Mutter: keine Linksseitenlage, sondern Hochlagerung des rechten Beckens.
- ❍ C die Beachtung einer erhöhten Aspirationsgefahr durch Zwerchfellhochstand.
- ❍ D großlumige Zugänge und zügige Volumengabe.

529. **Beim pädiatrischen Trauma ...** (4 PUNKTE)

- ❍ A tolerieren Kinder vorübergehend einen relativ großen Blutverlust.
- ❍ B muss prinzipiell eine Kindesmisshandlung in Betracht gezogen werden.
- ❍ C ist der Blutdruck allein keine verlässliche Messgröße für den Volumenverlust.
- ❍ D sinkt im Schock der Blutdruck meist schneller als beim Erwachsenen ab.
- ❍ E sind Verletzungen der Lunge die häufigste Ursache lebensbedrohlicher Blutungen.

530. **Zu den Schocksymptomen bei Kindern zählt ...** (4 PUNKTE)

- ❍ A eine kapilläre Füllungszeit von mehr als 2 Sek.
- ❍ B eine blassgrau-marmorierte Hautfarbe.
- ❍ C lautes Schreien und Weinen.
- ❍ D ein nicht tastbarer Radialispuls.
- ❍ E eine Atemfrequenz zwischen 15 und 30 Atemzügen pro Minute.

531. **Stichverletzungen ...** (4 PUNKTE)

- ❍ A innerhalb der Halsregion können periphere Lähmungen des Armes verursachen.
- ❍ B machen häufig die Strategie »Scoop and Run « erforderlich.
- ❍ C führen im Abdomen am häufigsten zu einer Mitverletzung der Leber.
- ❍ D können vom Brustkorb aus über das Zwerchfell zu einer Zweihöhlenverletzung führen.

532. **Bei Thoraxstichverletzungen ...** (2 PUNKTE)

- ❍ A kann eine Perikardpunktion lebensrettend sein.
- ❍ B kann leicht ein Spannungspneumothorax entstehen.
- ❍ C ist der Hämatothorax eine vitale Komplikation.

533. **Eine sichere penetrierende Verletzung liegt vor ...** (2 PUNKTE)

- ❍ A wenn ein Einstich oder Einschuss zu sehen ist.
- ❍ B bei einem Vorfall der Eingeweide in die Wunde.
- ❍ C bei einer Sekretion von reichlich Galle, Magen-/Darminhalt oder Urin.
- ❍ D bei reflektorischer Abwehrspannung der Bauchmuskulatur infolge einer Peritonitis.

534. Welche Grundsätze sind vom Rettungsdienstpersonal bei Alarmierungen unter dem Einsatzstichwort »Schussverletzung« oder »Explosion« zu beachten? (2 PUNKTE)

- ❍ A Eigensicherung berücksichtigen.
- ❍ B Freigabe der Einsatzstelle durch die Polizei abwarten.
- ❍ C Aufgefundene Schusswaffen aufheben, sichern und der Polizei übergeben.
- ❍ D Den Patienten vor Ort zu versorgen ist wichtiger, als einen möglichen Gefahrenbereich schnell zu verlassen.

535. Schussverletzungen können sich auszeichnen durch ... (3 PUNKTE)

- ❍ A eine Einschusswunde ohne eine Ausschusswunde.
- ❍ B ein gleichzeitiges Vorliegen von Ein- und Ausschusswunde.
- ❍ C einen immer geraden Verlauf des Schusskanals zwischen Ein- und Ausschusswunde.
- ❍ D mehr Einschusswunden als Ausschusswunden.

536. Welche Maßnahmen zählen zur Versorgung einer Schussverletzung? (2 PUNKTE)

- ❍ A Schusskanäle manuell prüfen, um über die Verlaufsrichtung das Ausmaß der verletzten Organe abschätzen zu können
- ❍ B Blutungen stoppen
- ❍ C sofortige BZ-Messung
- ❍ D Patienten drehen, um Ein- und Ausschusswunden beurteilen zu können

III 3 Thermische Notfälle

III 3.1 Anatomie / Physiologie der Haut

537. Ordnen Sie folgende Strukturen zu: Blutgefäße, Faszie, Haarwurzel/ Nervengeflecht, Lederhaut (Korium), Muskel, Oberhaut (Epidermis), Lederhautpapillen, Unterhaut (Subkutis). (5 Punkte)

539. Welche Aussagen zur Anatomie und Physiologie der Haut sind richtig? (3 Punkte)
- ❍ A Ca. 5% des Körpergewichtes entfallen auf die Haut.
- ❍ B Auch bei niedrigen Temperaturen wird Wasser durch die Haut abgegeben.
- ❍ C Das Wärmeregulationssystem garantiert in der Körperschale konstante Temperaturen.

Anatomie der Haut

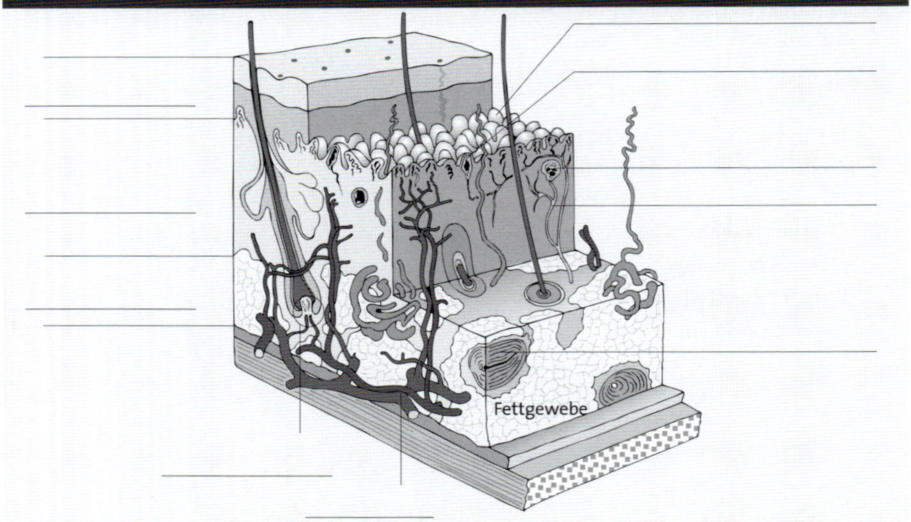

Frage **537**

538. Die Haut dient als ... (3 Punkte)
- ❍ A Schutzorgan.
- ❍ B Speicherorgan.
- ❍ C Temperaturregulationsorgan.
- ❍ D Sinnesorgan.
- ❍ E Atmungsorgan.

540. Zu den Wärmeabgabemechanismen zählen die ... (2 Punkte)
- ❍ A Wärmeleitung (Konduktion).
- ❍ B Strömung (Konvektion).
- ❍ C Verdunstung (Evaporation, Transpiration).
- ❍ D Strahlung (Radiation).

541. Ordnen Sie folgende Parameter den Gliedern des Regelkreises der Temperaturregulation einander zu: (4 PUNKTE)

1	Istwert	a	Muskelarbeit, Hautdurchblutung, Stoffwechsel, Schweiß
2	Sollwert	b	aktuelle Körperkerntemperatur
3	Regler	c	Hypothalamus
4	Messfühler	d	Klima, Kleidung, Muskelarbeit
5	Regelgröße	e	Körperkerntemperatur
6	Störgröße	f	periphere und zentrale Thermorezeptoren
7	Stellglieder	g	37 °C

Richtig ist:

1 ______, 2 ______, 3 ______, 4 ______,

5 ______, 6 ______, 7 ______

III 3.2 Spezielle Notfallbilder

542. Welche Körperkerntemperaturen sind nur selten mit dem Leben zu vereinbaren? (2 PUNKTE)

❍ A < 30 °C
❍ B < 23 °C
❍ C > 43 °C
❍ D > 41 °C

543. Bei einem Sonnenstich (Insolation) ... (4 PUNKTE)

❍ A ist die Wärmestrahlung durch den Schädel hindurch Krankheitsursache.
❍ B kann es in schweren Fällen zum Hirnödem kommen.
❍ C ist noch nach Stunden, vor allem bei Säuglingen und Kleinkindern, die verzögerte Ausbildung von Symptomen möglich.
❍ D werden bewusstseinsklare Patienten flach im Schatten gelagert.

544. Mit welcher ernsten Komplikation ist bei einer Hitzeerschöpfung mit voranschreitender Dehydratation zu rechnen? (4 PUNKTE)

____

____

____

545. Welche Aussagen zum Hitzschlag sind richtig? (4 PUNKTE)

❍ A Ursachen können sowohl eine verminderte Wärmeabgabe als auch eine gesteigerte Wärmeproduktion sein.
❍ B Ab einer Kerntemperatur von ca. 40 °C versagt die zentrale Temperaturregulation.
❍ C Im Stadium der grauen Hyperpyrexie ist die Haut grau und feucht.
❍ D Nicht die Dauer, sondern die Höhe der Hyperthermie entscheidet über die Prognose.

546. **Welche Maßnahmen führen Sie zur Senkung der Körpertemperatur beim Hitzschlag durch?** (4 PUNKTE)

- ❍ A in den Schatten/in kühlere Umgebung bringen
- ❍ B isolierende Kleidung öffnen
- ❍ C Umschläge mit kalten, feuchten Tüchern
- ❍ D Eisbeutel oder Kühlakkus in Leiste/Achselhöhle legen

547. **Bei Verbrennungen wird die prozentuale Ausdehnung nach der »Neunerregel« bestimmt. Bezeichnen Sie die Körperpartien eines Erwachsenen und eines Kleinkinds mit den entsprechenden Prozentwerten (siehe Abbildung).** (4 PUNKTE)

548. **Welche Aussagen zu Verbrennungen sind korrekt?** (3 PUNKTE)

- ❍ A Bei der IIa°-Verbrennung kann sich die Haut wieder regenerieren.
- ❍ B Die IIa°-Verbrennung verursacht eine starke Narbenbildung.
- ❍ C Die Flüssigkeitseinlagerung beim Verbrennungsödem erreicht 5 – 10% des Körpergewichtes.
- ❍ D Die Unterkühlung durch Kaltwasserbehandlung spielt eine sekundäre Rolle.

549. **Bei der initialen Kühlung kleinerer Brandverletzungen gilt welche Regel hinsichtlich Wassertemperatur und Einwirkzeit?** (3 PUNKTE)

- ❍ A 10/10-Regel
- ❍ B 10/20-Regel
- ❍ C 20/20-Regel
- ❍ D 30/20-Regel

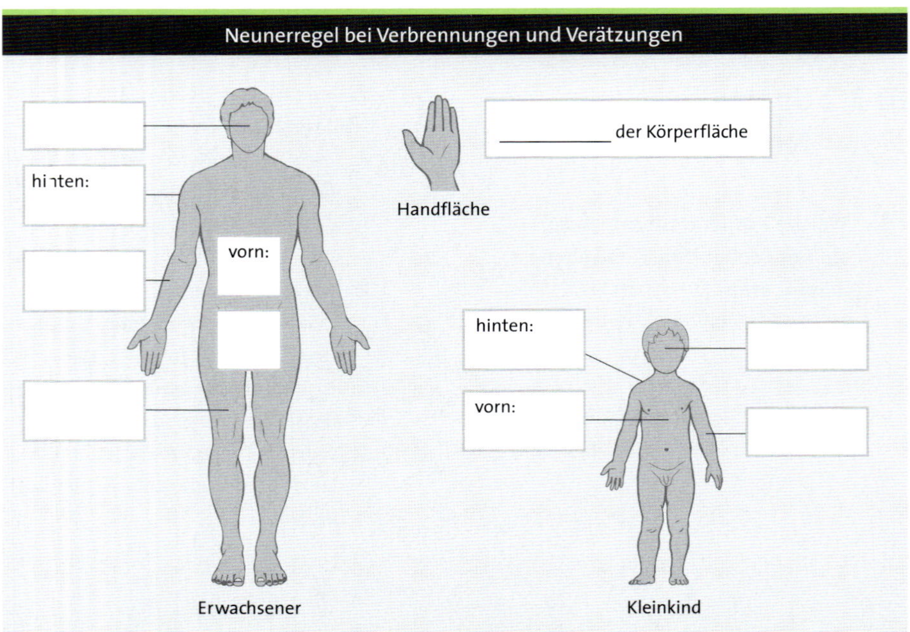

Frage **547**

550. Welche Aussagen zur Verbrennungskrankheit sind richtig? (2 PUNKTE)

- ❍ A Ab 5% II° verbrannter Körperoberfläche sind zusätzliche systemische Auswirkungen auf den gesamten Organismus zu erwarten.
- ❍ B Die Zellzerstörung führt zu einer lokalen Ausschüttung von Mediatoren mit Folge einer erhöhten lokalen Gefäßdurchlässigkeit, dem so genannten kapillären Leck.
- ❍ C Die kapilläre Leckage mit Ödembildung dauert bis zu 12 Stunden.
- ❍ D Eiweißverlust führt über eine Verminderung des kolloidosmotischen Druckes zu einem zusätzlichen Flüssigkeitsabstrom.

551. Welche Aussagen zum Inhalationstrauma treffen zu? (3 PUNKTE)

- ❍ A 20 – 30% der Verbrennungsopfer erleiden ein Inhalationstrauma, insbesondere bei Unfällen innerhalb geschlossener Räume.
- ❍ B Die Letalität von Brandverletzten steigt durch ein zusätzliches Inhalationstrauma erheblich an.
- ❍ C Inhalieren heißer Dämpfe kann zu einer direkten Schädigung der Schleimhautschichten und Strukturen der oberen und womöglich auch unteren Atemwege führen.
- ❍ D Systemische Inhalationsvergiftungen spielen bei Brandverletzten eine untergeordnete Rolle.

552. Welche Aussagen zur präklinischen Infusionstherapie schwer Brandverletzter sind richtig? (2 PUNKTE)

- ❍ A Erwachsene schwer Brandverletzte erhalten 1 000 ml Ringer-Lactat® pro Stunde.
- ❍ B Kolloide sind zur präklinischen Erstversorgung bei Brandverletzten in kritischer Diskussion.
- ❍ C Kolloide verkürzen die Ödemphase durch Einlagerung der kolloiden Bestandteile im Zwischenzellraum bei bestehendem Kapillarleck.
- ❍ D Schwer brandverletzte Kinder erhalten Ringer-Laktat in der Dosis von 20 ml pro kg KG pro Stunde.

553. Bei welcher Transportdauer kann eine Direkteinweisung in ein Zentrum für schwer Brandverletzte erfolgen? (2 PUNKTE)

- ❍ A bis zu 15 min
- ❍ B bis zu 45 min
- ❍ C bis zu 130 min
- ❍ D Der Transport erfolgt zeitunabhängig immer in ein Zentrum für schwer Brandverletzte.

554. Welche drei Phasen werden bei der Unterkühlung unterschieden? (3 PUNKTE)

____

____

____

555. Ab welcher Körperkerntemperatur tritt tiefe Bewusstlosigkeit ein? (3 Punkte)

- ❍ A 36 °C
- ❍ B 34 °C
- ❍ C 30 °C
- ❍ D 28 °C
- ❍ E 26 °C

556. Welche Aussagen zu Unterkühlungen und Kälteschäden sind richtig? (5 Punkte)

- ❍ A Der »Bergungstod« wird durch zu schnelle Erwärmung ausgelöst.
- ❍ B Der Herzmuskel ist bei Körpertemperaturen unter 28 °C nur bedingt defibrillierbar.
- ❍ C Die Chancen einer erfolgreichen Reanimation sind bei unterkühlten Patienten niedriger.
- ❍ D Bei Erfrierungen steht die zügige Erwärmung im Vordergrund.
- ❍ E Bewusstseinsgetrübte Patienten sollten mit der Schaufeltrage gerettet werden.

III 4 HNO-Notfälle

III 4.1 Anatomie / Physiologie (Hals, Nase, Ohren)

557. Ordnen Sie folgende Strukturen zu: Stirnhöhle (Sinus frontalis), Nasenmuscheln, Gaumen (Palatum), Gaumenmandel, Speiseröhre, Mundhöhle, Kehldeckel (Epiglottis), Kehlkopf (Larynx), Rachenmandel (Tonsilla pharyngea), Zunge, Zungenbein, Nasenrachen (Nasopharynx), Kehlkopfrachen (Hypopharynx), Mundrachen (Oropharynx).
(4 Punkte)

558. Ordnen Sie folgende Strukturen zu: Epiglottis (Kehldeckel), Trachealspange, Aryknorpel (Stellknorpel), Glottis, Ringknorpel, Stimmbänder.
(4 Punkte)

Anatomie des Kehlkopfes

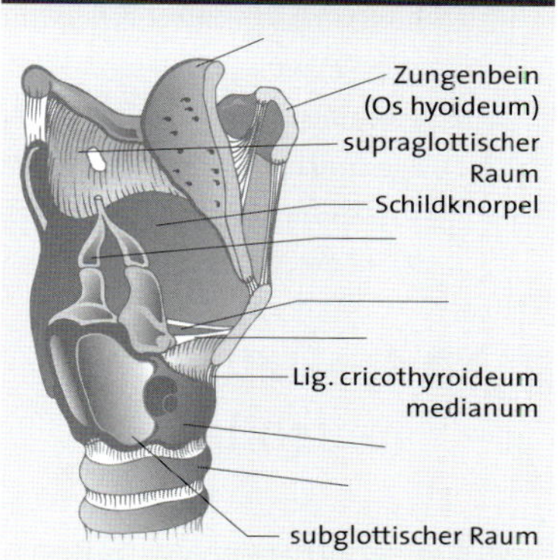

Anatomie des Oro- und des Hypopharynx

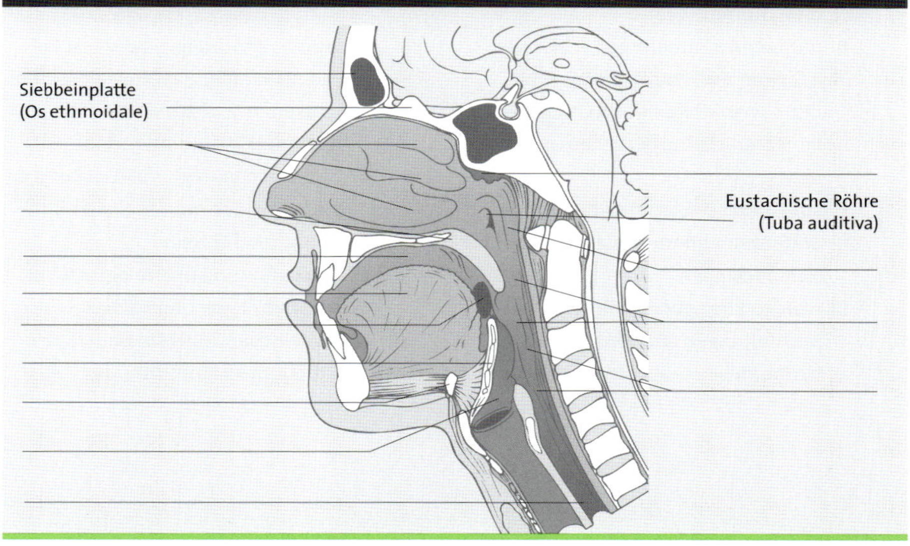

Frage **557**

559. **Welche der folgenden Aussagen zur Anatomie und Physiologie des HNO-Traktes sind richtig?** (3 PUNKTE)

- A Das periphere Hör- und Gleichgewichtsorgan liegt im Schläfenbein (Os temporale).
- B Das Trommelfell bildet den Abschluss zwischen Mittelohr und Innenohr.
- C In den Nasenmuscheln befindet sich Schwellgewebe mit Flimmerepithel.
- D Die Innervation der inneren Kehlkopfmuskulatur erfolgt durch den N. recurrens.

III 4.2 Spezielle Krankheitsbilder

560. **Bei Verletzungen des äußeren Ohres …** (5 PUNKTE)

- A können Durchblutungsstörungen der Ohrmuschel zur Nekrosenbildung führen.
- B müssen Hörminderung, Schwindel oder weitere neurologische Schäden sowie Schädel- und Gesichtsverletzungen ausgeschlossen werden.
- C sind locker hängende Anteile zu entfernen und im Replantatbeutel sicherzustellen.
- D werden strangulierende Rotationsfehlstellungen aufgehoben und verbunden.

561. **Der Hörsturz …** (3 PUNKTE)

- A ist eine meist beidseitige akute Hörminderung ohne erkennbare Ursache.
- B kann z. B. durch Stress, Hypotonie, Sklerose, Stoffwechselstörungen, Schleifendiuretika (z. B. Lasix®) oder ein Barotrauma verursacht werden.
- C wird durch die Symptome Druckgefühl, Tinnitus, Gehörabnahme gekennzeichnet.
- D wird in der Regel ambulant behandelt.

562. **Nennen Sie die drei Symptome, die die Menière'sche Erkrankung kennzeichnen!** (2 PUNKTE)

563. **Welche Aussagen zu Blutungen aus der Nase treffen zu?** (4 PUNKTE)

- A Leichte Blutungen sind meist Folge von banalen Traumen, Infekten, trockenen Schleimhäuten, Hypertonien und Gerinnungsstörungen.
- B Andauerndes Nasenbluten kann zu einem Schock mit möglicher Blutaspiration führen.
- C Starke Blutungen erfolgen oft beidseitig aus Nase und Rachen.
- D Beide Nasenflügel sind durch den Patienten zu komprimieren.

564. Welche Aussage ist falsch? Bei Tumoren im HNO-Bereich ... (3 Punkte)

- A gelten insbesondere der Nikotin- und Alkoholabusus als Risikofaktoren.
- B wird die Blutungsquelle von innen (z. B. mit den Fingern oder einer Klemme mit Tupfer) komprimiert.
- C kann es im Rachen- und Kehlkopfbereich zu Atemwegsverlegungen kommen.
- D werden auch bewusstseinsklare Patienten grundsätzlich bei Blutungen flachgelagert.

565. Welche Aussage zu Patienten mit Tracheostoma ist richtig? (4 Punkte)

- A Bei Tracheostoma infolge eines Larynxtumors besteht stets weiterhin eine Verbindung zu den oberen Atemwegen.
- B Symptome einer Verlegung der Trachealkanüle oder des Tracheostomas sind Ruhedyspnoe und Stridor.
- C Bei Verlegung darf die innere Kanüle nicht vom RettAss herausgenommen werden.

566. Zur Beatmung von Tracheostomaträgern ... (4 Punkte)

- A ist die Trachealkanüle zu entfernen und der Patient durch einen Endotrachealtubus via Tracheostoma zu beatmen.
- B über Mund-zu-Tracheostoma müssen ggf. Mund und Nase verschlossen werden.
- C ist der Kopf überstreckt zu halten.
- D wird der Kopf in die »Schnüffelstellung« gebracht.

III 5 Augennotfälle

III 5.1 Anatomie / Physiologie des Auges

567. Ordnen Sie folgende Strukturen zu: Schlemm'scher Kanal, Iris, hintere Kammer, Hornhaut (Cornea), vordere Kammer, Ziliarkörper mit Zonulafasern, Aderhaut, Netzhaut, gelber Fleck, Sehnerv, Sklera, Bindehaut. (4 Punkte)

568. Zu den Augenanhangsgebilden zählen: (1 Punkt)
- ❍ A Tränenapparat
- ❍ B Augenmuskeln
- ❍ C Hornhaut
- ❍ D N. opticus (Sehnerv)

Anatomie des Auges

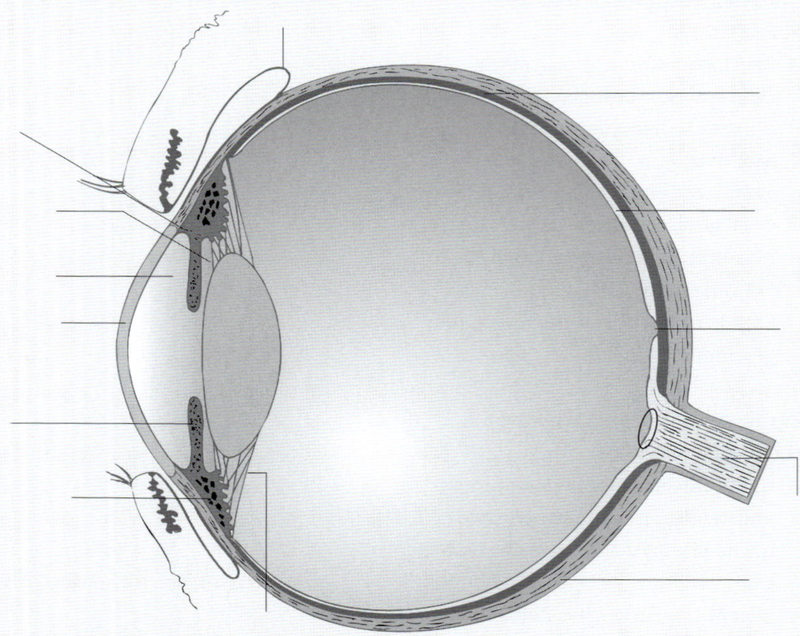

Frage **567**

569. Welche Aussagen sind korrekt? (2 PUNKTE)

- ❍ A Bei kontrahiertem Ziliarmuskel ist das Auge automatisch auf einen Brennpunkt in der Ferne (Fernakkommodation) eingestellt.
- ❍ B Die Akkomodation wird vom zentralen Nervensystem reguliert.
- ❍ C Die Stäbchen sind in der Nähe der Stelle des schärfsten Sehens besonders häufig.
- ❍ D Die Tränenflüssigkeit wird an der Tränendrüse am inneren Augenrand gebildet und über den Tränenkanal am äußeren Augenrand abgeleitet.

570. Was gehört zu den lichtempfindlichen Rezeptoren der Netzhaut? (1 PUNKT)

- ❍ A Malpighi-Körperchen
- ❍ B Ganglienzellen
- ❍ C Stäbchen
- ❍ D Pigmentteilchen
- ❍ E Zapfen

III 5.2 Spezielle Krankheitsbilder

571. Was ist ein Glaukomanfall? (3 PUNKTE)

- ❍ A ein akuter, meist einseitiger Druckabfall des Auges
- ❍ B ein akuter, meist beidseitiger Druckabfall des Auges
- ❍ C ein akuter, meist einseitiger Druckanstieg des Auges
- ❍ D ein akuter, meist beidseitiger Druckanstieg des Auges

572. Der Glaukomanfall ist charakterisiert durch ... (4 PUNKTE)

- ❍ A Schmerzen.
- ❍ B niedrigen Blutdruck.
- ❍ C Sehstörungen.
- ❍ D Augenmuskellähmungen.
- ❍ E einen steinharten Augapfel.

573. Wie lagern Sie einen Patienten mit einem Glaukomanfall? (2 PUNKTE)

- ❍ A Trendelenburg-Lage
- ❍ B Oberkörperhochlagerung, 30°
- ❍ C Flachlagerung
- ❍ D auf die betroffene Seite

574. Ein bewusstloser, polytraumatisierter Patient trägt Kontaktlinsen. Was ist hier zu beachten? (2 PUNKTE)

____

____

____

____

____

575. Bei Augenverätzungen sind folgende Maßnahmen durchzuführen: (4 PUNKTE)

- ❍ A Handschuhe anziehen
- ❍ B lockere Kalkreste unbedingt im Auge belassen
- ❍ C sofortige Spülung von außen nach innen
- ❍ D steriles Abdecken beider Augen
- ❍ E ätzende Substanz asservieren

576. Welches Krankheitsbild gehört in augenfachärztliche Behandlung?
(3 PUNKTE)

- A ein Glaukomanfall, bei dem die Erhöhung des Augeninnendruckes bereits bekannt ist
- B eine Einblutung in den Glaskörper
- C ein Fremdkörper im Auge, den Bulbus penetrierend
- D eine Augenverätzung

III 6 Urologie

III 6.1 Anatomie / Physiologie der männlichen Geschlechtsorgane

577. **Die Nieren sind gut durchblutet:** (2 Punkte)
- A 1,3 l passieren sie pro Minute.
- B Ca. 25% des Herzminutenvolumens passieren die Niere.
- C In der Niere wird nur Urin gebildet.
- D Sie bestehen aus 3 bis 4 Anteilen.

578. **Der Penis besteht aus:** (2 Punkte)
- A Corpus spongiosum
- B Corpus cavernosum
- C Nerven
- D Harnröhre

III 6.2 Spezielle Krankheitsbilder

579. **Offene Verletzungen des urologischen Fachgebietes finden sich bei ...** (2 Punkte)
- A Schussverletzungen
- B Pfählungsverletzungen
- C Abbremsmanövern
- D Beschleunigungsmanövern

580. **Alle Verletzungen des urologischen Fachgebietes sind ...** (2 Punkte)
- A Begleitverletzungen.
- B einfach zu behandeln.
- C einfach zu erkennen.
- D durch weitere apparative Untersuchungen zu verifizieren.

581. **Nierenverletzungen beinhalten unter anderem ...** (2 Punkte)
- A den Abriss der Arterien.
- B den Abriss der Venen.
- C den Einriss des Parenchyms.
- D nur den Abriss der Vene.

582. **Harnröhrenverletzungen entstehen bei ...** (2 Punkte)
- A Beckenringfrakturen.
- B Fahrradunfällen.
- C Autounfällen.
- D Absturztraumen.

583. **Penisfrakturen werden ...** (3 Punkte)
- A immer operativ versorgt.
- B zuerst konservativ, dann eventuell operativ versorgt.
- C immer konservativ versorgt.
- D immer ohne bleibende Schäden ausheilen.

584. **Hodenschädigungen ...** (3 Punkte)
- A entstehen immer durch äußere Einwirkung.
- B können leichte Schmerzen verursachen.
- C können manchmal auch nur Bauchschmerzen verursachen.
- D können von selbst entstehen.

585. **Bei der Hodentorsion ...** (3 Punkte)
- A ist der Hoden um die eigene Achse verdreht.
- B ist die Blutzufuhr unterbrochen.
- C muss binnen 6 Stunden operiert werden.
- D ist der Patient nahezu schmerzfrei.

586. Bei der Harnverhaltung kann der Patient ... (2 Punkte)

- ❍ A Wasser lassen.
- ❍ B die prall gefüllte Blase gut entleeren.
- ❍ C kein Wasser lassen.
- ❍ D nur unter Schmerzen Auskunft geben.

III 7 Gynäkologie und Geburtshilfe

III 3.7.1

Anatomie / Physiologie der weiblichen Geschlechtsorgane

587. Ordnen Sie folgende Strukturen zu: Eileiter, Eierstöcke, Gebärmutter, Gebärmutterhals, Gebärmutterhöhle, Muttermund, Scheide. (4 Punkte)

589. Wann findet der Eisprung statt? (2 Punkte)
- ❍ A während der Menstruation
- ❍ B kurz vor der Menstruation
- ❍ C ca. am 14. Tag des Zyklus
- ❍ D am Ende der Menstruation

Die weiblichen Geschlechtsorgane (Aufsicht)

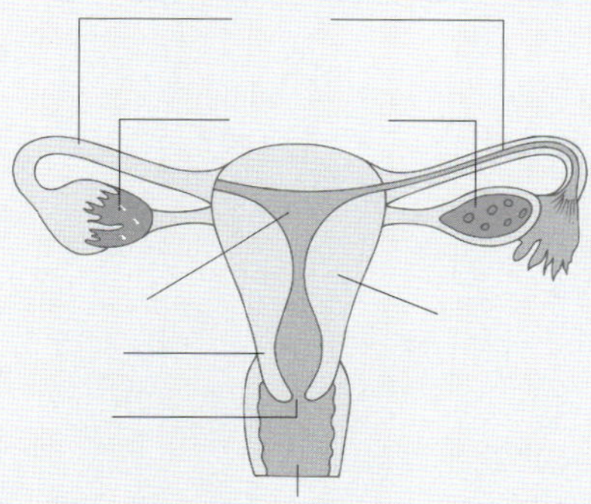

Frage **587**

588. Im Ovar werden folgende Hormone gebildet: (2 Punkte)
- ❍ A Gestagen
- ❍ B follikelstimulierendes Hormon
- ❍ C Human Chorionic Gonadotropine
- ❍ D Östrogen
- ❍ E luteinisierendes Hormon

590. Wo erfolgt die Befruchtung der reifen Eizelle normalerweise? (3 Punkte)
- ❍ A in den Ovarien
- ❍ B in der Zervix
- ❍ C in den Tuben
- ❍ D am Muttermund
- ❍ E im Uterus

591. Ordnen Sie folgende Strukturen zu: Eierstock (Ovarium), Eileiter, Gebärmutter (Uterus), Harnblase, Harnröhre (Urethra), äußere Harnröhrenöffnung, Symphyse, Mastdarm, große Schamlippen, kleine Schamlippen, Scheidenöffnung, Scheide (Vagina). (4 PUNKTE)

592. Die Befruchtungsbereitschaft der Eizelle nach dem Eisprung beträgt ... (2 PUNKTE)

- A 2 Stunden.
- B 8 Stunden.
- C 24 Stunden.
- D 36 Stunden.

Die weiblichen Geschlechtsorgane (Seitenansicht)

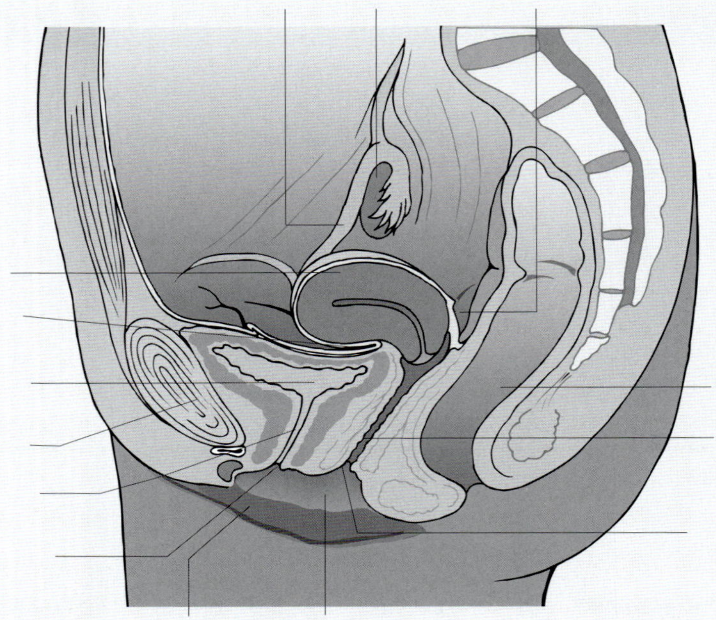

Frage **591**

III 7.2 Spezielle Notfallbilder

593. Ordnen Sie die folgenden Krankheitsbilder jeweils der Frühschwangerschaft bzw. der Spätschwangerschaft zu! (5 PUNKTE)

1 Fehlgeburt
2 Plazentainsuffizienz
3 Fruchtwasserabgang
4 Eileiterschwangerschaft
5 Placenta praevia
6 Eklampsie
7 Vena-cava-Kompressionssyndrom

a Frühschwangerschaft
b Spätschwangerschaft

Richtig ist:

1 ______ , 2 ______ , 3 ______ , 4 ______ ,

5 ______ , 6 ______ , 7 ______

594. Welche Aussagen zur Fehlgeburt (Abort) sind richtig? (5 PUNKTE)

- ❍ A Als Abort bezeichnet man die ungewollte Beendigung einer Schwangerschaft.
- ❍ B Wichtigste Symptome sind die Blutung aus der Scheide sowie wehenartige Schmerzen.
- ❍ C Wegen des teilweise erheblichen Blutverlustes ist mindestens ein venöser Zugang zu schaffen.

595. Symptome einer Extrauteringravidität sind ... (5 PUNKTE)

- ❍ A Kollapserscheinungen.
- ❍ B Schocksymptomatik.
- ❍ C diffuser Druckschmerz.
- ❍ D Anspannung der Bauchdecke.
- ❍ E heftige vaginale Blutung.

596. Der Zeitpunkt des Zerreißens der Eileiter bei einer Eileiterschwangerschaft liegt meist ... (5 PUNKTE)

- ❍ A 2 – 3 Wochen nach Ausbleiben der Regel.
- ❍ B 4 – 6 Wochen nach Ausbleiben der Regel.
- ❍ C 6 – 8 Wochen nach Ausbleiben der Regel.
- ❍ D 8 – 10 Wochen nach Ausbleiben der Regel.

597. Mögliche Ursachen von Unterbauchschmerzen in der Frühschwangerschaft sind: (4 PUNKTE)

- ❍ A Fehlgeburt
- ❍ B Eileiterschwangerschaft
- ❍ C Appendizitis
- ❍ D Erkrankungen des Darms

598. Woran kann die werdende Mutter eine schwere Plazentainsuffizienz erkennen? (2 PUNKTE)

____

____

____

599. Bei Fruchtwasserabgang vor Einsetzen der Wehen ... (4 PUNKTE)

- ❍ A ist auch bei einem fraglichen Abgang grundsätzlich eine gynäkologische Klinik anzufahren.
- ❍ B wird die Patientin in Beckentieflage transportiert, um eine Fruchtwasseraspiration zu verhindern.
- ❍ C kommt es zu einer Keimbesiedlung der Fruchthöhle.

600. Welche Angaben zu Blutungen in der fortgeschrittenen Schwangerschaft sind zutreffend? (5 PUNKTE)

- ❍ A Häufigste Ursache ist die Fehlgeburt.
- ❍ B Liegt die Plazenta vor dem Muttermund, spricht man von einer Placenta praevia.
- ❍ C Bei der vorzeitigen Plazentalösung erleidet das Kind durch das retroplazentare Hämatom primär einen Blutverlust.
- ❍ D Viele Frauen weisen bei der vorzeitigen Plazentalösung keine Blutung aus der Scheide auf.

601. Wofür stehen die Buchstaben EPH bei der EPH-Gestose? (3 PUNKTE)

- ❍ A Proteinurie
- ❍ B Epilepsie
- ❍ C Hypertonie
- ❍ D Placenta marginata
- ❍ E Ödeme (engl. Edema)

602. Welche Aussagen zur Versorgung von Patientinnen mit eklamptischem Anfall sind richtig? (5 PUNKTE)

- ❍ A Der eklamptische Anfall ist durch fokale Krämpfe gekennzeichnet.
- ❍ B Die Patientin ist mit erhöhtem Oberkörper zu lagern.
- ❍ C Der Transport erfolgt primär in eine neurologische Klinik.
- ❍ D Vorzugsweise ist ein Perinatalzentrum anzufahren.
- ❍ E Der zügige Transport mit Sondersignal ist erforderlich.
- ❍ F Die Patientin ist in Linksseitenlage zu lagern.

603. In welche drei Phasen wird der Geburtsablauf unterteilt? (3 PUNKTE)

____

____

____

604. Welche Aussagen zur Assistenz bei normaler Geburt treffen zu? (5 PUNKTE)

- ❍ A Bei Pressdrang muss nachgesehen werden, ob der kindliche Kopf bereits sichtbar ist.
- ❍ B Ist der Kopf sichtbar, sollte noch versucht werden, die Klinik zu erreichen.
- ❍ C Bei Bedarf wird erst oral, dann nasal abgesaugt.
- ❍ D Dem Kind schadet es, wenn die Nabelschnur längere Zeit nicht abgeklemmt ist.
- ❍ E Die Gewinnung der Plazenta sollte grundsätzlich noch vor Ort erfolgen.

605. Bei einer Steißgeburt ... (5 PUNKTE)

- A sollte auch bei heftigen Wehen ein zügiger Transport durchgeführt werden.
- B liegt die Problematik in dem größeren Durchmesser des kindlichen Beckens gegenüber dem kindlichen Kopf.
- C wird der Transport unter Beckenhochlagerung in Linksseitenlage durchgeführt.
- D wird neben dem Notarzt ein Geburtshelfer im Rendezvous-Verfahren nachgefordert.

606. Welche Phase der Geburt ist für die Mutter besonders gefährlich? (4 PUNKTE)

III 8 Sonstige Notfälle

III 8.1 Elektrounfälle

607. Welche Komplikationen können bei/nach einem Stromunfall auftreten? (3 Punkte)
- A Kammerflimmern
- B Atemlähmung
- C Muskelrisse
- D Knochenbrüche
- E Verbrennungen

608. Was müssen Sie beim Vorgehen zur Rettung eines Patienten nach einem Hochspannungsunfall beachten? (5 Punkte)
- A Es erfolgt die sofortige Rettung aus der Gefahrenzone.
- B Eine Annäherung auf 1 m ist ungefährlich.
- C Das Abschalten des Stromes ist zuerst von den Energie versorgenden Betrieben zu bestätigen.
- D Es gibt keine Besonderheiten.

609. Wovon hängt bei Stromunfällen die Entwicklung von Verbrennungen ab? (4 Punkte)
- A Stromstärke
- B Spannung
- C Widerstand
- D Einwirkzeit

610. Welchen Sicherheitsabstand muss man bei 380 kV mindestens einhalten? (2 Punkte)
- A 1 m
- B 2 m
- C 3 m
- D 4 m

611. Wodurch kommt es zu einem Klebenbleiben an der Stromquelle? (2 Punkte)
- A durch einen chemischen Prozess
- B durch Stromwirkung auf das ZNS
- C durch direkte Aktivierung der Beugemuskulatur des Armes
- D durch Schmelzen der Ummantelung des Kabels

III 8.2 Strahlennotfälle

612. Welche biologisch schädliche Wirkung hat ionisierende Strahlung auf den Menschen? (3 Punkte)
- A Ionisierende Strahlung löst Bindungselektronen aus der Atomhülle organischer Moleküle, so dass diese zerbrechen.
- B Ionisierende Strahlung führt zu einer Überhitzung der Zellen und bringt diese zum Platzen.
- C Ionisierende Strahlung verursacht eine chemische Reaktion in den Geweben, so dass diese absterben.
- D Ionisierende Strahlung stellt in aller Regel keine Gefahr für den menschlichen Organismus dar.

III 8.3 Verätzungen

613. Welche Aussagen zur Verätzung mit einer Säure sind richtig? (3 PUNKTE)

- ❍ A Bei der Verätzung mit einer Säure entsteht eine so genannte Koagulationsnekrose.
- ❍ B Bei Verätzungen mit Säuren entsteht eine Kolliquationsnekrose.
- ❍ C Bei Verätzungen mit Säuren entsteht ein Ätzschorf, der kurzfristig ein weiteres Tieferdringen der Säure verhindert.
- ❍ D Bei Verätzungen mit Säuren kommt es zu einer Denaturierung von Eiweißen und einer gallertartigen Nekrose.

614. Welches sind die ersten und wichtigsten Maßnahmen bei Verätzungen mit Säuren oder Laugen? (3 PUNKTE)

- ❍ A reichliches Spülen bei äußeren Verätzungen
- ❍ B reichliches Trinken von Flüssigkeit bei Ingestion von Säuren oder Laugen
- ❍ C Auslösen von Erbrechen bei Ingestion von Säuren oder Laugen
- ❍ D Legen eines Magenschlauches bei Ingestion von Säuren oder Laugen
- ❍ E möglichst keine Maßnahmen außerhalb der Klinik und schnellstmöglicher Transport in die nächstgelegene Klinik

III 8.4 Tauchunfälle / III 8.5 Ertrinken

615. Wie setzt sich normale Atmosphärenluft üblicherweise zusammen? (2 PUNKTE)

- ❍ A 70% Stickstoff, 27% Sauerstoff, 1% Edelgase, 2% Kohlendioxid
- ❍ B ca. 79% Stickstoff, 21 % Sauerstoff, 1% Edelgase, 0,03% Kohlendioxid
- ❍ C 76% Sauerstoff, 21% Stickstoff, 2% Edelgase, 1% Kohlendioxid
- ❍ D 23% Stickstoff, ca. 70% Sauerstoff, 7% Edelgase, 0,03% Kohlendioxid

616. Welcher Druck herrscht in 10 m Wassertiefe? (2 PUNKTE)

- ❍ A 1,0 bar
- ❍ B 1,1 bar
- ❍ C 2,0 bar
- ❍ D 1,9 bar

617. Wie groß ist das Volumen eines an der Oberfläche mit zwei Litern Luft gefüllten Luftballons in einer Tiefe von 20 Metern? (2 PUNKTE)

- ❍ A 1/4 Liter
- ❍ B 2/3 Liter
- ❍ C 1 Liter
- ❍ D das Volumen ändert sich nicht

618. Nennen Sie die drei Phasen eines Tauchgangs (2 PUNKTE)

____

____

____

III 8.6 Höhenkrankheit

619. Wie viel Sauerstoff ist in 5 500 Meter Höhe vorhanden? (2 PUNKTE)

- ❍ A genauso viel wie auf Meereshöhe
- ❍ B ca. 75% des Anteils auf Meereshöhe
- ❍ C ca. 50% des Anteils auf Meereshöhe
- ❍ D ca. 25% des Anteils auf Meereshöhe
- ❍ E ca. 10% des Anteils auf Meereshöhe

620. Welche Aussagen treffen zu? (2 PUNKTE)

- ❍ A Bis zu einer Höhe von 1 500 Metern ist keine Anpassung durch den menschlichen Organismus notwendig.
- ❍ B Mittlere Höhen bis 2 500 Meter führen zur hypoxischen Atemantwort und Bradykardie.
- ❍ C Große Höhen (2 500 – 5 300 Meter) erfordern eine Aktivierungszeit.
- ❍ D Über 5 300 Meter tritt Gewichtsverlust auf, wodurch eine Akklimatisierung erreicht wird.

4 Berufskunde und Einsatztaktik [LPN 4] ►

Fragen ?

IV 1 Gesetzes- und Staatsbürgerkunde

IV 1.1 Die Grundlagen der staatlichen Ordnung in Deutschland

621. Wie wird völkerrechtlich ein Staat definiert? (3 Punkte)

622. Nennen Sie vier Merkmale einer Demokratie. (3 Punkte)

- ❍ A allgemeine, freie, gleiche und geheime Wahlen
- ❍ B Willensbildung durch Mehrheitsentscheid
- ❍ C freie Meinungsäußerung
- ❍ D Versammlungsfreiheit
- ❍ E staatliche Zensur
- ❍ F Artenschutz

623. In Artikel 20 des Grundgesetzes sind tragende Verfassungsgrundsätze enthalten. Welche? (5 Punkte)

- ❍ A Bundesstaat
- ❍ B Republik
- ❍ C Immunität der Abgeordneten
- ❍ D Sozialstaat
- ❍ E Demokratie
- ❍ F Mitgliedschaft in der NATO
- ❍ G Rechtsstaat

624. In Artikel 20 Absatz 2 Satz 2 des Grundgesetzes ist die Gewaltenteilung verankert. Welche drei Staatsgewalten gibt es danach? (1 Punkt)

625. Nennen Sie fünf Verfassungsorgane der Bundesrepublik Deutschland! (4 Punkte)

- ❍ A Bundestag
- ❍ B Bundesrat
- ❍ C Ombudsmann
- ❍ D Bundespräsident
- ❍ E Bundesverfassungsgericht
- ❍ F Landtag
- ❍ G Bundesregierung

626. Nennen Sie die vier wichtigsten Organe der Europäischen Union. (4 Punkte)

IV 1.2 RettAssG und gesetzliche Regelungen

627. Wie viele Stunden beinhaltet das erste Jahr der Ausbildung zum Rettungsassistenten (Vollzeitausbildung)? (1 Punkt)

- ❍ A 1 200 Stunden
- ❍ B 1 400 Stunden
- ❍ C 1 600 Stunden

628. Benennen Sie die Voraussetzungen, die erfüllt sein müssen, um eine Ausbildung zum Rettungsassistenten beginnen zu können. (1 Punkt)

____

____

____

____

____

____

____

629. Wie viele Stunden beinhaltet das Anerkennungsjahr eines Rettungsassistenten in der Ausbildung in Vollzeitform? (1 Punkt)

- ❍ A 1 200 Stunden
- ❍ B 1 400 Stunden
- ❍ C 1 600 Stunden

630. Welches der beiden Gesetze ist für Rettungsassistenten in ihrer täglichen Arbeit von größerer Bedeutung? (2 Punkte)

- ❍ A das Arzneimittelgesetz
- ❍ B das Betäubungsmittelgesetz

631. Welche der aufgeführten Berufsbezeichnungen sind gesetzlich geschützt und werden bei unbefugter Führung mit einer Geldstrafe von bis zu 2 500 Euro geahndet? (2 Punkte)

- ❍ A Rettungshelfer
- ❍ B Rettungssanitäter
- ❍ C Rettungsassistent

632. Wie viele Stunden theoretischen Unterrichts müssen im praktischen RettAss-Ausbildungsjahr (Vollzeit) absolviert werden? (1 Punkt)

- ❍ A 30 Stunden
- ❍ B 50 Stunden
- ❍ C 70 Stunden
- ❍ D 90 Stunden
- ❍ E 110 Stunden

633. Welche Personen müssen mindestens bei einem Rettungsassistenten-Abschlussgespräch anwesend sein? (1 Punkt)

- ❍ A Betriebsrat
- ❍ B betreuender Lehrrettungsassistent
- ❍ C von der Behörde benannter Arzt
- ❍ D Dienst habender Notarzt
- ❍ E Kreisgeschäftsführer

634. Wann gilt die staatliche Prüfung als bestanden? (2 Punkte)

- ❍ A Zwei Prüfungsteile entsprechen »gut«, jedoch einer ist »mangelhaft«.
- ❍ B Alle drei Prüfungsteile entsprechen mindestens »ausreichend«.
- ❍ C Zwei Prüfungsteile entsprechen mindestens »mangelhaft«, jedoch einer ist »ungenügend«.

635. Wie oft kann die staatliche Prüfung wiederholt werden? (1 PUNKT)

- A einmal
- B zweimal
- C dreimal
- D unbegrenzt oft

636. Wie viele Fälle müssen in der staatlichen Prüfung im praktischen Test vom Prüfling absolviert werden? (1 PUNKT)

- A zwei
- B drei
- C vier

IV 1.3 Medizinproduktegesetz (MPG)

637 Welche der folgenden Aussagen zum Medizinproduktegesetz ist zutreffend? (3 PUNKTE)

- A Das Medizinproduktegesetz gilt für alle Medizinprodukte, die zur Anwendung für Menschen gedacht sind.
- B Das Medizinproduktegesetz gilt nicht für Medizinprodukte, die nur beim Patienten zu Hause eingesetzt werden.
- C Das Medizinproduktegesetz ersetzt die MedGV und das Arzneimittelgesetz.
- D Das Medizinproduktegesetz gilt auch für Medizingeräte, die ausschließlich in der Tiermedizin zur Anwendung kommen.

638. Welche Ziele verfolgt das Medizinproduktegesetz? (1 PUNKT)

- A für den Schutz von Patienten, Anwendern und Dritten sorgen
- B ärztliche Aufgaben auf das nichtärztliche Personal übertragen
- C europaweit einheitliche Standards für Medizinprodukte festlegen
- D den Markt reglementieren

639. Welche Aussage zur Einweisung in Medizinprodukte ist richtig? (3 PUNKTE)

- A Jeder Rettungsassistent darf Praktikanten in Medizinprodukte einweisen.
- B In die Handhabung aktiver Medizinprodukte darf nur ein ausgebildeter Notarzt oder ein Lehrrettungsassistent einweisen.
- C In die Handhabung aktiver Medizinprodukte darf nur einweisen, wer vom Hersteller oder dessen Beauftragten eingewiesen und dazu beauftragt ist.

640. Vor der erstmaligen Inbetriebnahme eines aktiven Medizinproduktes muss ... (3 PUNKTE)

- A eine TÜV-Bescheinigung für die Inbetriebnahme vorliegen.
- B eine Funktionsprüfung am Betriebsort durchgeführt werden.
- C ein Medizinproduktebuch, eine Bedienungsanleitung und Wartungshinweise vorhanden sein.
- D der Wachleiter oder sein Vertreter dieser zustimmen.

641. **Medizinprodukte gemäß Anlage 1 MPBetreibV sind ...**(2 PUNKTE)

- A Beatmungsgeräte.
- B Defibrillatoren.
- C nicht-invasive Blutdruckmessgeräte.
- D Spritzenpumpen.
- E Inkubatoren.

642. **Welche Aussagen zum Anwender von Medizinprodukten sind richtig?** (2 PUNKTE)

- A Aktive Medizinprodukte dürfen nur von solchen Personen angewendet werden, die in die Handhabung des Produktes eingewiesen wurden.
- B Der Anwender muss sich vor der Anwendung von der Funktionstüchtigkeit und dem ordnungsgemäßen Zustand des Medizinproduktes überzeugen.
- C Der Anwender muss über die erforderliche Ausbildung oder Kenntnis und Erfahrung zur Anwendung verfügen.

643. **Welche der Aussagen zur sicherheitstechnischen Kontrolle (STK) sind richtig?** (1 PUNKT)

- A Medizinprodukte nach Anlage 1 MPBetreibV müssen alle zwei Jahre in die STK, sofern vom Hersteller keine andere Frist festgelegt oder dies ausgeschlossen worden ist.
- B Die STK darf nur der Hersteller durchführen.
- C Die STK darf nur durchführen, wer über die erforderliche Ausbildung und geeignete Mess- und Prüfeinrichtungen verfügt.

644. **Welche der folgenden Aussagen zum Medizinproduktebuch sind nicht richtig?** (2 PUNKTE)

- A Für jedes Medizinprodukt ist ein Medizinproduktebuch zu führen.
- B Für jedes aktive Medizinprodukt ist ein Medizinproduktebuch zu führen.
- C Funktionsprüfung und Einweisung sind im Medizinproduktebuch zu belegen.
- D Jede Funktionsstörung ist im Medizinproduktebuch zu dokumentieren.
- E Das Medizinproduktebuch ist vertraulich und muss unter Verschluss gehalten werden.

645. **Welche der folgenden Aussagen treffen zu?** (2 PUNKTE)

- A Vorkommnisse sind nur meldepflichtig, wenn Patienten zu Schaden kommen.
- B Die MPBetreibV gilt nur für Medizinprodukte, die gewerblichen und wirtschaftlichen Zwecken dienen, und in deren Einflussbereich Arbeitnehmer beschäftigt werden.
- C Eine Sonderanfertigung ist ein Medizinprodukt, das für einen namentlich benannten Patienten hergestellt wird.
- D Es ist nicht verboten, Medizinprodukte anzuwenden, bei denen das Verfalldatum weniger als drei Monate überschritten wurde.

646. **Welche der folgenden Aussagen ist richtig?** (2 PUNKTE)

- ❍ A Ein aktives Medizinprodukt, bei dem die Frist zur sicherheitstechnischen Kontrolle abgelaufen ist, darf noch 30 Tage angewendet werden.
- ❍ B Ein Medizinprodukt, bei dem eine Funktionsstörung nicht ausgeschlossen werden kann, darf nicht mehr angewendet werden.
- ❍ C Infusionsleitungen sind keine Medizinprodukte.

IV 1.4 Strafrechtliche und bürgerlich-rechtliche Vorschriften

647. **Welche beiden Gesetzbücher sind für das Tätigkeitsfeld des Rettungsassistenten/der Rettungsassistentin am wichtigsten?** (6 PUNKTE)

____

____

____

648 **Welche Aussagen zu § 34 StGB »Rechtfertigender Notstand« sind richtig?** (5 PUNKTE)

- ❍ A Sondersignalfahrten werden durch den § 34 StGB geregelt.
- ❍ B Wer eine Tat begeht, um eine Gefahr für das Leben abzuwenden, handelt ggf. nicht rechtswidrig.
- ❍ C Wer eine Tat begeht, um eine Gefahr für Freiheit und Ehre abzuwenden, handelt ggf. nicht rechtswidrig.
- ❍ D Die amtliche Zwangseinweisung basiert auf den Regelungen des Notstandes.

649. **Welche Überschrift hat der § 323c StGB?** (2 PUNKTE)

- ❍ A Vorsätzliche Körperverletzung
- ❍ B Schweigepflicht
- ❍ C Betäubungsmittelgesetz
- ❍ D Unterlassene Hilfeleistung

650. **Welche Gründe erlauben eine Missachtung der Schweigepflicht (lt. Dienstanweisung des Deutschen Roten Kreuzes)?** (3 PUNKTE)

- ❍ A Übergabegespräch Rettungsassistent – Arzt
- ❍ B Übergabegespräch bei Schichtwechsel Rettungsassistent – Rettungsassistent
- ❍ C Krankenkassen
- ❍ D mutmaßliche Einwilligung des Patienten
- ❍ E Freunde und Bekannte

651. **Ordnen Sie die Paragraphen den Bezeichnungen zu.** (2 PUNKTE)

1 § 323c StGB
2 § 34 StGB
3 § 32 StGB

a Unterlassene Hilfeleistung
b Rechtfertigender Notstand
c Notwehr

Richtig ist:

- ❍ A 1a, 2b, 3c
- ❍ B 1b, 2c, 3a
- ❍ C 1c, 2a, 3b
- ❍ D 1c, 2b, 3a

652. Welche Bestandteile (Bücher) hat das BGB? (2 Punkte)

- A Allgemeiner Teil
- B Recht der Schuldverhältnisse
- C Sachenrecht
- D Familienrecht
- E Erbrecht

653. Wie viele Zeugen müssen bei einem mündlichen Nottestament anwesend sein? (2 Punkte)

- A einer
- B zwei
- C drei
- D vier

654. Bis zu welchem Alter ist ein Mensch geschäftsunfähig? (4 Punkte)

- A unter 7 Jahren
- B unter 10 Jahren
- C unter 12 Jahren
- D unter 14 Jahren

655. Bis zu welchem Alter ist ein Mensch nach dem StGB schuldunfähig? (4 Punkte)

- A unter 7 Jahren
- B unter 12 Jahren
- C unter 14 Jahren
- D unter 16 Jahren
- E unter 18 Jahren

IV 1.5 Arbeits- und berufsrechtliche Regelungen

656. Was ist die gesetzliche Hauptpflicht eines Arbeitnehmers zur Erfüllung des Arbeitsvertrages? (5 Punkte)

- A Treuepflicht
- B Verschwiegenheitspflicht
- C Erbringung der Arbeitsleistung
- D minimale Fehlzeit

657. Was ist die gesetzliche Hauptpflicht eines Arbeitgebers zur Erfüllung des Arbeitsvertrages? (5 Punkte)

- A Arbeitsaufgaben
- B Bezahlung des vereinbarten Entgelts
- C Schaffung eines guten Betriebsklimas
- D Bereitstellung des Arbeitsmaterials

658. Welche Indikationen müssen gegeben sein, damit ein Rettungsassistent in Notkompetenz handeln darf? (5 Punkte)

- A Der nächste verfügbare NA ist vom Notfallort mehr als 10 km entfernt.
- B Dasselbe Ziel kann durch weniger eingreifende Maßnahmen nicht erreicht werden.
- C Der Rettungsassistent hat eine zweijährige Vollausbildung absolviert.
- D Der Rettungsassistent besteht alle drei Jahre die Notkompetenzprüfung erfolgreich.
- E Der Rettungsassistent traut sich die Hilfeleistung zu.

659. Welche fünf ärztlichen Maßnahmen sind im Rahmen der Notkompetenz durch einen Rettungsassistenten erfüllbar? (5 PUNKTE)

____

____

____

____

____

____

660. Welche Medikamente sind als Notkompetenzmedikation zugelassen? (5 PUNKTE)

- A Adrenalin
- B Diazepam® i.v.
- C Glucose 40%
- D Glucose 10%
- E Atropin

661. Welche organisatorischen und rechtlichen Voraussetzungen müssen gegeben sein, damit ein Rettungsassistent in Notkompetenz handeln darf? (5 PUNKTE)

- A Privathaftpflicht des Rettungsassistenten
- B drei nachgewiesene Intubationen und Punktionen pro Kalenderjahr
- C regelmäßige Fortbildung
- D ärztliche Überprüfung
- E zwei Jahre Berufspraxis

662. Welche Dinge werden durch die Regelungen der BÄK zur Notkompetenz geregelt? (5 PUNKTE)

- A die Delegation ärztlicher Leistungen im Rettungsdienst
- B die Notkompetenz des Rettungsassistenten im Rahmen des rechtfertigenden Notstandes
- C die Gabe von Diuretika in Notsituationen
- D das Tätigwerden auf dem NEF

663. Unter welchen Bedingungen kann ein Rettungsassistent medizinische ärztliche Maßnahmen verweigern? (3 PUNKTE)

- A bei offensichtlichen Straftaten
- B wenn die Fachkompetenz des Arztes anzuzweifeln ist
- C wenn der Rettungsassistent ein Übernahmeverschulden begehen würde
- D bei offensichtlich falscher Therapie

664. Welche Maßnahmen gehören nicht zur Notkompetenz? (4 PUNKTE)

- A das Legen eines periphervenösen Zuganges
- B die Gabe von Adrenalin bei Kreislaufstillstand
- C die Gabe von Diuretika bei einem Lungenödem
- D die Gabe von Glukose bei hypoglykämischem Schock

665. Was sind bei der Leichenschau Hinweise auf eine mögliche Strangulation? (1 PUNKT)

- A Augenbindehautblutungen
- B blasse Gesichtsfarbe
- C enge Pupillen
- D Strangulationsmale am Hals
- E offener Mund

666. **Bei welchem nicht natürlichen Todesereignis sind hellrote Leichenflecke zu beobachten?** (1 Punkt)
- A Ertrinken
- B Schussverletzung
- C Kohlenmonoxidvergiftung
- D Thoraxtrauma
- E Rauschgifttodesfall

667. **Welche Verletzungslokalisation und -konfiguration könnten Folgen einer Misshandlung sein?** (1 Punkt)
- A Hämatom an Knie und Schienbein
- B mehrere Platzwunden oberhalb der so genannten Hutkrempenlinie
- C Kopfplatzwunde am Stirnhöcker
- D doppelstriemenförmige Unterblutungen am Oberschenkel
- E Abschürfung am Ellenbogen

668. **Bei Todesfällen in der Badewanne ist insbesondere an folgende Tatbestände zu denken:** (1 Punkt)
- A diabetisches Koma
- B Ertrinken
- C Stromtod
- D Kohlenmonoxid-Intoxikation
- E akuter Asthmaanfall

669. **Welche Veränderungen sind kennzeichnend für einen Einschuss?** (1 Punkt)
- A Beschmauchung
- B Holzer'sche Blässen
- C petechiale Hautunterblutungen
- D echter Hautdefekt
- E adaptierbare Wundränder

IV 1.6 Straßenverkehrsrecht

670. **Welche Angelegenheiten werden im StVG (Straßenverkehrsgesetz) geregelt?** (1 Punkt)
- A Fragen der Zulassung von Fahrzeugen zum öffentlichen Straßenverkehr
- B die Vorschriften über das Verhalten im Straßenverkehr
- C Fragen der zivilrechtlichen Haftung und der bußgeldlichen sowie strafrechtlichen Verantwortung
- D Anforderungen an die Sicherheit der Betriebe, die Personen mit Kraftfahrzeugen befördern

671. **Wann nur darf blaues Blinklicht allein verwendet werden?** (1 Punkt)
- A bei Einsatzfahrten, um Vorfahrt zu erzwingen
- B zur Warnung am Unfallort oder an sonstigen Einsatzstellen
- C bei Begleitung von Fahrzeugen in geschlossenen Verbänden
- D nur zusammen mit dem Einsatzhorn

672. **Dürfen bestimmte private Halter von Rettungsfahrzeugen auch Sonderrechte ausüben?** (2 Punkte)
- A ja
- B nein

673. Fahrzeuge des Rettungsdienstes werden von bestimmten Vorschriften der StVO (Straßenverkehrs-Ordnung) befreit. Von welchen ist dies nicht möglich? (3 PUNKTE)

- A § 35 (Sonderrechte)
- B § 36 Abs. 1 (Zeichen und Weisung der Polizeibeamten)
- C § 38 (blaues Blinklicht)
- D § 49 (Ordnungswidrigkeit)

674. Wozu berechtigt das Sonderrecht den Führer eines Rettungsfahrzeuges? (3 PUNKTE)

- A die zulässige Höchstgeschwindigkeit zu überschreiten
- B Fahren mit pauschaler Vorfahrt

675. Welche Aussagen zur BOKraft sind richtig? (3 PUNKTE)

- A Nach § 7 BOKraft muss das Personal im Fahrdienst eine besondere Sorgfalt walten lassen.
- B Die BOKraft regelt unter anderem auch die Sondersignalfahrten.
- C Während des Dienstes und der Dienstbereitschaft gilt Alkoholverbot.
- D Hat der Fahrzeugführer eine Krankheit, die seine Eignung beeinträchtigt, ein Fahrzeug sicher im Verkehr zu führen, darf er keine Fahrten ausführen.

IV 1.7 Arbeitsschutz, Unfallverhütung, Mutterschutz

676. Was sind die wichtigsten Regelungen des sozialen Arbeitsschutzes? (1 PUNKT)

- A Arbeitszeitrecht
- B Tiereinsatzschutzrecht
- C Schwerbehindertenschutzrecht
- D Arbeitsplatzrecht
- E Frauenarbeitsschutzrecht

677. Was gehört zu den Pflichten des Arbeitgebers? (1 PUNKT)

- A die erforderlichen Maßnahmen des Arbeitsschutzes unter Berücksichtigung der Umstände zu treffen, die die Sicherheit und Gesundheit der Beschäftigten bei der Arbeit beeinflussen
- B Ermöglichung des Wunsches des Arbeitnehmers, an regelmäßigen arbeitsmedizinischen Untersuchungen teilnehmen zu können
- C ausreichende und angemessene Unterweisung der Beschäftigten während der Arbeitszeit über Sicherheit und Gesundheitsschutz

678. Auf welchen drei Säulen beruht der Schutz der erwerbstätigen Mutter im MuSchG (Mutterschutzgesetz)? (1 PUNKT)

- A Gefahrenschutz
- B Arbeitsplatzschutz
- C Entgeltschutz

679. **Wie lange vor der Entbindung dürfen gemäß § 3 Abs. 2 MuSchG werdende Mütter nicht beschäftigt werden?** (1 PUNKT)

- A 4 Wochen
- B 6 Wochen
- C 8 Wochen
- D 12 Wochen

IV 1.8 Krankenhausrecht

680. **Wie finanzierten sich im 13. Jahrhundert die Hospitäler?** (1 PUNKT)

- A durch Privatvermögen der behandelten Patienten
- B aus dem Kirchenvermögen
- C durch Steuermittel der Gemeinden
- D durch private Stiftungen

681. **Wann wurde die erste Narkose durchgeführt?** (1 PUNKT)

- A um 1500
- B um 1638
- C um 1710
- D um 1847
- E um 1950

682. **Welche Aussagen treffen auf die gesetzliche Definition von Krankenhäusern gemäß § 107 Abs. 1 des Fünften Buches des Sozialgesetzbuches (SGB) zu?** (1 PUNKT)

- A Alten- und Pflegeheime fallen unter die Kategorie Sonderkrankenhäuser.
- B Rehabilitationszentren fallen unter die Kategorie Fachkrankenhäuser.
- C Krankenhäuser sind Einrichtungen, die der Geburtshilfe dienen.
- D Krankenhäuser stehen fachlich-medizinisch unter ständiger ärztlicher Leitung.
- E Patienten können in Krankenhäusern untergebracht und verpflegt werden.

683. **Welchen vier verschiedenen Anforderungs- und Versorgungsstufen lassen sich Krankenhäuser entsprechend den definierten Aufgabenstellungen zuordnen?** (3 PUNKTE)

684. Welche Aussagen treffen auf Belegkrankenhäuser zu? (2 PUNKTE)

- ❍ A Belegkrankenhäuser gewähren neben Unterkunft, Verpflegung und pflegerischer Betreuung auch ärztliche Behandlung durch angestellte Ärzte.
- ❍ B Belegkrankenhäuser bieten den Patienten nur Unterkunft, Verpflegung und Pflege an.
- ❍ C Niedergelassene Ärzte haben vom Krankenhausträger aufgrund entsprechender Vereinbarung das Recht erhalten, Patienten ihres Fachgebietes im Anstaltskrankenhaus stationär zu behandeln.
- ❍ D Niedergelassene Ärzte übernehmen in Belegkrankenhäusern die ärztliche Behandlung.

685. Welcher Begriff ist richtig definiert? (1 PUNKT)

- ❍ A Universitätskrankenhäuser haben die Zielsetzung der bestmöglichen Versorgung von Patienten.
- ❍ B Akademische Lehrkrankenhäuser sind Krankenhäuser außerhalb von Hochschulen, die in die Ausbildung der Medizinstudenten einbezogen sind.
- ❍ C Polikliniken können eine Vielzahl von Verletzten versorgen.

686 Welche Personen gehören dem betriebsführenden Direktorium eines Krankenhauses an? (1 PUNKT)

- ❍ A der Betriebsrat
- ❍ B ein Ärztlicher Direktor
- ❍ C ein Vertreter der Krankenkassen
- ❍ D ein Verwaltungsleiter oder -direktor
- ❍ E eine leitende Krankenpflegekraft

687. Was versteht man unter dem Begriff »Pflegesatz«? (1 PUNKT)

- ❍ A Entgelt, das ein Nutzer oder sein Krankenversicherer für die in Anspruch genommenen Krankenhausleistungen zu entrichten hat
- ❍ B Geld, das eine Person erhält, wenn sie ihren pflegebedürftigen Angehörigen pflegt
- ❍ C Kosten, die bei einer Operation entstehen
- ❍ D Kosten, die der Krankenhausträger für die Beschäftigung einer Pflegekraft entrichten muss
- ❍ E Geld, das der Krankenhausträger vom Staat als öffentliche Förderung erhält

688. Wann entfällt die Verpflichtung eines Krankenhauses zur stationären Aufnahme von Notfallpatienten? (2 PUNKTE)

- ❍ A wenn das Krankenhaus voll belegt ist
- ❍ B wenn ein anderes für die Aufnahme bereites Krankenhaus rechtzeitig Hilfe leisten kann
- ❍ C wenn das angefahrene belegte Krankenhaus die erforderliche Hilfe nicht leisten kann

689. **Darf der Aufnahmearzt eines überbelegten Krankenhauses einen Notfallpatienten an ein anderes Krankenhaus verweisen?** (3 PUNKTE)

- A Ja, wenn das andere Krankenhaus rechtzeitig Hilfe leisten kann.
- B Nein, denn Notfallpatienten müssen immer stationär aufgenommen werden.
- C Ja, wenn er sich vergewissert hat, dass die erforderliche medizinische Versorgung in dem anderen Krankenhaus in gleicher Weise gewährleistet ist.
- D Ja, wenn er von der Transportfähigkeit des Patienten überzeugt ist.

690. **Welche Aussage ist richtig?** (1 PUNKT)

- A Der Begriff »DRG« bedeutet im Deutschen sinngemäß krankheitsbildbezogene Fallpauschalen.
- B Das DRG-System ist weltweit einheitlich.
- C Das neue System der DRG wird zum Jahr 2010 wirksam.
- D Die DRG werden auf bundeseinheitlich maximal 5 000 beschränkt.

IV 2 Berufskunde

691. Unter welche Regelungskompetenzen fällt das Rettungswesen? (2 Punkte)

- A Bund
- B Bundesländer
- C Kommunen
- D örtliche Stadt- bzw. Gemeindeverwaltung
- E Bund-Länder-Ausschuss Rettungswesen

692. Welchem Ministerium ist das Gesundheitswesen zugeordnet? (2 Punkte)

- A Bundesministerium für Jugend, Familie und Gesundheit
- B Bundesministerium für Jugend, Familie, Frauen und Gesundheit
- C Bundesministerium für Gesundheit und Soziale Sicherung
- D Bundesministerium für Wirtschaft und Arbeit
- E Bundesministerium des Innern

693. Welche Institutionen sind dem Bundesministerium für Gesundheit direkt unterstellt? (1 Punkt)

- A Bundeszentrale für gesundheitliche Aufklärung
- B Hartmannbund
- C Bundesanstalt für Sera und Impfstoffe
- D Bundesamt für Gewässerkunde
- E Amt für medizinische Geschichte

694. Nennen Sie zwei internationale Gesundheitsorganisationen. (3 Punkte)

____

____

____

695. Die Bundesärztekammer ist ... (2 Punkte)

- A eine Körperschaft des öffentlichen Rechts.
- B keine Körperschaft des öffentlichen Rechts.
- C Gesprächspartner des Bundesministeriums für Gesundheit und Soziale Sicherung, der Empfehlungen gibt.
- D bestimmend bei der Festlegung der Krankenkassenbeiträge.
- E eine Institution auf Landesebene.

696. Die Angehörigen des Sanitätsdienstes einer regulären Armee ... (2 Punkte)

- A sind Kombattanten.
- B sind Nicht-Kombattanten.
- C dürfen sich und ihre Verwundeten gegen völkerrechtswidrige Angriffe schützen.
- D dürfen keine Waffen tragen.
- E führen ein weißes Kreuz auf rotem Grund.

IV 2.1 Das Rettungsdienstpersonal

697. Wann wurde das RettAssG (Rettungsassistentengesetz) in Kraft gesetzt? (3 PUNKTE)

- A 1.8.1978
- B 1.8.1988
- C 1.4.1989
- D 1.9.1989

698. Wie viele Ausbildungsstunden beinhaltet die Ausbildung zum Rettungssanitäter? (3 PUNKTE)

- A 160 Stunden
- B 520 Stunden
- C 690 Stunden
- D 1 200 Stunden
- E 1 600 Stunden

699. Wie hoch ist die teilweise gesetzlich verankerte jährliche Fortbildungszeit? (3 PUNKTE)

- A mindestens 30 Stunden
- B 30 Stunden
- C höchstens 30 Stunden

700. Welches sind nach dem RettAssG (Rettungsassistentengesetz) die Aufgabenstellungen für den Rettungsassistenten? (4 PUNKTE)

- A Durchführung lebensrettender Maßnahmen bei Notfallpatienten am Notfallort bis zur Übernahme der Behandlung durch den Arzt
- B Herstellung der Transportfähigkeit von Notfallpatienten
- C Beobachtung und Aufrechterhaltung lebenswichtiger Körperfunktionen während des Transports zum Krankenhaus
- D Durchführung ärztlicher Maßnahmen, wenn kein Krankenhaus in der Nähe ist
- E Beförderung unter sachgerechter Betreuung von kranken, verletzten und hilfsbedürftigen Personen

701. Welche Zusatzausbildung müssen Ärzte absolvieren, um im Notarztdienst tätig werden zu können? (1 PUNKT)

- A Fachkundenachweis Anästhesie
- B Fachkundenachweis Rettungsdienst
- C Fachkundenachweis Notintubation
- D Fachkundenachweis Funktechnik

702. Welche Aufgabe hat der »Ärztliche Leiter« im Rettungsdienst? (2 PUNKTE)

- A Er bildet die Notärzte in seinem Rettungsdienstbereich aus.
- B Er nimmt die medizinische Aufsicht über den Rettungsdienst wahr.
- C Er ist für die Ausbildung der im Praktikum befindlichen Rettungsassistenten verantwortlich.
- D Er schafft die notwendigen Strukturen und stellt diese sicher.

710. Welche Aussagen sind korrekt? (1 Punkt)

- A Rettungsdienst ist Aufgabe der Hilfsorganisationen.
- B Die Träger des Rettungsdienstes sind in der Regel die Kreise und kreisfreien Städte.
- C Der Rettungsdienst wird häufig an Leistungserbringer (Hilfsorganisationen) übertragen.
- D Der Rettungsdienst wird in den Rettungsdienstgesetzen geregelt.

711. Welche Aussagen sind richtig? (1 Punkt)

- A Der Rettungsdienst ist Bestandteil der Fürsorgepflicht des Staates.
- B Es gibt in Deutschland integrale und integrierte Leitstellen.
- C Der Rettungsdienst wird über Feuerwehrleitstellen, Rettungsleitstellen und integrierte Leitstellen gesteuert.
- D Die grundlegenden Aufgaben des Rettungsdienstes sind Rettung, medizinische Versorgung und Beförderung.

712. Welche Aussagen zum First Responder sind richtig? (2 Punkte)

- A First Responder besetzen das Notarzteinsatzfahrzeug.
- B First Responder sind spezielle Ersthelfer, die das therapiefreie Intervall verkürzen.
- C First Responder sind in die gesetzliche Hilfsfrist eingebunden.

713. Durch welches Recht wird der Rettungsdienst geregelt? (1 Punkt)

- A Landesrecht
- B Bundesrecht
- C Bundes- und Landesrecht

IV 3.2 Kommunikationstechnik

714. Welche Aussagen sind richtig? (3 Punkte)

- A BOS bedeutet »Behörden und Organisationen mit Sicherheitsaufgaben«.
- B Zu den BOS gehören z.B. DRK, ASB, MHD, JUH, THW und DLRG.
- C Der Sprechfunk bei den BOS wird im 4-m-Bereich abgewickelt.
- D Die BOS arbeiten ausschließlich im 2-m-Bereich.

715. Was wird mit dem Begriff »Akkon« bezeichnet? (2 Punkte)

- A eine geographische Angabe
- B der Name einer privaten Rettungsdienstorganisation
- C ein Funkrufname
- D der Begriff, der bei den BOS einen dringenden Notruf einleitet

716. Kann ein Funkmeldeempfänger auch senden? (2 Punkte)

- A nein
- B ja

717. Wer löst einen Funkalarm für den Rettungsdienst aus? (1 Punkt)

- A die Einsatzleitung
- B die Rettungsleitstelle
- C die Polizei
- D der Organisatorische Leiter

718. Welche allgemeinen Gesprächsregeln gelten im Sprechfunkverkehr? (3 PUNKTE)

- ❍ A so detailliert wie möglich
- ❍ B sehr schnell sprechen
- ❍ C andere Funksprüche nicht unterbrechen
- ❍ D schwer verständliche Wörter buchstabieren
- ❍ E klare, unmissverständliche Sprache

719. Auf welche Notrufnummer hat man sich auf europäischer Ebene geeinigt? (3 PUNKTE)

- ❍ A 112
- ❍ B 110
- ❍ C 01172
- ❍ D 11833
- ❍ E 19222

720. Welche Aussagen sind richtig? (1 PUNKT)

- ❍ A Schwer verständliche Wörter werden im Funkverkehr mit dem Hinweis »ich buchstabiere« eingeleitet und dann buchstabiert.
- ❍ B Höflichkeitsformeln wie »Bitte« oder »Danke« müssen auch im Kollegenkreis verwendet werden.
- ❍ C Funksprüche werden so kurz wie möglich gehalten.
- ❍ D Dringende Funksprüche werden mit dem Wort »Alarm« eingeleitet.
- ❍ E Andere Funksprüche sollten möglichst nicht unterbrochen werden.

721. Nennen Sie die BOS-Funkrufnamen des 4-m- bzw. 2-m-Bereichs der einzelnen Organisationen. (6 PUNKTE)

	4-m-Bereich	2-m-Bereich
Arbeiter-Samariter-Bund		
Deutsches Rotes Kreuz		
DLRG		
Feuerwehr		
Johanniter-Unfall-Hilfe		
Malteser-Hilfsdienst		
Technisches Hilfswerk		

722. Ein Funkgerät des Typs FuG 10a ist ... (3 PUNKTE)

- ❍ A eine Fahrzeugfunkanlage im 4-m-Bereich.
- ❍ B eine ortsfeste Funkanlage im 2-m-Bereich.
- ❍ C ein Handfunksprechgerät im 2-m-Bereich.
- ❍ D ein Handfunksprechgerät im 4-m-Bereich.

IV 3.3 Zusammenarbeit des Rettungsdienstes mit anderen Organisationen und Einrichtungen

IV 3.3.1
Zusammenarbeit mit der Feuerwehr

723. Warum sind gemeinsame Einsatzstichworte mit abgestimmten Einsatzmittelketten von Feuerwehr und Rettungsdienst notwendig? (1 PUNKT)

- ❍ A Sie sind die Grundvoraussetzung für eine strukturierte Aufgabenteilung, Abschnittsbildung und taktisch richtiges Vorgehen.
- ❍ B Sie erleichtern die Abrechnung des Einsatzes.
- ❍ C Sie erleichtern Rückmeldungen und Nachforderungen.
- ❍ D Sie erleichtern die Raumordnung an der Einsatzstelle.

724. Worauf ist bei der Einrichtung von Bereitstellungsräumen in der Nähe der Einsatzstelle besonders zu achten? (1 PUNKT)

- ❍ A Unterstellmöglichkeit für die Einsatzkräfte
- ❍ B gute Einsicht in die Einsatzstelle
- ❍ C je nach Fachdienst getrennte Aufstellung
- ❍ D Freihalten der Zu- und Abfahrten für alle Beteiligten

725. Warum ist es auch für Fahrzeug- bzw. Einheitsführer des Rettungsdienstes wichtig, sich bei der Feuerwehr- bzw. Gesamteinsatzleitung zu melden? (1 PUNKT)

- ❍ A zur Aufrechterhaltung der Raumordnung und Abschnittsbildung
- ❍ B für die Arbeitssicherheit im Bereich der Einsatzstelle
- ❍ C zur Kontrolle, ob alle Anforderungen umgesetzt wurden
- ❍ D zur Sicherung ausreichender Einsatzreserven für unvorhergesehene Entwicklungen

IV 3.3.2
Zusammenarbeit mit der Polizei

726. Gibt es einen prinzipiellen Unterschied zwischen dem Dienst der Polizei, der Feuerwehr und des Rettungsdienstes? (3 PUNKTE)

- ❍ A Ja, denn der Präventionsauftrag der Polizei erfordert eine ständige Außenpräsenz.
- ❍ B Nein, da alle drei Einrichtungen nur einsatzbezogen ausrücken.

727. Was sind die wesentlichen Aufgaben der Polizei? (1 PUNKT)

- ❍ A Verfolgung von Straftaten und Ordnungswidrigkeiten
- ❍ B Maßnahmen der Gefahrenabwehr
- ❍ C Leitung des Verkehrs
- ❍ D Betreuung von Opfern

IV 3.3.3
Zusammenarbeit mit dem Technischen Hilfswerk (THW)

728. Welche Aussagen treffen auf das Technische Hilfswerk (THW) zu? (2 PUNKTE)

- ❍ A Das THW ist eine nicht rechtsfähige Bundesanstalt mit eigenem Verwaltungsunterbau im Geschäftsbereich des Bundesministers des Innern.
- ❍ B Das THW stützt sich im Einsatz überwiegend auf hauptamtliches Personal.
- ❍ C Das THW übernimmt Aufgaben in der örtlichen Gefahrenabwehr.
- ❍ D Einsätze bei Katastrophen, öffentlichen Notständen und Unglücksfällen größeren Ausmaßes erfolgen auf Anforderung der zuständigen Landes- bzw. Kommunalbehörden.

IV 3.3.4
Zusammenarbeit mit der Bundeswehr

729. Welche Voraussetzungen müssen erfüllt sein, damit ein SAR-Hubschrauber der Bundeswehr auch bei Notfällen im zivilen Bereich eingesetzt werden kann? (3 PUNKTE)

- ❍ A Der Einsatz ist zur Rettung erforderlich.
- ❍ B Es stehen keine geeigneten zivilen Rettungsmittel zur Verfügung.
- ❍ C Der Einsatz ist grundsätzlich militärischen Zwecken vorbehalten.

730. Wer entscheidet über Art und Umfang des Einsatzes der Bundeswehr? (3 PUNKTE)

- ❍ A die regional zuständige Rettungsleitstelle
- ❍ B die zuständige Landes- oder Kommunalbehörde
- ❍ C die regional oder örtlich zuständigen Dienststellen der Bundeswehr auf Anforderung der Katastrophenschutzbehörde oder Rettungsleitstelle
- ❍ D der Bürgermeister des Ortes, in dem sich der jeweilige Standort befindet

IV 3.4 EDV im Rettungsdienst

731. Der Begriff EDV bedeutet ... (1 PUNKT)

- ❍ A empirischer Datenversand.
- ❍ B elektronische Datenverarbeitung.
- ❍ C ergebnisorientierte Dateiverwaltung.
- ❍ D elektronische Dokumentenvernetzung.

732. Für EDV ist auch der folgende Begriff geläufig: (1 PUNKT)

- ❍ A IT – Information Technology
- ❍ B TI – Technische Intelligenz
- ❍ C ITI – Informations-Transport-Initiative
- ❍ D TII – Technologische Informations-Industrie

733. Welche Aussagen sind zutreffend? (2 Punkte)

- ❍ A Ein Byte umfasst 80 Bit.
- ❍ B Ein Byte umfasst 8 Bit.
- ❍ C Ein Bit kann bis zu 80 Buchstaben beschreiben.
- ❍ D Ein Kilobyte umfasst 80 000 Byte.
- ❍ E Ein Kilobyte umfasst 8 000 Bit.

734 Welche Aussage trifft nicht zu? (3 Punkte)

- ❍ A In Einsatzleitsystemen haben sich elektronische Anwendungen etabliert.
- ❍ B Der Einsatz elektronischer Datenverarbeitungssysteme stößt im Rettungsdienst noch auf Grenzen.
- ❍ C Erschütterungen, Feuchtigkeit und Temperaturwechsel stellen die heutigen Elektroniksysteme nicht vor nennenswerte Probleme.
- ❍ D Im Rettungsdienst erlangen PDAs immer größere Bedeutung.
- ❍ E Die Erfassung von Daten im Rettungsdienst unterliegt auch dem Datenschutzgesetz.

735. Welche Aussage trifft zu? (3 Punkte)

- ❍ A Effizienzanalysen und Statistiken können nur unter großem Aufwand elektronisch bearbeitet werden.
- ❍ B Elektronische Arbeitszeiterfassung ist dauerhaft nicht denkbar, da die Arbeitszeiten von den gängigen EDV-Systemen nicht nachvollzogen werden können.
- ❍ C Interne Einsatzüberwachung durch Qualitätsmanagementsysteme ist ohne größere Probleme elektronisch abwickelbar.
- ❍ D Datenübertragung per Mobilfunk oder Internet ist nicht sicher abwickelbar.
- ❍ E Die Speichermedien in Medizingeräten sind noch immer nicht so ausgereift, dass Ereignisse zuverlässig nachvollzogen werden könnten.

736. Welche Aussage ist falsch? Einsatzleitsysteme … (3 Punkte)

- ❍ A erlauben bereits heute die Ortung von Einsatzfahrzeugen mit Hilfe des GPS.
- ❍ B können bereits heute Kurztexte an entsprechend ausgestattete Fahrzeuge übermitteln und so die Einsatzabarbeitung optimieren.
- ❍ C sind heute so systemsicher konstruiert, dass Systemausfälle nicht mehr denkbar sind.
- ❍ D steuern heute sämtliche Funktionen, die in der Leitstelle benötigt werden.
- ❍ E erleichtern trotz ihrer hohen Komplexität dem Disponenten die Arbeit.

737. Welche Aussagen sind falsch? Computerviren ... (2 PUNKTE)

- A sind kleine Programme, die dazu gedacht sind, Computersysteme zu schädigen.
- B sind ungefährliche Programme, die dazu gedacht sind, den Benutzer zu erheitern.
- C können durch Antivirensoftware nur dann zuverlässig eliminiert werden, wenn diese ständig auf dem neuesten Stand gehalten wird.
- D sind Krankheitserreger, die durch EDV-Systeme geschaffen worden sind.
- E werden durch zunehmende Vernetzung der Computersysteme zu einem zunehmenden Problem.

738. Als Hardware bezeichnet man ... (1 PUNKT)

- A das Betriebssystem des Computers.
- B alle Programme, die auf dem Computer installiert sind.
- C alle Komponenten eines Computers.
- D den Arbeitsspeicher des Computers.
- E die Festplatte.

739. Als Software bezeichnet man ... (1 PUNKT)

- A das Betriebssystem des Computers.
- B alle Programme, die auf dem Computer installiert sind.
- C alle Komponenten eines Computers.
- D den Arbeitsspeicher des Computers.
- E die Festplatte.

IV 3.5 Gefahren an der Einsatzstelle – Gefahrguteinsätze

740. Ist es für den Rettungsassistenten unbedingt erforderlich, sich mit möglichen Gefahren der Einsatzstelle vertraut zu machen? (3 PUNKTE)

- A Ja, weil es bei der Einsatzbewältigung neben der Gefährdung der Betroffenen auch zur Gefährdung der eingesetzten Kräfte kommen kann.
- B Nein, weil die Feuerwehr und die Polizei für die Gefahrenerkennung zuständig sind.

741. Welche Aussagen zu Brandeinsätzen sind richtig? (3 PUNKTE)

- A Der Bereich in unmittelbarer Nähe des Brandobjekts darf nicht durch Fahrzeuge des Rettungsdienstes zugestellt werden.
- B Ist keine Verletztensammelstelle eingerichtet, kann der Rettungsdienst das brennende Gebäude betreten.
- C Türen sollten in brennenden Gebäuden nur durch Feuerwehrkräfte geöffnet werden.
- D Die Schutzkleidung des Rettungsdienstpersonals ist nicht für Brandeinsätze geeignet.

742. Welche Aussagen sind zu Unfällen an und auf Gewässern richtig? (6 PUNKTE)

- ❍ A Ertrinkende Personen klammern sich an schwimmende Retter.
- ❍ B Das Rettungsdienstpersonal muss einen Ertrinkenden alleine retten können.
- ❍ C Zur Rettung von Ertrinkenden kann z. B. die DLRG, die Feuerwehr, die DGzRS usw. angefordert werden.
- ❍ D An Böschungen und Kaianlagen besteht Absturzgefahr für das Rettungspersonal.

743. Welche Aussagen sind zu Unfällen in großer Höhe oder Tiefe richtig? (2 PUNKTE)

- ❍ A Das Rettungsdienstpersonal verfügt über keine Hilfsmittel, um sich in großer Höhe zu sichern.
- ❍ B THW und Feuerwehr müssen zu Höhen- oder Tiefenrettung nachgefordert werden.
- ❍ C Silos, Tanks, Brunnenschächte und ähnliche Räume dürfen nur mit Atemschutz betreten werden.

744. Welche Aussagen sind richtig? (6 PUNKTE)

- ❍ A Aufzüge dürfen im Brandfall nicht benutzt werden.
- ❍ B Bei Flugzeugunfällen beim Militär ist mit Zusatzgefahren durch Munition und spezifischen Treibstoff zu rechnen.
- ❍ C Gleisanlagen können bei Unfällen ohne weitere Gefahren betreten werden.
- ❍ D Für die Absicherung bei Verkehrsunfällen ist die Polizei zuständig, so dass der Rettungsdienst sich nicht darum kümmern muss.

745. Mit welchen Gefahren ist bei Unfällen mit Schienenfahrzeugen zu rechnen? (4 PUNKTE)

- ❍ A scharfkantige, unter mechanischer Spannung stehende Trümmerteile
- ❍ B fahrende Züge auf Nachbargleisen
- ❍ C verstreute Ladung
- ❍ D Strom führende Oberleitungen

746. Ordnen Sie die chemischen Substanzen ihren entsprechenden Gefahrenklassen zu. (5 PUNKTE)

- verschiedene gefährliche Stoffe und Gegenstände: Klasse (____)
- Gase: Klasse (____)
- explosive Stoffe und Gegenstände mit Explosivstoff: Klasse (____)
- ätzende Stoffe: Klasse (____)
- entzündbare flüssige Stoffe: Klasse (____)
- radioaktive Stoffe: Klasse (____)
- entzündbare feste Stoffe, selbstzersetzliche Stoffe und desensibilisierte explosive feste Stoffe: Klasse (____)
- ansteckungsgefährliche Stoffe: Klasse (___)
- selbstentzündliche Stoffe: Klasse (____)
- giftige Stoffe: Klasse (____)
- Stoffe, die in Berührung mit Wasser entzündbare Gase entwickeln: Klasse (____)
- entzündend (oxidierend) wirkende Stoffe: Klasse (____)
- organische Peroxide: Klasse (____)

747. Welche Gefahren birgt die Ladung eines mit dieser Warntafel versehenen Lkw? (6 PUNKTE)

Warntafel
X423
1428

- A Der Stoff reagiert gefährlich mit Wasser.
- B Es handelt sich um einen entzündbaren festen oder um einen selbsterhitzungsfähigen Stoff.
- C Es kann Gas durch Druck oder chemische Reaktion entweichen.
- D Es können entzündbare flüssige Stoffe oder Gase entstehen.
- E Der Stoff ist ätzend.

748. Welche Aussagen sind richtig? (3 PUNKTE)

- A Die Gefahren der atomaren Strahlung sind äußere Bestrahlung, Inkorporation und Kontamination.
- B Die wesentlichen Merkmale zum Schutz vor atomarer Strahlung sind Abstand, Abschirmung und Verkürzung der Aufenthaltsdauer.
- C Bestrahlte Patienten stellen eine Gefahr für die Helfer dar.

749. Welche Aussagen treffen zu? (2 PUNKTE)

- A Eine Kontaminationsverschleppung sollte möglichst verhindert werden.
- B Während der technischen Rettung muss der Patient zum Beispiel mit Decken geschützt werden.
- C Sauerstoffdruckgasflaschen sind blau gekennzeichnet.

IV 3.7 Führungsaufgaben im Rettungsdienst / IV 3.8 Vielzahl von Verletzten und Erkrankten (MANV)

750. Nennen Sie drei Oberbegriffe, die bei der Lagefeststellung geklärt werden müssen (3 PUNKTE)

751. Welche der aufgezählten Punkte kommen in der Gefahrenmerkhilfe »4A-1C-4E« der Feuerwehr? (3 PUNKTE)

- A Apathie
- B Amputation
- C Angstreaktion
- D Eigengefahr
- E Explosion

752. Welche der unten aufgeführten Beispiele sind Führungsmittel zur Informationsverarbeitung für einen Rettungsassistenten? (4 PUNKTE)

- A Straßenkarte
- B Kugelschreiber
- C Funkgerät
- D Handy
- E Blaulichtanlage

753. Wem obliegt beim Massenanfall von Verletzten oder Erkrankten die Führung? (2 PUNKTE)

- ❍ A dem Leiter Rettungsdienst
- ❍ B dem Leitenden Notarzt
- ❍ C dem Ärztlichen Leiter des Rettungsdienstes
- ❍ D dem Organisatorischen Leiter
- ❍ E dem Kreisverbandsarzt/ Feuerwehrarzt

754. Welche Verhaltensregeln gelten beim MANV für das zuerst eintreffende Rettungsteam? (6 PUNKTE)

- ❍ A nicht behandeln, sondern organisieren
- ❍ B nötige Spontanabtransporte veranlassen
- ❍ C Übergabe an den Leitenden Notarzt und Organisatorischen Leiter
- ❍ D auf Verstärkung warten
- ❍ E Versorgung nach Priorität

755 Welche Aufgabe muss der Organisatorische Leiter in organisatorisch-taktischer Sicht mit dem Leitenden Notarzt abstimmen? (3 PUNKTE)

- ❍ A Sicherstellung der Verpflegung der Einsatzkräfte
- ❍ B Koordination des Abtransports
- ❍ C lückenlose Registrierung der Verletzten und Erkrankten
- ❍ D Sicherstellung der Kommunikationswege
- ❍ E Ordnung des Raumes

756. Wann soll ein Leitender Notarzt alarmiert werden? (3 PUNKTE)

- ❍ A bei mehr als drei Verletzten
- ❍ B bei mehr als zehn Verletzten
- ❍ C beim Einsatz von mehr als drei arztbesetzten Rettungsmitteln
- ❍ D bei der Meldung »Chemieunfall«
- ❍ E bei der Meldung »Eisenbahnunglück mit Verletzten«

757. Welche Aussagen sind richtig? (2 PUNKTE)

- ❍ A Ein Behandlungsplatz wird bei größeren und längeren Schadensereignissen eingerichtet.
- ❍ B Ein Behandlungsplatz wird bei jedem Notfall eingerichtet.
- ❍ C Ein Bereitstellungsraum gehört zur Aufgabe »Ordnen des Raumes«.
- ❍ D Beim MANV muss ein Leiter des Bereitstellungsraumes benannt werden.

758. Was sind die Voraussetzungen für eine Schnell-Einsatz-Gruppe (SEG)? (2 PUNKTE)

- ❍ A Ausbildung
- ❍ B Einsatzzeit innerhalb der mittleren Hilfsfrist (10 Minuten)
- ❍ C kompatible Ausstattung zum Rettungsdienst
- ❍ D mindestens doppelte Personalvorhaltung gegenüber der eigentlichen Einsatzstärke

759. **Welche Probleme ergeben sich oft im Zusammenhang mit ehrenamtlichen Helfern?** (2 PUNKTE)

- ❍ A Der ehrenamtliche Helfer ist nicht immer ohne weiteres für den Sanitätsdienst verfügbar.
- ❍ B Sanitätshelfer können Rettungsassistenten und Notärzte aufgrund ihrer Ausbildung nur bedingt unterstützen.
- ❍ C Ausgebildete Sanitätshelfer haben zu wenig Einsatzerfahrungen.
- ❍ D Sanitätshelfer bekommen selten die Möglichkeit der Hospitation im Rettungsdienst.

760. **In welche Sichtungskategorien sind Patienten einzuteilen?** (5 PUNKTE)

- ❍ – ohne Überlebenschance; betreuende (abwartende) Behandlung: Sichtungskategorie (__________)
- ❍ – schwer verletzt/erkrankt; aufgeschobene Behandlungsdringlichkeit: Sichtungskategorie (__________)
- ❍ – Tote: (__________)
- ❍ – akute vitale Bedrohung; Sofortbehandlung: Sichtungskategorie (__________)
- ❍ – leicht verletzt/erkrankt; spätere (ambulante) Betreuung: Sichtungskategorie (__________)

761. **Nennen Sie die drei Stationen, die bei der Ordnung des Raumes zu berücksichtigen sind.** (3 PUNKTE)

762. **Beschriften Sie bitte das nachstehende Schaubild.** (3 PUNKTE)

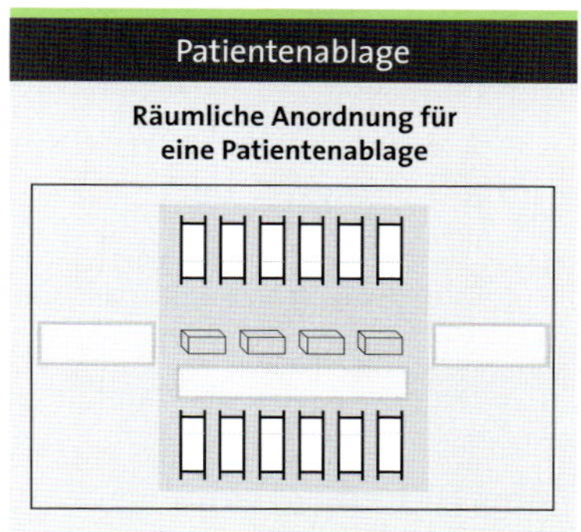

IV 3.9 Organisation der Katastrophenmedizin

763. **Wie wird der Begriff »Gefahrenabwehr« definiert?** (1 PUNKT)

- ❍ A Großeinsatz von Feuerwehr, bodengebundenem Rettungsdienst und Luftrettung
- ❍ B Einsatz von Einheiten und Einrichtungen des Katastrophenschutzes
- ❍ C Maßnahmen zur Erhaltung oder Wiederherstellung der öffentlichen Sicherheit
- ❍ D Katastrophenschutz im Zivilschutz

764. Welches Ziel hat die »Neue Strategie zum Schutz der Bevölkerung in Deutschland«? (1 PUNKT)

- A Abkommen zur gegenseitigen Katastrophenhilfe mit benachbarten EU-Ländern
- B gemeinsames Krisenmanagement durch Bund und Länder
- C verstärkte internationale Katastrophenhilfe
- D zentrale Einsatzleitung bei Katastrophen durch die Bundesregierung

765. Wem obliegt die Leitung des Stabes der Katastrophenschutzbehörde? (1 PUNKT)

- A dem Leitenden Notarzt (LNA)
- B dem Organisatorischen Leiter (OrgL)
- C dem Hauptverwaltungsbeamten (HVB)
- D dem Kreisbereitschaftsführer

766. Welche Aufgabe hat die Besatzung des ersteintreffenden Rettungsmittels im Katastrophenfall? (2 PUNKTE)

- A sofortiger Beginn der Erstversorgung von Verletzten
- B Lageerkundung und Lagemeldung an die Rettungsleitstelle
- C Aufbau eines Verbandplatzes bzw. einer Verletztensammelstelle
- D schneller Transport möglichst vieler Patienten in das nächste Krankenhaus

767. Was ist die Aufgabe des Zivilschutzes in Deutschland? (1 PUNKT)

- A Schutz der Bevölkerung bei Spannungs- und Verteidigungsfällen
- B Schutz der Bevölkerung bei NATO-Bündnisfällen
- C Schutz der Bevölkerung bei friedensmäßigen Katastrophenfällen
- D Schutz der Bevölkerung bei einem großen Industrieunfall

768. Welche Aufgaben hat das Robert Koch-Institut? (1 PUNKT)

- A Entsendung von Hilfsorganisationen in Krisengebiete
- B Zulassung und regelmäßige Überprüfung von Impfstoffen und Sera
- C Planung und Förderung des Baus von Schutzräumen
- D Erkennung, Verhütung und Bekämpfung von Krankheiten, insbesondere Infektionskrankheiten

IV 3.10 Luftrettung

769. Wer hat 1970 die Luftrettung in Deutschland initiiert? (1 PUNKT)

- A der Allgemeine Deutsche Automobil-Club e.V. (ADAC)
- B der Bund (Zivilschutz-Hubschrauber und SAR-Hubschrauber der Bundeswehr)
- C die Deutsche Rettungsflugwacht e.V. (DRF)
- D die Internationale-Flug-Ambulanz e.V. (IFA)

770. Welchen Einsatzradius hat ein Rettungshubschrauber (RTH)? (2 Punkte)
- A 80 km
- B 100 km
- C 50 km
- D 15 km

771. Was ist beim Einsatz mit einem Luftrettungsmittel zu beachten? (2 Punkte)
- A Nur der für das Einsatzgebiet zuständige Hubschrauber darf anfliegen.
- B Der Funkkontakt zum Luftrettungsmittel muss gehalten werden.
- C Die Tageskennzeichnung von Landeplätzen mit großflächigen Tüchern ist Pflicht.
- D Es muss Ausschau nach Hindernissen gehalten und diese ggf. der Crew mitgeteilt werden.

772. Welches sind die Aufgaben eines Primärluftrettungsmittels? (2 Punkte)
- A schnelle Heranführung des Notarztes
- B Intensivtransporte in weit entfernte Kliniken
- C Einsatzleitung aus der Luft
- D schonender Transport in die nächste geeignete Klinik

773. Wo sind der Luftrettung operationelle Grenzen gesetzt? (2 Punkte)
- A bei kaltem Winterwetter
- B bei starkem Nebel
- C bei hohen Temperaturen
- D bei starkem Schneefall

774. Was sind die Vorteile der Luftrettung? (2 Punkte)
- A schnelle Heranführung des Notarztes
- B schonender Transport des Patienten
- C schneller Transport des Patienten

IV 3.11 Interhospitaltransfer

775. Welche Patientengruppe wird beim Interhospitaltransfer schwerpunktmäßig transportiert? (2 Punkte)
- A Primärerkrankte
- B Sekundärerkrankte
- C Intensivpatienten
- D Auslandserkrankte
- E Organtransplantationspatienten

776. Wie viele Einsätze absolviert der Interhospitaltransfer pro 100 000 Einwohner im Jahr in Deutschland? (1 Punkt)
- A 9
- B 20
- C 90
- D 200
- E 900

777. Welche Fragestellungen aus dem Algorithmus »Disposition Sekundärtransport« sind richtig? (3 Punkte)
- A Ist ein Primärrettungsmittel ausreichend?
- B Ist eine Arztbegleitung erforderlich?
- C Ist der NAW nicht abkömmlich?
- D Ist das Primärrettungsmittel bereits an der Einsatzstelle?

778. Welche logistischen Voraussetzungen sind beim Interhospitaltransfer richtig? (2 Punkte)

- A Die Aufnahme in der Zielklinik muss sichergestellt sein.
- B Gas- und Medikamentenvorräte müssen ausreichend sein.
- C Der Transportschein muss ausgestellt sein und vorliegen.

IV 4 Arbeitsplatz Rettungsdienst

IV 4.2 Gesundheitsschutz

779. Welche Bereiche werden durch die Arbeitsstättenverordnung (ArbStättV)geregelt? (2 Punkte)

- ❍ A Schutz gegen unzuträgliche Einwirkungen (Lärm, Geruch usw.)
- ❍ B Mindestanforderungen an Pausen- und Bereitschaftsräume
- ❍ C Ausstattung der Rettungsmittel (NEF, RTW, KTW)
- ❍ D Persönliche Schutzausrüstung (Helm, Handschuhe usw.)

780. Welche Aussagen zur arbeitsmedizinischen Untersuchung sind richtig? (2 Punkte)

- ❍ A Die Teilnahme an der arbeitsmedizinischen Untersuchung ist freiwillig.
- ❍ B Die arbeitsmedizinische Untersuchung kann beim Hausarzt durchgeführt werden.
- ❍ C Die Beschäftigten müssen die Untersuchungsbefunde dem Arbeitgeber mitteilen.
- ❍ D Falls sich die Arbeitsbedingungen wesentlich ändern, kann der Beschäftigte eine neue arbeitsmedizinische Untersuchung verlangen.
- ❍ E Falls sich die Arbeitsbedingungen nicht wesentlich ändern, genügt eine einzige arbeitsmedizinische Untersuchung.

781. Welche Aussagen zum Sicherheitsbeauftragten in Firmen sind richtig? (2 Punkte)

- ❍ A Der Sicherheitsbeauftragte muss Ingenieur oder Techniker sein.
- ❍ B Der Sicherheitsbeauftragte ist in der Regel ein externer Mitarbeiter.
- ❍ C Der Sicherheitsbeauftragte macht Verbesserungsvorschläge zum Gesundheitsschutz und kontrolliert deren Durchführung.
- ❍ D Der Sicherheitsbeauftragte muss von Unfallanzeigen Kenntnis nehmen.
- ❍ E Der Sicherheitsbeauftragte kann bei Pflichtverletzung juristisch belangt werden.

782. Welche Aufgaben hat eine Fachkraft für Arbeitssicherheit? (2 Punkte)

- ❍ A Beratung des Arbeitgebers in Fragen der Arbeitssicherheit
- ❍ B Beratung bei der Ausstattung der Rettungsmittel mit Sicherheitstechnik
- ❍ C Beurteilung von Arbeitsbedingungen und Arbeitsplätzen
- ❍ D Prävention von Arbeitsunfällen

IV 6 Ethik

794. Welche Aussagen im Hinblick auf die Gefährdung von Notfallpatienten sind richtig? (3 Punkte)

- A In Notlagen ist der Mensch in seiner Gesamtheit gefährdet.
- B In Notlagen ist der Mensch nur vital gefährdet.
- C Bei Notfallpatienten erscheint es angezeigt, neben Gesundheit und Sicherheit auch andere Rechtsgüter wie Freiheit, Würde und sittliche Überzeugungen zu schützen.
- D Der Notfallpatient soll als Gesamtpersönlichkeit wahrgenommen werden.

795. Welche Aussagen sind richtig? (2 Punkte)

- A Rettungsdienstmitarbeiter sind vorrangig für die medizinische Versorgung zuständig.
- B Rettungsdienstmitarbeiter sind ausschließlich für die medizinische Versorgung zuständig.
- C Das Rettungsteam ist die Interessenvertretung des Notfallpatienten.

796. Welche Aussagen sind richtig? (3 Punkte)

- A Ethische Prinzipien finden ihren Ausdruck in wertorientierten Handlungsanweisungen.
- B Ethik ist die moderne Glaubenslehre.
- C Die unterschiedlichen medizinischen Berufe haben gleiche ethische Prinzipien, die bedeutsamer sind als berufsgruppenspezifische Unterschiede.

797. Kreuzen Sie die drei wesentlichen Bereiche der medizinischen Ethik an. (5 Punkte)

- A Tugenden
- B Ehrlichkeit
- C Pflichten
- D institutionell verankerte Prinzipien

798. Welche Aussage ist richtig? (2 Punkte)

- A Im Rettungsdienst kann es ein Missverhältnis zwischen Hilfsbedarf und Hilfsmöglichkeit geben.
- B Das Verhalten des Patienten kann das Handeln nach ethischen Gesichtspunkten im Rettungsdienst auf keinen Fall verändern.
- C Die Androhung eines Suizids ist noch keine Notlage.

799. Welche Aussagen treffen zu? (3 Punkte)

- A Dem Staat obliegt der Schutz der Bürger.
- B Aufgrund der speziellen Hilfe im Rettungsdienst ist eine spezifische Berufsausbildung erforderlich.
- C Die Unterlassung von Hilfe kann auch wirtschaftliche Schäden verursachen.
- D Die Unterlassung von Hilfe hat nur strafrechtliche Konsequenzen.

800. Welche grundsätzlichen Aussagen zur Ethik sind richtig? (3 PUNKTE)

- ○ A Die Mitarbeiter im Rettungsdienst sind verantwortlich für ihre Entscheidungen und Handlungen.
- ○ B Der Rückzug auf ethische Grundsätze kann Handlungsspielraum für das Helfen schaffen.
- ○ C Ethik dient der geistigen Bestärkung des Rettungsdienstpersonals.
- ○ D Ethische Prinzipien entbinden nicht von der Eigenverantwortung.

1 *Grundlagen und Techniken*
[LPN 1] ►

Lösungen !

I 1 Einführung in die Terminologie

I 1.2 Wortelemente

1. In der medizinischen Fachsprache werden häufig Richtungsangaben verwendet, die auch in der Notfallmedizin von Bedeutung sind. Ordnen Sie die folgenden Begriffe ihren Bedeutungen zu. (3 Punkte – I 1.2)
   ✗ Richtig ist:
   1b, 2d, 3c, 4f, 5e, 6a

2. Ordnen Sie die folgenden Begriffe ihren Bedeutungen zu. (3 Punkte – I 1.2)
   ✗ Richtig ist:
   1d, 2c, 3a, 4f, 5b, 6e

3. Ordnen Sie die folgenden Begriffe ihren Bedeutungen zu. (3 Punkte – I 1.2)
   ✗ Richtig ist:
   1b, 2e, 3c, 4d, 5a, 6f

4. Ordnen Sie die folgenden Begriffe ihren Bedeutungen zu. (3 Punkte – I 1.2)
   ✗ Richtig ist:
   1e, 2c, 3b, 4d, 5a

5. Welche Bedeutung hat die Vorsilbe »*infra*«? (1 Punkt – I 1.2)
   ✗ A unterhalb

6. Welche Bedeutung hat die Vorsilbe »*re*«? (1 Punkt – I 1.2)
   ✗ C wieder-, rück-, neu

7. Welche Bedeutung hat die Vorsilbe »*super*«? (1 Punkt – I 1.2)
   ✗ B über, übermäßig

8. Welche Bedeutung hat die Vorsilbe »*per*«? (1 Punkt – I 1.2)
   ✗ D durch, hindurch, besonders

9. Welche Bedeutung hat der Begriff »*rectus*«? (1 Punkt – I 1.2)
   ✗ A gerade

I 2 Diagnostik, Monitoring und Dokumentation

I 2.1 Anamnese

10. Bei der Erhebung der Anamnese ... (3 Punkte – I 2.1)
    ✗ B gilt, dass je bedrohter der Patient ist, desto weniger Zeit für die Anamnese zur Verfügung steht.
    ✗ C gehört die Beurteilung der Gesamtsituation zur Erfassung der Vorgeschichte.

I 2.2 Klinische Untersuchung

11. Der klinische Untersuchungsgang umfasst nicht: (2 Punkte – I 2.2)
    ✗ B Pulsoxymetrie
    ▶ *Zur klinischen Untersuchung gehören die Überprüfung der Vitalfunktionen, die Erhebung der Vorgeschichte und die gezielte körperliche Untersuchung.*

12. **Welche Aussagen zum Hautkolorit sind richtig?** (4 PUNKTE – I 2.2.3.1)

✗ C Eine Zyanose tritt bei einem Hb unter 6 g/dl selbst bei schwerstem Sauerstoffmangel nicht auf.

✗ D Patienten mit einer Blausäurevergiftung können rosig aussehen.

13. **Bei der Inspektion des Kopfes ...** (5 PUNKTE – I 2.2.3.2)

✗ A können geschwollene Augenlider an eine Volumenbelastung denken lassen.

✗ C weist fast fehlendes Lippenrot auf eine Anämie hin.

✗ D ist das Herunterhängen eines Augenlides oder das Auslaufen von Speichel aus einem nach unten hängenden Mundwinkel Hinweis auf eine neurologische Störung.

14. **Welche Aussagen zur Kontrolle der Atmung treffen zu?** (5 PUNKTE – I 2.2.3.3)

✗ C Die Totraumatmung ist dem klinischen Zustand des Atemstillstandes gleichzusetzen.

15. **Bei der Inspektion des Thorax stellen Sie eine gegensinnige Bewegung des Brustkorbes fest: Bei der Einatmung zieht sich die Brustwand ein, bei der Ausatmung wölbt sie sich vor oder bleibt eingezogen. Weiterhin lässt sich eine instabile Thoraxwand palpieren. Um welche Atmungsform handelt es sich?** (2 PUNKTE – I 2.2.3.3)

Paradoxe Atmung

16. **Welche pathologische Form des Atemrhythmus findet man oft bei einer Verschiebung des pH-Wertes in den sauren Bereich?** (2 PUNKTE – I 2.2.3.3)

✗ D Kussmaul-Atmung

17. **Ein 50-jähriger Patient hat starke Schmerzen im rechten Unterschenkel. Die Extremität ist im Seitenvergleich weiß und bei Palpation deutlich kühler. Die Fußpulse sind nicht tastbar. Wie lautet die Verdachtsdiagnose?** (5 PUNKTE – I 2.2.6.2)

akuter arterieller Verschluss

18. **Welche Aussagen zur Untersuchung des Abdomens sind richtig?** (4 PUNKTE – I 2.2.6.3)

✗ A Die Palpation ist die wichtigste präklinische Untersuchungsmethode des Abdomens.

19. **Bei der Untersuchung einer 75-jährigen Patientin stellen Sie folgende Symptome fest: um den Bauchnabel tastbarer, pulsierender Tumor, Rückenschmerzen, RR 110/80 mmHg. Die Leistenpulse sind nur schwach tastbar. Wie lautet die Verdachtsdiagnose?** (5 PUNKTE – I 2.2.6.3)

Bauchaortenaneurysma

20. **Welche der folgenden Aussagen zur Auskultation treffen zu?** (3 PUNKTE – I 2.2.7)

✗ C Wesentlich für die Feststellung krankhafter Prozesse in einem Lungenabschnitt ist der Seitenvergleich.

21. Ein inspiratorischer Stridor ... (4 PUNKTE – I 2.2.7.1)

- ✗ A ist Symptom eines Kruppsyndroms.
- ✗ B entsteht bei kehlkopfnahen Verlegungen.
- ✗ D geht häufig mit Einziehungen der Weichteile über Sternum und Schlüsselbein einher.

22. Rasselgeräusche ... (4 PUNKTE – I 2.2.7.1)

- ✗ A finden sich als pfeifendes, tiefes Brummen bei einer chronischen Bronchitis.
- ✗ B sind als feuchte Rasselgeräusche Zeichen von Flüssigkeit in den Bronchien und Alveolen.
- ✗ C weisen bei grobblasigen Geräuschen mit tiefem Ton und Lokalisation in den großen Bronchien auf ein Lungenödem hin.

23. Der bewusstseinsgetrübte Patient ... (4 PUNKTE – I 2.2.7.1)

- ✗ A öffnet bei Schmerzreiz die Augen und versucht gezielt, die Reizquelle abzuwehren.
- ✗ B wird anhand der Glasgow Coma Scale beurteilt.
- ✗ C zeigt ein der Situation nicht angepasstes Verhalten.
- ✗ D kann unterschiedliche Stufen der Bewusstseinsveränderung durchlaufen.

24. Welche Aussagen zur Beurteilung der Pupillen sind richtig? (4 PUNKTE – I 2.2.8.2)

- ✗ A Normalerweise sind die Pupillen rund, ca. 2–4 mm weit, bei Lichteinfall werden sie innerhalb einer Sekunde enger.
- ✗ B Erweiterte Pupillen können sich bei schweren Unterkühlungen finden.

25. Zeichnen Sie die Auskultationsstellen der Lunge an der Brustwand und im Rücken ein! (4 PUNKTE – I 2.2.9)

Auskultationspunkte Vorderseite

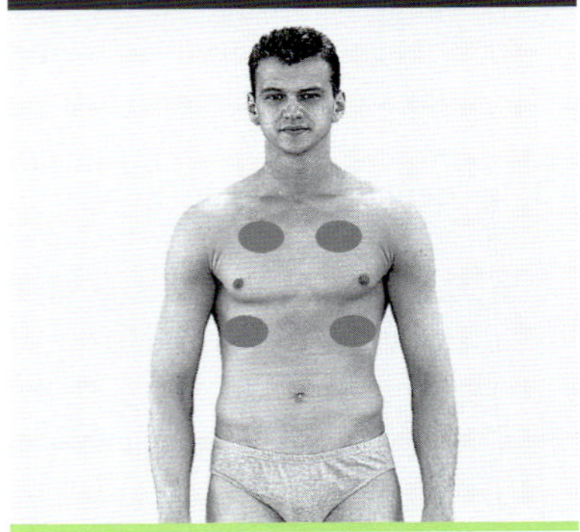

Auskultationspunkte Rückseite

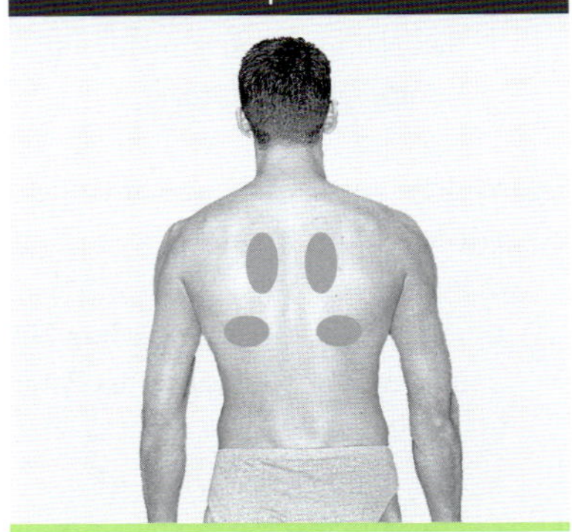

I 2.3 Apparative Diagnostik und Monitoring

26. Zum Basismonitoring für jeden Notfallpatienten gehören nicht: (3 PUNKTE – I 2.3.1)

- ✗ D Temperaturkontrolle
- ✗ E Blutzuckerkontrolle

▶ *Zum Basismonitoring jedes Notfallpatienten gehören EKG-Ableitung, Blutdruckmessung und Pulsoxymetrie.*

27. **Bei der arteriellen Blutdruckmessung** (3 PUNKTE – I 2.3.1.1)

✗ B entspricht der arterielle Mitteldruck der treibenden Kraft, die den Blutstrom in der Peripherie und im ZNS aufrechterhält.

✗ C ermöglicht der diastolische Blutdruck u. a. Aussagen über den peripheren Widerstand.

28. **Prüfen Sie folgende Aussagen zur Blutdruckmessung. Was trifft zu?** (4 PUNKTE – I 2.3.1.1)

✗ A Bei der palpatorischen Methode sind diastolischer und mittlerer arterieller Druck nicht messbar.

29. **Bei Notfallpatienten sollte die arterielle partielle Sauerstoffsättigung SpO_2 nicht unter den folgenden Wert sinken:** (4 PUNKTE – I 2.3.1.4)

✗ C 90%

30. **Ursache für den schlagartigen Abfall der endexspiratorischen CO_2-Konzentration gegen null ist ...** (4 PUNKTE – I 2.3.1.5)

✗ A die vollständige Diskonnektion des Beatmungssystems.

✗ B der Ausfall des Beatmungsgerätes.

✗ C die komplette Verlegung des Tubus.

✗ D die Lage des Tubus im Ösophagus.

31. **Welche Aussagen zum EKG sind richtig?** (4 PUNKTE – I 2.3.1.6)

✗ A Ein EKG liefert nur Informationen über die elektrischen Herzaktionen.

✗ D Die Gesamtheit der depolarisierten Muskelzellen kann als negativer Pol angesehen werden.

32. **Welche Aussagen zum EKG im Rettungsdienst sind richtig?** (4 PUNKTE – I 2.3.1.6)

✗ A Fast alle EKG-Geräte im Rettungsdienst haben einen eingebauten Defibrillator.

✗ C Die Ableitung über die Paddles des Defibrillators ist die einfachste und schnellste Art der EKG-Ableitung im Rettungsdienst.

✗ D Mit einem Dreipol-Kabel können eingeschränkt auch Rhythmusstörungen diagnostiziert werden.

33. **Wie kann es passieren, dass ein gesunder Patient in einer EKG-Ableitung das Bild einer Asystolie aufweist?** (4 PUNKTE – I 2.3.1.6)

✗ A Das Kabel ist defekt.

✗ B Die Ableitung erfolgt über die Defibrillator-Elektroden bei eingestecktem EKG-Kabel.

✗ C Es liegt eine falsche Geräteeinstellung vor.

34. **Wodurch kann im EKG ein Kammerflimmern imitiert werden?** (5 PUNKTE – I 2.3.1.6)

✗ A Muskelzittern

✗ B Bewegungsartefakte, z. B. durch fahrenden RTW

✗ C elektromagnetische Felder

✗ D falsch eingestellte Amplitude

35. **Nennen Sie die erste Maßnahme beim Auftauchen eines Kammerflimmerns auf dem EKG-Monitor.** (5 PUNKTE – I 2.3.1.6)

Pulskontrolle

36. **Was zeigt sich auf dem EKG, wenn der gewählte Ableitungsvektor senkrecht zum Herzvektor liegt?** (4 PUNKTE – I 2.3.1.6)

✗ C eventuell gar keine verwertbaren Ausschläge

37. **Wodurch können EKG-Artefakte entstehen?** (4 PUNKTE – I 2.3.1.6)

✗ A defekte Elektroden

✗ B lockere Stecker

✗ D elektrische Anlagen

38. **Welche Aussagen über einen normalen QRS-Komplex sind richtig?** (4 PUNKTE – I 2.3.1.6)

✗ C Die R-Zacke darf auch kleiner als die S-Zacke sein.

39. **Die Bestimmung des kleinen Blutbildes beinhaltet …** (2 PUNKTE – I 2.3.2.1)

✗ A den Hämoglobingehalt.

✗ C Erythrozyten.

✗ D Leukozyten.

✗ E Thrombozyten.

40. **Bei der Röntgenuntersuchung …** (2 PUNKTE – I 2.3.2.2)

✗ A zur Diagnostik in Notfallsituationen sind Untersuchungen des Skeletts, der Brustorgane und begrenzt auch des Abdomens relevant.

✗ B erscheinen luftgefüllte Strukturen auf dem Röntgenbild schwarz abgebildet.

✗ D werden Aufnahmen des Skeletts grundsätzlich in zwei senkrechten Ebenen angefertigt.

41. **Die Ultraschalluntersuchung …** (2 PUNKTE – I 2.3.2.2)

✗ A ist ein nicht-invasives, den Patienten nicht belastendes Untersuchungsverfahren.

✗ C eignet sich insbesondere zur ersten Orientierung beim unklaren Abdomen.

42. **Geben Sie an, welche Aussagen zur Endoskopie zutreffen.** (3 PUNKTE – I 2.3.2.2)

✗ A Die Bronchoskopie ist zur Diagnostik nach einem Inhalationstrauma geeignet.

✗ B Der obere Verdauungstrakt kann bis zum Duodenum beurteilt werden.

✗ C Nach Feststellung einer Blutungsquelle ist eine Unterspritzung des blutenden Gefäßes mit entsprechenden Medikamenten möglich.

✗ D Fremdkörper und Sekret können bei Verlegung eines Bronchus entfernt werden.

I 2.4 Dokumentation der Rettungsdiensteinsätze

43. **Welche Aussagen zur Dokumentation der Rettungsdiensteinsätze sind korrekt?** (4 PUNKTE – I 2.4)

✗ B Durch die Pflicht zur Dokumentation ist u. a. beabsichtigt, dass es nicht zu einer Beweislastumkehrung für das Rettungsdienstpersonal kommt.

✗ C Mit einem Notarztprotokoll werden der Einsatz dokumentiert, die wichtigsten Notfalldaten übermittelt sowie ein Verlaufsbericht fixiert.

44. An welchen Orten dürfen personenbezogene Daten aufbewahrt werden? (2 Punkte – I 2.4)

✗ A bei der Patientenakte im Krankenhaus

✗ C in einem Ordner in der Rettungswache

45. Welche Punkte gehören nicht zum minimalen Notarztdatensatz? (2 Punkte – I 2.4)

✗ A Angaben über Erkrankungen und Verletzungen

✗ C Angaben über Maßnahmen

I 3 Elementar- und Standardtherapie

46. Welche Aussagen treffen nicht zu? (2 Punkte – I 3.1.1)

✗ A Die spezielle Therapie beinhaltet immer die Anlage eines venösen Zugangs.

✗ B Die Elementartherapie beinhaltet immer die sofortige BZ-Kontrolle.

✗ C Die Elementartherapie ist eine notärztliche Therapie.

✗ D Die Elementartherapie wird in der Regel erst nach der Standardtherapie eingeleitet.

47. Welche Aussagen sind richtig? (2 Punkte – I 3.1.1)

✗ D Bei erforderlicher Elementartherapie ist i.d.R. auch ein Notarzt nachzufordern.

I 4 Störungen vitaler Funktionen

I 4.1 Das Verbundsystem der Vitalfunktionen

48. Nennen Sie die wichtigsten Vitalfunktionen. (3 Punkte – I 4.1)

Atmung, Herz-Kreislauf-System, Bewusstsein, Hirnfunktion

I 4.2 Störung des Bewusstseins

49. Nennen Sie die primären Gefahren, die aus einer Bewusstseinsstörung erwachsen können. (3 Punkte – I 4.2.2)

Zurückfallen der Zunge, Regurgitation, Aspiration, Ausfall der Schutzreflexe

50. Nennen Sie drei Ursachengruppen für Bewusstseinsstörungen. (3 Punkte – I 4.2.3)

primäre Hirnläsionen, sekundäre Hirnläsionen, toxische Ursachen

51. Was können Ursachen einer sekundären Hirnläsion sein? (3 Punkte – I 4.2.3.2)

✗ C Atemstörungen

✗ D Herz-Kreislauf-Störungen

52. Nennen Sie die drei Schweregrade – von leicht nach schwer –, in die man bewusstseinsgetrübte Patienten erstdiagnostisch einteilt. (3 Punkte – I 4.2.5.1)

Somnolenz, Sopor, Koma

53. Welche der angegebenen Symptome gehören zu einem soporösen Patienten? (4 PUNKTE – I 4.2.5.1)

✗ A tiefe Schläfrigkeit

✗ C Augenöffnen auf Schmerzreiz möglich

✗ D keine vollständige Erweckbarkeit durch äußere Reize

54. Welche diagnostische Maßnahme müssen Sie u. a. routinemäßig bei jedem bewusstseinsgetrübten Patienten durchführen? (3 PUNKTE – I 4.2.5.2)

Blutzuckertest

55. Wie hoch ist der normale Blutzuckerwert eines Erwachsenen? (6 PUNKTE – I 4.2.5.2)

✗ C 60 – 120 mg/dl

56. Ist bei einem bewusstlosen, spontanatmenden Patienten ohne weitere Verletzungen der Notarzt nachzualarmieren? (3 PUNKTE – I 4.2.6.1)

✗ B ja

57. Welche Maßnahmen würden Sie bei einem spontanatmenden, bewusstlosen Patienten, auch im Rahmen der Notkompetenz, durchführen? (3 PUNKTE – I 4.2.6.2)

✗ A freie Atemwege schaffen

✗ B stabile Seitenlage

✗ D periphervenöser Zugang und Blutzucker-Kontrolle

I 4.3 Störung der Atmung

58. Nennen Sie vier Ursachengruppen für Atemstörungen. (4 PUNKTE – I 4.3.2)

Störungen des Sauerstoffangebots, Störungen der neuromuskulären Regulation der Atmung, Störungen der Atemmechanik, Störungen der Sauerstoffdiffusion

59. Nennen Sie die Atemfrequenz und das Atemzugvolumen der folgenden Altersstufen (Normalwerte). (6 PUNKTE – I 4.3.4.1)

	Atemfrequenz/min	Atemzugvolumen (ml)
Neugeborene	40	20 - 40
Säuglinge	30	50 - 100
Kleinkinder	25	100 - 200
Schulkinder	20	200 - 400
Jugendliche	15	300 - 500
Erwachsene	12	500 - 800

60. Mögliche Komplikationen beim Absaugvorgang durch die Nase sind: (2 PUNKTE – I 4.3.5.1)

✗ A Verletzungen der Nasenschleimhaut

✗ B Auslösen von Erbrechen

✗ C Auslösen eines Laryngospasmus

61. Nennen Sie die Materialien, die man zur Intubation eines Patienten vorbereiten muss. (6 PUNKTE – I 4.3.5.3)

Endotrachealtubus, Laryngoskop, Magill-Zange, Führungsstab, Absaugeinheit, Gleitmittel, Blockerspritze, Beißschutz, Fixiermaterial, Beatmungsbeutel, Stethoskop, evtl. Blockerklemme

62. **Nennen Sie fünf Komplikationen, die bei einer Intubation auftreten können.** (5 PUNKTE – I 4.3.5.3)

Aus- oder Abbrechen von Zähnen, Weichteilverletzungen, Glottisödem, Verletzungen der Stimmbänder, Laryngospasmus, Fehlintubation

63. **Welche Aussagen treffen zu?** (2 PUNKTE – I 4.3.5.4)

✗ D Der Kombitubus kann ohne Laryngoskop eingeführt werden.

64. **Welche Aussage trifft zu?** (2 PUNKTE – I 4.3.5.4)

✗ A Die Larynxmaske gibt es in verschiedenen Größen.

65. **Welche Aussagen zur Koniotomie sind zutreffend?** (2 PUNKTE – I 4.3.5.4)

✗ A Wenn Beatmung oder Intubation nicht mehr möglich sind, besteht die Möglichkeit einer Koniotomie durch den Notarzt.

✗ C Für die Koniotomie kann auch ein vorgefertigtes Koniotomie-Set verwendet werden.

66. **Nennen Sie drei Indikationen für eine Thoraxdrainage/Thoraxpunktion.** (3 PUNKTE – I 4.3.5.4)

Pneumothorax, Spannungspneumothorax, Hämatothorax

67. **Was können Indikationen für eine PEEP-Beatmung sein?** (1 PUNKT – I 4.3.5.5)

✗ A Lungenödem

✗ D gestörter pulmonaler Sauerstofftransport

I 4.4 Störung des Herz-Kreislauf-Systems

68. **Wodurch kann eine akute Kreislaufinsuffizienz verursacht werden?** (4 PUNKTE – I 4.4.2)

✗ A durch eine Verringerung des zirkulierenden Blutvolumens

✗ B durch eine Störung der Herzfunktion

✗ D durch eine Störung des Bluttransportes in den Gefäßen

69. **Welche Ursachen führen zu einem absoluten Volumenverlust?** (2 PUNKTE – I 4.4.3.3)

✗ D großflächige Verbrennungen der Haut

70. **Welche Symptome treten bei einer akuten Linksherzinsuffizienz auf?** (2 PUNKTE – I 4.4.4.3)

✗ A kaltschweißige Haut

✗ B fehlende periphere Hautvenenfüllung

✗ D flacher Puls

71. **Bei welcher Erkrankung des Herzens hat der Patient in der Regel gestaute Halsvenen?** (2 PUNKTE – I 4.4.4.4)

✗ C bei akuter Rechtsherzinsuffizienz

72. **Welche der folgenden Maßnahmen können zu den unmittelbaren lebensrettenden Maßnahmen gezählt werden?** (2 PUNKTE – I 4.4.5.1)

✗ A richtige Lagerung

✗ B Blutstillung bei starken Blutungen

73. Wie werden Patienten mit akuter Herzinsuffizienz, kardiogenem Schock, RR > 90 mmHg systolisch und erhaltenem Bewusstsein gelagert? (2 Punkte – I 4.4.5.2)

✗ A mit erhöhtem Oberkörper

74. Welche der folgenden Aussagen sind richtig? Eine Vollelektrolytlösung darf einem Patienten nicht infundiert werden, wenn ... (2 Punkte – I 4.4.5.2)

✗ A das Verfallsdatum der Lösung überschritten ist.

✗ C sich Kristalle in der Lösung gebildet haben.

✗ D die Lösung trübe ist.

75. Bei welcher der genannten Herz-Kreislauf-Störungen wird präklinisch i.d.R. nur wenig Flüssigkeit infundiert? (2 Punkte – I 4.4.5.2)

✗ D beim kardiogenen Schock

▶ *Beim hämorrhagischen und beim anaphylaktischen Schock sowie bei der vasovagalen Synkope darf gegebenenfalls eine Druckinfusion angelegt werden.*

76. Welcher Parameter wird präklinisch nicht gemessen? (2 Punkte – I 4.4.5.2)

✗ D zentraler Venendruck

▶ *Im Rettungsdienst werden bei einem Patienten primär die Sauerstoffsättigung des Blutes, der diastolische Blutdruck und die elektrische Herztätigkeit kontrolliert.*

77. Welche Maßnahme ist bei einem Patienten mit einer Herz-Kreislauf-Störung präklinisch nicht sinnvoll? (2 Punkte – I 4.4.5.2)

✗ C Legen eines zentralvenösen Zuganges

▶ *Bei Herz-Kreislauf-Störungen müssen das Legen eines periphervenösen Zuganges, Sauerstoffgabe und EKG-Kontrolle erfolgen.*

78. Welche der folgenden Komplikationen sind bei einer Venenpunktion im Hand- bzw. Unterarmbereich möglich? (4 Punkte – I 4.4.5.2)

✗ A arterielle Punktion

✗ C Platzen der Vene mit paravenöser Infusion

✗ D Phlebitis (Venenentzündung)

79. Welche Maßnahmen führen bei einer Venenpunktion zu einer Verbesserung der Venenfüllung im Arm? (2 Punkte – I 4.4.5.2)

✗ B leichtes Beklopfen der Punktionsstelle

✗ D Patient mit der Hand »pumpen« lassen

80. Welche Maßnahme ist bei einer versehentlichen arteriellen Infusion indiziert? (2 Punkte – I 4.4.5.2)

✗ D Kanüle belassen und für den Notarzt Medikamente (Kochsalz, Kortikoide, Vasodilatator, Lokalanästhetikum) vorbereiten

81. Welche Zuordnung zwischen Störung und Maßnahme ist bei einer Infusionstherapie richtig? (2 Punkte – I 4.4.5.2)
- ✗ B sekundäre Perforation – neu punktieren
- ✗ C Einfließen von Blut in den Infusionsschlauch – Stauung lösen, Flasche höher hängen
- ✗ D Venenverweilkanüle verstopft – neu punktieren

82. Welche Aussage bezüglich der Stauung zur peripheren Venenpunktion am Arm mittels einer Blutdruckmanschette ist richtig? (3 Punkte – I 4.4.5.2)
- ✗ B Ein guter Anhaltspunkt für einen optimalen Staudruck ist der Bereich des diastolischen Druckwerts.

83. Bei welcher Erkrankung bzw. Verletzung ist eine zwingende Notarztindikation gegeben? (3 Punkte – I 4.4.5.3)
- ✗ A massiver Thoraxschmerz
- ✗ B Zyanose bei Atemnot
- ✗ D Blutdruckabfall nach starker Blutung

84. Die beste Alternative bei nicht möglichem periphervenösen Zugang zum Zweck einer Infusion bei Kleinkindern ist ... (3 Punkte – I 4.4.5.3)
- ✗ C der intraossäre Zugang.

85. Welche Medikamente können endobronchial verabreicht werden? (3 Punkte – I 4.4.5.3)
- ✗ A Adrenalin
- ✗ C Lidocain
- ✗ D Atropin

86. Welche Lagerungsart des Patienten eignet i.d.R. sich am besten für das Legen eines zentralvenösen Zugangs über die Vena jugularis interna? (2 Punkte – I 4.4.5.3)
- ✗ A flache Lagerung, ggf. Kopf leicht zur Gegenseite der Punktion gedreht

I 5 Reanimation

I 5.2 Pathophysiologie

87. Welche Aussagen sind richtig? (3 Punkte – I 5.2)
- ✗ C Es gibt hypodyname und hyperdyname Formen des Kreislaufstillstandes.

I 5.3 Symptome

88. Durch welche Symptome ist ein Kreislaufstillstand definiert? (3 Punkte – I 5.3)
- ✗ A Bewusstlosigkeit
- ✗ B Atemstillstand
- ✗ C Pulslosigkeit

I 5.4 Therapie

89. Bei welchen EKG-Bildern handelt es sich i.d.R. um Formen des Kreislaufstillstandes? (3 Punkte – I 5.4.2)
- ✗ A Kammerflimmern
- ✗ D Asystolie

90. Welche Aussagen zum Basic Life Support sind korrekt? (3 PUNKTE – I 5.4)

✗ A Bei der Einhelfermethode wird im Wechselrhythmus 2:15 reanimiert.
✗ C Solange der Patient nicht intubiert ist, müssen Beatmung und Thoraxkompression im Wechsel durchgeführt werden.

91. Wann ist ein präkordialer Faustschlag sinnvoll? (2 PUNKTE – I 5.4.2.1)

✗ A wenn am EKG der Übergang in ein Kammerflimmern beobachtet wird

92. Welche Maßnahmen zählen zu den erweiterten lebensrettenden Maßnahmen? (3 PUNKTE – I 5.4.2)

✗ B EKG-Diagnostik
✗ D Elektrotherapie (Defibrillation und Schrittmachereinsatz)
✗ E Intubation

93. Welche der aufgeführten Maßnahmen kommen für den Rettungsassistenten im Rahmen der Notkompetenz während der Reanimation infrage? (6 PUNKTE – I 5.4.2)

✗ A Defibrillation Erwachsener mit halbautomatischen Defibrillatoren
✗ B endotracheale Intubation ohne Einsatz von Medikamenten
✗ D Gabe von Adrenalin

94. Welche Maßnahme ist die zeitlich wichtigste bei Kammerflimmern oder pulsloser ventrikulärer Tachykardie (PVT)? (4 PUNKTE – I 5.4.2.2)

schnellstmögliche Defibrillation

95. Welche Abfolge der Energien ist für die ersten drei monophasischen Defibrillationen bei Erwachsenen zu wählen? (6 PUNKTE – I 5.4.2.2)

✗ C 200 Joule – 200 Joule – 360 Joule

96. Wegen welcher Wirkungen wird Adrenalin beim Kreislaufstillstand eingesetzt? (3 PUNKTE – I 5.4.2.4)

✗ A Vasokonstriktion
✗ C Erhöhung der Koronarperfusion

97. Welche Aussagen über die Dosierung von Adrenalin bei Erwachsenen sind korrekt? (6 PUNKTE – I 5.4.2.4; 10.2.20)

✗ B Die Initialdosierung beträgt 1 mg i.v.
✗ C Bei endobronchialer Gabe beträgt die Dosis 3,0 mg (verdünnt).
✗ D Bei Asystolie kann nach drei Zyklen eine erhöhte Dosis von 5 mg erwogen werden.

I 5.5 Häufige Fehler und Komplikationen

98. Welche Fehler treten bei den Maßnahmen des Basic Life Support (BLS) häufig auf? (3 PUNKTE – I 5.5.1)

✗ A falsch gewählter Druckpunkt
✗ B falsche Drucktiefe
✗ D falscher Ablauf

I 5.6 Stabilisierung und Sicherung des Reanimationserfolgs

99. Welche Aussagen zu Noradrenalin sind richtig? (3 Punkte – I 5.6.2)
- ✗ B Noradrenalin wirkt primär auf α-Rezeptoren mit einer starken Vasokonstriktion.
- ✗ D Noradrenalin kann in der Postreanimationsphase zur Stabilisierung des Blutdrucks eingesetzt werden.

I 5.9 Reanimation von Säuglingen und Kindern

100. Welcher der genannten Faktoren ist hauptsächlicher Auslöser eines Kreislaufstillstandes im Kindesalter? (4 Punkte – I 5.9.1)
- ✗ B Atemstillstand

101. Welche Aussagen zum Basic Life Support bei Kindern sind korrekt? (4 Punkte – I 5.9.2)
- ✗ A Bei Säuglingen darf der Kopf nur in die Schnüffelstellung gebracht werden.
- ✗ C Auf die Feststellung des Atemstillstandes folgen zwei bis fünf initiale Ventilationen.

102. Unterhalb welcher Herzfrequenz ist bei Säuglingen das Herzzeitvolumen (HZV) i. d. R. nicht mehr ausreichend? (3 Punkte – I 5.9.2)
- ✗ C 60/min

103. Wo wird beim Säugling der Puls getastet? (2 Punkte – I 5.9.2.1)
- ✗ C an der A. brachialis (Innenseite des Oberarms)

104. Was ist bei der Reanimation von Klein- und Schulkindern zu beachten? (6 Punkte – I 5.9.2.1)
- ✗ A Bei Kindern ab etwa acht Jahren gelten die Vorgehensweisen für Erwachsene.
- ✗ B Bei Klein- und Schulkindern bis etwa acht Jahren wird die Thoraxkompression mit nur einem Handballen ausgeübt.

105. Welche initiale Defibrillationsenergie ist für Säuglinge zu wählen? (3 Punkte – I 5.9.7)
- ✗ B 2 Joule/kg KG

106. Welche Aussagen über die medikamentöse Therapie des Kreislaufstillstandes bei Kindern sind korrekt? (3 Punkte – I 5.9.6)
- ✗ A Kann kein venöser Zugang gelegt werden, so wird Adrenalin in der zehnfachen Dosis endobronchial gegeben.
- ✗ B Adrenalin wird i.v. und i.o. mit 0,01 mg/kg KG dosiert.
- ✗ D Nach jeder Medikamentengabe wird Ringer-Lösung® infundiert, um das Medikament schnell im Organismus zu verteilen.

I 5.10 Tod

107. Supravitale Reaktionen belegen erhaltene Zellfunktionen nach dem klinischen Tod. Sie dienen zur Eingrenzung der Todeszeit. Dazu zählen ... (3 Punkte – I 5.10.1.2)

✗ A lokale Kontraktion bei Schlag auf den Muskel

✗ B Pupillenverengung bzw. -erweiterung bei Aufträufeln von Pilocarpin oder Atropin auf das Auge

108. Welche Merkmale gehören zu den sicheren Todeszeichen? (3 Punkte – I 5.10.2.2)

✗ A Totenflecke

109. Die Gefahr, einen so genannten Scheintod zu übersehen, ist besonders groß bei ... (3 Punkte – I 5.10.2.2)

✗ A Stoffwechselentgleisungen mit tiefem Koma.

✗ B Schlafmittelvergiftung.

✗ C Unterkühlung.

✗ D Verbluten.

110. Welche Todeszeichen sind unsicher und deswegen keine ausreichende Grundlage der Todesfeststellung? (2 Punkte – I 5.10.2.2)

✗ A Abkühlung des Körpers

✗ B Abschiedsbrief

✗ C Atemlosigkeit

✗ D Reflexlosigkeit

111. Welche Vergiftungen sind durch sorgfältige äußere Leichenschau u.U. bereits durch Blickdiagnose oder charakteristische Gerüche diagnostizierbar? (3 Punkte – I 5.10.2.3)

✗ A Kohlenmonoxid

✗ B Pflanzenschutzmittel

✗ D Heroin

I 6 Versorgung traumatologischer Notfälle

I 6.1 Wunden

112. Welche allgemeinen Regeln zur Wundversorgung gelten? (3 Punkte – I 6.1.1)

✗ A Wunden werden großflächig und steril abgedeckt.

✗ B Eingedrungene Fremdkörper werden in der Wunde belassen (Abpolsterung und Fixierung).

✗ C Wundauflagen müssen fixiert werden.

✗ D Die betroffenen Körperteile und -regionen werden ruhig gestellt.

113. Bei der Versorgung von Fremdkörperverletzungen ... (4 Punkte – I 6.1.3)

✗ C ist bei Fremdkörperverletzungen in Körperhöhlen mit schweren inneren Blutungen zu rechnen.

✗ D wird der Fremdkörper umpolstert und in den Verband mit einbezogen.

I 6.2 Blutstillung

114. **Welche Aussagen sind korrekt?** (4 PUNKTE – I 6.2.1)

✗ B Bei kapillären Sickerblutungen aus großen Wundbereichen sind extreme Blutverluste möglich.

✗ C Blutungen bergen die Gefahr eines hämorrhagischen Schocks.

115. **Was ist bei der Blutstillung zu beachten?** (3 PUNKTE – I 6.2.1)

✗ A Blutstillungen werden in der Regel am liegenden Patienten vorgenommen.

✗ B bei bedrohlichen Blutungen Einleitung einer adäquaten Schocktherapie

116. **In welcher Reihenfolge wird ein Druckverband angelegt?** (6 PUNKTE – I 6.2.3)

1 Ruhigstellung
2 ggf. zweites Druckpolster
3 Mullbinde, elastische Binde oder Dreiecktuch
4 Druckpolster
5 sterile Wundauflage

✗ C 5 / 3 / 4 / 2 / 1

117. **Blutungen am Kopf ...** (2 PUNKTE – I 6.2.5)

✗ A gehen möglicherweise mit offenen Schädel-Hirn-Traumen einher.

✗ B werden ggf. durch Druckverbände am hochgelagerten Kopf gestillt.

118. **Welche Aussagen sind richtig?** (4 PUNKTE – I 6.2.6)

✗ B Amputate werden in steriles Material eingeschlagen.

✗ C Zum Transport werden besondere Replantatbeutel verwendet.

I 6.3 Versorgung von Frakturen und Gelenkverletzungen

119. **Wie können Frakturen entstehen?** (4 PUNKTE – I 6.3.1)

✗ A als Folge wiederholter Mikrotraumen (so genannter Ermüdungsbruch)

✗ B durch indirekte äußere Gewalteinwirkung

✗ D durch direkte äußere Gewalteinwirkung

120. **Sichere Frakturzeichen sind ...** (4 PUNKTE – I 6.3.1)

✗ A Fehlstellung und abnorme Form

✗ C sichtbare Knochenteile in der Wunde

✗ D hörbares Knochenreiben

121. **Bei der Versorgung von Frakturen ...** (2 PUNKTE – I 6.3.1)

✗ A ist die Bekleidung an der verletzten Extremität grundsätzlich zu entfernen.

✗ B ist die Versorgung der Vitalfunktionen vorrangig.

122. **Welche Aussagen sind richtig?** (4 PUNKTE – I 6.3.1)

✗ A Die Reposition bewirkt eine Druckentlastung des geschädigten Weichteilgewebes.

✗ B Alle dislozierten (verschobenen) Frakturen sollen i.d.R. reponiert und unter Zug ruhig gestellt werden.

✗ D Bei der Reposition wird die Gliedmaßenachse grob wiederhergestellt.

123. Was bedeutet die Abkürzung »DMS« im Rahmen der Versorgung von Extremitätenverletzungen? (2 PUNKTE – I 6.3.1)

✗ D Durchblutung, Motorik, Sensibilität

124. Welche Aussagen sind richtig? (4 PUNKTE – I 6.3.1)

✗ A Ober- bzw. Unterschenkelfrakturen werden am liegenden Patienten im Winkel von ca. 30° reponiert.

✗ C Bei Schenkelhalsfrakturen reicht eine einfache Immobilisation aus.

✗ D Unterarmschaftfrakturen werden bei rechtwinklig gebeugtem Ellenbogengelenk reponiert.

125. Was ist eine Kontusion? (3 PUNKTE – I 6.3.2)

✗ C Prellung des Gelenks mit oftmals unsicheren Frakturzeichen

126. Was ist eine Luxation? (3 PUNKTE – I 6.3.2)

✗ A Lösung der gelenkbildenden Strukturen mit Störung der Gelenkfunktion

I 6.4 Immobilisations- und Retentionsmaterialien

127. Ordnen Sie den Extremitäten/Körperteilen Ruhigstellungsmittel zu. (3 PUNKTE – I 6.4)

A Armtragetuch,
B Luftkammerschiene,
C Vakuummatratze,
D Stifneck®,
E KED-System

✗ A Handgelenk
✗ A, B Unterarm
✗ A, B, C Oberarm
✗ B Sprunggelenk
✗ B Unterschenkel

128. Ordnen Sie den Extremitäten/Körperteilen Ruhigstellungsmittel zu. (6 PUNKTE – I 6.4)

A Armtragetuch,
B Luftkammerschiene,
C Vakuummatratze,
D Stifneck®,
E KED-System

✗ C Knie
✗ C Oberschenkel
✗ D, C, E Halswirbeläule
✗ E, C Brustwirbelsäule
✗ C Lendenwirbelsäule

129. Welche Aussagen treffen auf die Luftkammerschiene zu? (4 PUNKTE – I 6.4.1)

✗ C Luftkammerschienen werden stets unter Extension (Zug) angelegt.

✗ D Zur Anlage sind mindestens zwei Helfer erforderlich.

130. HWS-Schienen …
(3 PUNKTE – I 6.4.8)
✗ B werden schon bei Verdacht auf eine HWS-Schädigung angelegt.
✗ C sind bei offenen Verletzungen des Halses, ohne ausreichende Wundversorgung und Kontrolle der Blutungsquelle, kontraindiziert.
✗ D können bei falscher Größenauswahl zur übermäßigen Beugung der HWS führen.

131. Welche Aussagen zur Vakuummatratze sind richtig?
(3 PUNKTE – I 6.4.10)
✗ A Sie wird für die Immobilisation einzelner verletzter Körperteile verwendet.
✗ B Sie wird für die Immobilisation des ganzen Körpers verwendet.
✗ C Sie wird durch mindestens zwei Helfer anmodelliert.
✗ D Über dem Kopf und unter den Füßen soll sich nur wenig Füllmaterial befinden.

I 7 Rettungs- und Transporttechniken

I 7.1 Rettungstechniken

132. Der Rautekgriff … (2 PUNKTE – I 7.1.1)
✗ D wird u. a. angewendet, wenn keine andere, schonendere Rettungsmethode möglich ist.

133. Welche der folgenden Indikationen für den Rückenschleiftrick nach Rautek sind richtig?
(2 PUNKTE – I 7.1.2)
✗ A Rettung aus Röhren
✗ B Rettung aus Kriechkellern
✗ C Gebäudebrände
✗ D Eisrettung

134. Die Schaufeltrage …
(3 PUNKTE – I 7.1.4)
✗ A wird u. a. beim Transport in engen Treppenhäusern eingesetzt.

135. Welche Aussagen zur Helmabnahme sind zutreffend?
(5 PUNKTE – I 7.1.5)
✗ A Notfallpatienten wird i.d.R. der Helm abgenommen.
✗ C Die Helmabnahme erfolgt präklinisch auch bei Verdacht auf eine Verletzung der HWS.
✗ D Die Abnahme des Schutzhelmes erfolgt am besten durch zwei Personen.
✗ E Patienten in Bauch- oder Seitenlage sollen zur Helmabnahme achsengerecht gedreht werden.

I 7.1 Rettungstechniken in besonderen Situationen

136. Zur Rettung aus Höhen kommen u. a. Drehleitern mit Korb (DLK) zum Einsatz. Ihre maximale Rettungshöhe bei 12 m Ausladung beträgt …
(2 PUNKTE – I 7.2.1)
✗ B 23 m.

137. **Welche Aussagen zur Rettung aus Tiefen treffen zu?** (3 Punkte – I 7.2.2)

✗ B Bei entsprechender medizinischer Komponente ist der Einsatz des KED-Systems oder anderer Immobilisationsmaterialien erforderlich.

✗ C Bei Rettungs- und Winschkörben ist direktes Einwirken auf den Patienten erschwert.

138. **Bei der Rettung Verletzter aus Freigewässern ...** (3 Punkte – I 7.2.3)

✗ A ist i.d.R. der Einsatz von Feuerwehr, DLRG oder Wasserwacht erforderlich.

✗ B ist auf ausreichende Eigensicherung, z.B. mittels Fangleine, zu achten.

✗ C können Spineboard oder Schaufeltrage zum Einsatz kommen.

✗ D hat sich die Vakuummatratze bewährt.

139. **Welche Aussagen zur Eigensicherung sind richtig?** (4 Punkte – I 7.2.5)

✗ C Der Brustbund wird angewendet, wenn Abrutsch-, Einbrech- oder Ertrinkungsgefahr für den Retter nicht auszuschließen ist.

I 7.3 Transporttechniken

140. **Welche Aussagen zum Einsatz des Rettungstuches treffen zu?** (3 Punkte – I 7.3.3.1)

✗ A Eine Einsatzmöglichkeit besteht u.a. zur Rettung aus unmittelbarer Gefahr.

✗ B Das Rettungstuch ist zur Evakuierung bettlägeriger Menschen (z.B. aus Pflegeheimen) geeignet.

✗ C Zum Transport von intubierten Patienten wird zusätzlich eine HWS-Schiene angelegt.

141. **Geben Sie an, welche Aussagen zum Umgang mit Tragen zutreffen.** (4 Punkte – I 7.3.3.3, 7.3.4 – 7.3.7)

✗ B Bei unebenem Untergrund sollte das Oberteil der Fahrtrage abgenommen werden.

✗ D Das Rettungstuch sollte als Umlagerungshilfe vorher untergelegt werden.

I 8 Lagerungsarten

142. **Wie wird ein Patient mit Verdacht auf Schädel-Hirn-Trauma (SHT), normgerechten Vitalparametern und ohne Bewusstseinsstörung gelagert?** (2 Punkte – I 8.1)

✗ B in Rückenlage auf der Vakuummatratze mit achsengerechter Kopf- und HWS-Immobilisation mit um 30° erhöhtem Oberkörper

143. **Welche beiden Ziele verfolgt man mit der Durchführung der stabilen Seitenlagerung bei jedem bewusstseinsgestörten Patienten?**
(2 Punkte – I 8.2)
Verhinderung einer Verlegung der oberen Luftwege durch das Zurücksinken des Zungengrundes; Verhinderung der Regurgitation (Zurückströmen) und Aspiration von Mageninhalt

144. **Welche Aussagen zur Lagerung sind richtig?** (2 Punkte – I 8.3)

✗ A Patienten mit akuter Atemnot nehmen oft schon von sich aus die richtige Lagerung ein.

✗ B Patienten mit akuter Atemnot werden in der Regel in Rückenlage mit um 45° – 90° erhöhtem Oberkörper gelagert.

145. **Bei welcher Verdachtsdiagnose sollte man bereits präklinisch mit einer Stufenbettlagerung beginnen, sofern der Patient kooperativ ist?** (1 Punkt – I 8.5.3)

✗ A Bandscheibenvorfall im LWS-Bereich

146. **Wie lagert man einen Patienten mit einem Gefäßverschluss in den Extremitäten?** (4 Punkte – I 8.5.7)

✗ B Bei einem venösen Gefäßverschluss der oberen Extremitäten werden diese abgepolstert und hoch gelagert.

147. **Was versteht man unter der klassischen Fritsch-Lagerung bei gynäkologischen Blutungen?**
(1 Punkt – I 8.6)

✗ B leichte Beckenhochlagerung mit übereinander geschlagenen Beinen

148. **Welche der genannten Lagerungen wird bei einem Vena-cava-Kompressionssyndrom angewendet?**
(2 Punkte – I 8.6.1)

✗ D Linksseitenlage

I 9 Anästhesie

I 9.1 Der Schmerz in der Notfallmedizin

149. **Welche medikamentöse Schmerztherapie kommt im Rettungsdienst in aller Regel nicht in Betracht?**
(2 Punkte – I 9.1)

✗ B Regionalanästhesie

▶ *Im Rettungsdienst wird in der Regel die systemische Analgesie (Schmerzbehandlung durch Verabreichung von Analgetika) oder die Allgemeinanästhesie angewandt.*

150. **Ordnen Sie die folgenden Substanzen den verschiedenen Gruppen von Analgetika zu.** (5 PUNKTE – I 9.1)

a Nicht-Opioide,
b Opioide,
c Ketamin

✗ b Morphin
✗ a Metamizol/Novalgin®
✗ a Acetylsalicylsäure (ASS)/Aspisol®
✗ c Ketanest®
✗ a Paracetamol/Ben-u-ron®
✗ b Piritramid/Dipidolor®
✗ b Tramadol/Tramal®

151. **Welches ist die wesentliche dosisabhängige Nebenwirkung aller Opioidanalgetika?** (4 PUNKTE – I 9.1)
Atemdepression

I 9.2 Unterschiede Klinik – Rettungsdienst

152. **Überprüfen Sie die folgenden Aussagen zu Narkoseverfahren. Was trifft zu?** (4 PUNKTE – I 9.2.3)

✗ A Das Standardverfahren einer Narkose im Rettungsdienst ist die totale intravenöse Anästhesie (TIVA).

I 9.3 Anästhesie im Rettungsdienst

153. **Im Rettungsdienst sind Narkosen u. a. indiziert ...** (4 PUNKTE – I 9.3)

✗ A zur Erleichterung oder Ermöglichung einer notwendigen Intubation.
✗ B bei Bewusstseinsstörungen zum Schutz vor Aspiration.
✗ C zur Beatmung bei respiratorischen Störungen, z. B. bei Vergiftungen oder SHT.
✗ D zur suffizienten Analgesie, z. B. bei Polytrauma, Einklemmung oder Verbrennung.

154. **Welche Aussagen zur technisch-apparativen Seite der Narkose sind zutreffend?** (3 PUNKTE – I 9.3.1.1)

✗ A Die Entscheidung, welcher Spatel verwendet wird, trifft derjenige, der die Intubation durchführt.
✗ B Führungsstäbe sollten vor dem Einführen angefeuchtet werden.
✗ D Eine Intubation unter Sog ist z. B. mit dem Suction-Booster® möglich.

155. **Welche Lagerung ist für die Einleitung einer Narkose besonders geeignet?** (2 PUNKTE – I 9.3.1.2)

✗ C Rückenlage mit leicht erhöhtem Oberkörper, Kopf in verbesserter Jackson-Position

156. **Obligatorische/r Bestandteil/e einer Narkose ist/sind:** (4 PUNKTE – I 9.3.1.1)

✗ A Analgesie
✗ C Hypnose

157. **Welche Aussagen zu Narkosemedikamenten treffen zu?** (4 PUNKTE – I 9.3.1.1)

✗ C Muskelrelaxanzien erleichtern Intubation und Beatmung.

158. **Welche Aspekte sind bei der Überwachung des beatmeten Patienten im Rettungsdienst besonders zu beachten?** (6 PUNKTE – I 9.3.2.2)

✗ B sichere Fixierung von Tuben, Sonden, Schläuchen etc. wegen der transportbedingten Bewegungen des Patienten

✗ C Methoden, die auf das Hören angewiesen sind (Auskultation, Respiratorgeräusch etc.) entfallen i.d.R. wegen des hohen Geräuschpegels in den Rettungsmitteln

I 10 Pharmakologie

I 10.1 Allgemeine Pharmakologie

159. **Welche Kriterien sind für ein »Notfallarzneimittel« weniger günstig?** (2 PUNKTE – I 10.1.1)

✗ C geringe therapeutische Breite

✗ D lange Wirkdauer

160. **Welche Aussage zu Pharmakokinetik und -dynamik trifft zu?** (2 PUNKTE – I 10.1.2)

✗ B Unter anderem bestimmt der Applikationsort die Quantität und Qualität der Wirkung eines Pharmakons.

161. **Die wichtigsten Ausscheidungswege für Arzneimittel sind:** (3 PUNKTE – I 10.1.2.5)

✗ A Niere

✗ B Galle

✗ E Darm

162. **Welche Aussagen zur Rezeptortheorie sind richtig?** (4 PUNKTE – I 10.1.3)

✗ C Der konkurrierende Kampf zwischen Agonist und Antagonist wird kompetitiver Antagonismus genannt.

163. **Welche Aussagen zu Nebenwirkungen treffen zu?** (3 PUNKTE – I 10.1.4)

✗ A Allgemein wird unter Nebenwirkung eine unerwünschte Wirkung verstanden.

✗ B Die (unerwünschte) Nebenwirkung eines Medikamentes bei der Indikation A kann bei der Indikation B die (erwünschte) Hauptwirkung sein.

164. **Überprüfen Sie die nachfolgenden Aussagen zur Dosierung von Arzneimitteln. Welche sind richtig?** (4 PUNKTE – I 10.1.5)

✗ C Die therapeutische Breite ist der Bereich zwischen minimaler therapeutischer und minimaler toxischer Konzentration.

165. **Ordnen Sie die Applikationsart dem jeweiligen Applikationsort zu.** (5 PUNKTE – I 10.1.6)

✗ Richtig ist:
1 j, 2 a, 3 d, 4 h, 5 i, 6 e, 7 c, 8 g, 9 b, 10 f

166. Arzneimittel sind u. a. nach folgendem Prinzip zu lagern:
(3 PUNKTE – I 10.1.9.1)

✗ A in alphabetischer Reihenfolge
✗ C verschlossen
✗ D kühl (Lagerhinweise beachten)
✗ E lichtgeschützt

167. Im Winter sind die Infusionslösungen auf Ihrem NEF eingefroren. Dürfen sie aufgetaut und neu verwendet werden?
(2 PUNKTE – I 10.1.9.1)
nein

168. Für Betäubungsmittel (BtM) gelten besondere Vorschriften. Welche Aussagen sind richtig?
(2 PUNKTE – I 10.1.9.3)

✗ A Die Verschreibung von BtM ist für die Einrichtungen des Rettungsdienstes möglich.
✗ D Kontrollen sowie der Bestand sind in einem BtM-Buch oder einer BtM-Kartei zu führen.

I 10.2 Spezielle Pharmakologie

169. Welche Aussagen zu Infusionslösungen stimmen?
(5 PUNKTE – I 10.2.1.2)

✗ C Bei Hydroxyethylstärke (HAES) sind allergische Reaktionen selten.
✗ D Dextrane und HAES sind sowohl zum Volumenersatz als auch zur Behandlung von Mikrozirkulationsstörungen einsetzbar.

170. Prüfen Sie die folgenden Aussagen zu Analgetika. Welche sind richtig?
(5 PUNKTE – I 10.2.2)

✗ C Opiatanalgetika können einen Blutdruckabfall durch Vasodilatation bewirken.
✗ D Fentanyl hat eine 200-mal stärkere analgetische Potenz als Morphin.

171. Theophyllin/Euphyllin® ...
(3 PUNKTE – I 10.2.3)

✗ A bewirkt unter anderem eine relaxierende Wirkung auf die Bronchialmuskulatur.
✗ B wirkt oral eingenommen; hinsichtlich Wirkungseintritt und -stärke wie bei der parenteralen Applikation.
✗ C kann Tachykardie, Rhythmusstörungen sowie allergische Reaktionen auslösen.
✗ D hat als Kontraindikation Epilepsie, Tachykardie und kardiogenen Schock.

172. Welche Medikamente darf der Rettungsassistent mit der angegebenen Indikation im Rahmen der Notkompetenz einsetzen?
(6 PUNKTE – I 10.2.20)

✗ B Glucose 40% bei hypoglykämischem Schock

173. Geben Sie an, welche Aussagen zur Anwendung von Diazepam im Rahmen der Notkompetenz richtig sind. (4 PUNKTE – I 10.2.20)

✗ B Häufigste Indikation ist der Fieberkrampf.
✗ C Kinder > 4 Monate < 15 kg KG = 5 mg rektal, > 15 kg KG = 10 mg rektal

174. Welche Aussagen zur Gabe von Glukoselösung im Rahmen der-Notkompetenz sind zutreffend? (4 Punkte – I 10.2.20)

✗ B Als Nebenwirkung kann eine Venenreizung auftreten.

✗ C Initial werden 20 ml Glucose 40% gegeben (= 8 g).

✗ D Glukoselösung muss streng intravenös gegeben werden.

175. Überprüfen Sie die folgenden Aussagen zur Anwendung von Fenoterol/Berotec®. Was gilt im Rahmen der Notkompetenz? (5 Punkte – I 10.2.20)

✗ B Nebenwirkung ist u. a. eine Tachykardie mit Steigerung des Sauerstoffbedarfs.

✗ C Fenoterol hemmt die Freisetzung von Histamin.

176. Welche Indikation hat Adrenalin/Suprarenin® im Rahmen der Notkompetenz? (4 Punkte – I 10.2.20)
anaphylaktischer Schock, Reanimation

177. Welche Aussagen zu Adrenalin sind richtig? (4 Punkte – I 10.2.20)

✗ A Im Gefäßsystem werden durch Adrenalingabe vor allem die Arteriolen beeinflusst.

✗ D Bei der Reanimation wird 1 mg i.v. alle 3 Minuten bis zum Wirkungseintritt gegeben.

178. Welche Aussagen zu Nitroglycerin sind richtig? (4 Punkte – I 10.2.20)

✗ A Es setzt den Sauerstoffbedarf des Herzmuskels herab.

✗ D Beim AV-Block darf es nicht angewendet werden.

I 11 Hygiene

179. Welche Aussagen sind richtig? Bei einer Kontaktinfektion kommt es zur Übertragung der Erreger durch ... (2 Punkte – I 11.1.3)

✗ A Händeschütteln.

✗ D ungeschützten Geschlechtsverkehr.

180. Welche der Aussagen zu den Eintrittspforten und den Infektionsketten sind richtig? (3 Punkte – I 11.1.3)

✗ C Es gibt Erreger, die über verschiedene Eintrittspforten in den menschlichen Organismus gelangen können.

✗ D Die Übertragung Tier-Mensch kann auf direktem und indirektem Weg stattfinden.

I 11.2 Maßnahmen der Sterilisation und Desinfektion

181. Welche der Aussagen zur Sterilisation und Desinfektion sind richtig? (3 Punkte – I 11.2.1)

✗ B Einwegartikel dürfen nicht wieder aufbereitet bzw. resterilisiert werden.

✗ D Eine Sprühdesinfektion (im Sinne einer Raumdesinfektion) ist wegen ihrer zweifelhaften Wirkung abzulehnen.

182. Welche Aussagen zu Desinfektionsmitteln sind richtig? (3 Punkte – I 11.2.2.1)

✗ A Die Desinfektionsmittel müssen vom RKI oder von der DGHM zugelassen sein.

✗ C Das Ansetzen einer Desinfektionsmittellösung muss mit kaltem Wasser erfolgen.

183. Welche Aussagen zur RKI-Liste sind richtig? (2 Punkte – I 11.2.2.1)

✗ B Desinfektionsmittel mit dem Wirkungsbereich B sind zur Inaktivierung von Viren geeignet.

✗ C Im Rettungsdienst werden normalerweise nur Desinfektionsmittel der Wirkungsbereiche A und B angewendet.

I 11.3 Hygiene im Rettungsdienst

184. Welche der Aussagen zur Raumdesinfektion sind richtig? (4 Punkte – I 11.3.2)

✗ A Sie erfolgt durch Verdampfen von Formaldehydlösungen.

✗ C Die Raumdesinfektion darf nur von einem Desinfektor mit Zusatzausbildung durchgeführt werden.

185. Die Bevorratung von Wasser in Krankenkraftwagen stellt ein besonderes Problem dar. Welche der folgenden Aussagen sind zutreffend? (2 Punkte – I 11.3.9)

✗ C Als Trinkwasserersatz für Patienten ist physiologische Kochsalzlösung geeignet.

186. Welche der Aussagen zur persönlichen Hygiene sind richtig? (4 Punkte – I 11.3.11)

✗ A Beim Waschen der Dienstkleidung zu Hause findet eine Verschleppung von Keimen statt.

✗ B Bei Verschmutzung muss die Arbeits- und Schutzkleidung gewechselt werden.

187. Beschreiben Sie kurz die Maßnahmen, die während der Vorbereitung auf einen Infektionstransport ergriffen werden müssen. (6 PUNKTE – I 11.3.12)

- Fahrzeug bis auf das notwendige Material ausräumen; Notfallkoffer im Führerhaus mitnehmen
- Materialien für die Schlussdesinfektion bereitlegen
- Schutzkleidung bereithalten
- Desinfektionsmittel für die laufende Desinfektion mitnehmen
- am Einsatzort zusätzliche Informationen über den Patienten und die Erkrankung sammeln

188. Welche Maßnahmen sind bei einem Infektionstransport notwendig? (5 PUNKTE – I 11.3.12)

✗ B Auch bei infektiösen Patienten muss eine geeignete Betreuung des Patienten erfolgen.

✗ C Während der Einwirkzeit der Desinfektion bleibt das Fahrzeug 4 – 6 Stunden geschlossen stehen.

189. Welche Aussagen sind richtig? Bei einem Infektionstransport ... (4 PUNKTE – I 11.3.12)

✗ A muss das Fenster zwischen Fahrer- und Patientenraum immer geschlossen sein.

✗ B zieht der Fahrer zum Ausladen des Patienten neue Schutzkleidung an.

190. Welche Aussagen zur Abfallentsorgung sind richtig? (4 PUNKTE – I 11.3.15)

✗ A Abfälle, die während eines Infektionstransportes entstehen, gehören zur Gruppe C1.

✗ B Die Entsorgung von Arzneimitteln ist in Absprache mit der den Rettungsdienst beliefernden Apotheke festzulegen.

I 12 GRUNDLAGEN DER KRANKENPFLEGE

191. Was gilt für die Dekubitusprophylaxe? (2 PUNKTE – I 12.5.1)

✗ A druckentlastende Lagerung

✗ B sorgfältige Übernahme und Lagerung bei Verlegungstransporten

✗ D trockene und faltenfreie Transportunterlage verwenden

192. Welche Informationen über den Patienten müssen bei längeren Transporten bezüglich der Flüssigkeits- und Nahrungsaufnahme eingeholt werden? (3 PUNKTE – I 12.1)

✗ A medizinische Grunderkrankung (z. B. Diabetes, Allergien)

✗ B ärztlich angeordnete orale Medikamente

✗ C Selbstständigkeitsgrad des Patienten

✗ D zusätzlich benötigte Hilfsmittel zur Flüssigkeits- und Nahrungsaufnahme

193. Welche Aussagen sind zutreffend für das Legen von Magensonden? (2 PUNKTE – I 12.4.1)

✗ B Die Sonde wird zügig und unter leichter Drehbewegung gelegt.

I 13 NATURWISSENSCHAFTEN

I 13.1 Kleinste Teilchen – Die Grundlage der Naturwissenschaften

194. Welche der folgenden Aussagen sind korrekt? (2 PUNKTE – I 13.1.1)

✗ B Die Atomhülle besteht aus Elektronen.

✗ C Ein Molekül besteht aus mindestens zwei Atomen.

195. Welche Aussagen über Ladungen sind korrekt? (2 PUNKTE – I 13.1.1; 13.5.2)

✗ C Entzieht man einem Atom ein Elektron, so ist es einfach positiv geladen.

✗ D Hydrogencarbonationen sind negativ geladen.

196. Welche Aussagen sind richtig? (2 PUNKTE – I 13.1.2; I 13.1.3)

✗ A Grundlage der Diffusion ist die wärmebedingte Bewegung der Moleküle.

✗ D Die Zellmembran fungiert als semipermeable Membran.

197. Welcher Effekt ergibt sich, wenn Erythrozyten in eine konzentrierte Salzlösung gegeben werden? (2 PUNKTE – I 13.1.3)

✗ C Die Erythrozyten schrumpfen, weil Wasser aus ihnen heraus diffundiert.

198. Welche Aussage über die Einheit Mol ist richtig? (2 PUNKTE – I 13.1.4)

✗ B Ein Mol ist ein Maß für die Anzahl von Teilchen.

I 13.2 Säuren und Basen

199. Ein Wasserstoffatom besteht aus... (2 PUNKTE – I 13.2.1)

✗ A einem Proton im Kern.

✗ D einem Elektron in der Hülle.

200. Wie ist eine Säure definiert? (2 PUNKTE – I 13.2.1)

✗ C Eine Säure ist ein Stoff, der in wässeriger Lösung Wasserstoff-Ionen abgibt.

201. Welche Aussagen zum pH-Wert sind richtig? (2 PUNKTE – I 13.2.2)

✗ A Der pH-Wert gibt die Konzentration einer Säure oder Lauge an.

✗ B Je niedriger der pH-Wert, desto konzentrierter ist die Säure.

✗ C Der pH-Wert einer neutralen Lösung liegt bei 7.

✗ D Bei einem pH-Wert von 10 liegt eine Lauge vor.

I 13.3 Moleküle als Bau- und Betriebstoffe im menschlichen Körper

202. **Woraus sind Proteine aufgebaut?** (2 PUNKTE – I 13.3.3)

✗ A aus Aminosäuren

203. **Welche Funktionen können Proteine im Körper wahrnehmen?** (2 PUNKTE – I 13.3.3)

✗ A Sie wirken als Enzyme.
✗ B Sie wirken als Puffer.
✗ C Sie sind Bausteine der Zellmembranen.
✗ D Sie sind neben Kohlenhydraten und Fetten ebenfalls Energieträger.

204. **Welche Aussagen zu Enzymen sind richtig?** (2 PUNKTE – I 13.3.4)

✗ A Enzyme beschleunigen chemische Reaktionen im menschlichen Körper.
✗ B Enzyme wirken bei einer bestimmten Temperatur am besten.
✗ C Die räumliche Struktur der Enzyme ist für ihre Funktion sehr wichtig.
✗ D Enzyme werden durch die Proteinbiosynthese hergestellt.

I 13.4 Genetik, Evolution und Ökologie

205. **Welche Aussagen zur Genetik sind richtig?** (2 PUNKTE – I 13.3.5 UND I 13.4)

✗ A Die Erbinformation ist auf der DNA als Abfolge der vier Basen Adenin, Guanin, Cytosin und Thymin gespeichert.
✗ C Ein Gen ist eine Einheit auf der DNA, die die Information für ein Protein enthält.
✗ D Die DNA befindet sich im Zellkern.

206. **In welchen Zellen läuft bei einer Zellteilung keine Mitose ab?** (2 PUNKTE – I 13.4.3)

✗ C Samenzellen

I 13.5 Wichtiges aus der Physik

207. **Was versteht man unter dem Begriff »Energie«?** (1 PUNKT – I 13.5)

✗ C die Fähigkeit eines Systems, Arbeit zu verrichten

208. **Welche Beschreibung passt auf das Phänomen »Wärme«?** (2 PUNKTE – I 13.5)

✗ B Wärme ist eine Form von Energie.
✗ C Die ungeordnete Eigenbewegung der Teilchen macht sich als Wärme bemerkbar.

209. **Elektrischer Strom ist die Bewegung von ...** (2 PUNKTE – I 13.5.2)

✗ C Ionen.
✗ D Elektronen.

210. Die Einheit Joule, die am Defibrillator eingestellt wird, ist ein Maß für ... (2 PUNKTE – I 13.5.2)

✗ C die elektrische Arbeit oder Energie.

2 *Allgemeine und spezielle Notfallmedizin*

[LPN 2] ►

Schwerpunkt Innere Medizin

Lösungen !

II 1 Allgemeine Pathologie und Pathophysiologie

II 1.2 Grundlagen der Anatomie und Pathophysiologie

211. Welche Bestandteile gehören zur Zelle? (3 Punkte – II 1.2.1)
- ✗ A Chromosomen
- ✗ B Nukleolus
- ✗ C Lysosomen

212. Wie viele Chromosomen hat eine menschliche Zelle? (3 Punkte – II 1.2.1)
- ✗ C 46

213. Wie viele Chromosomen hat eine zur Vermehrung bestimmte Keimzelle? (2 Punkte – II 1.2.1)
- ✗ D 23

214. Wie ist die DNS einer Zelle gegliedert? (3 Punkte – II 1.2.1)
- ✗ B in Chromosomen

215. Welche spezifischen Aufgaben/ Funktionen hat die Zellmembran? (2 Punkte – II 1.2.1)
- ✗ A Herstellung des Kontaktes zu anderen Zellen
- ✗ B Erkennung anderer Zellen
- ✗ C Stoffaustausch
- ✗ D Reizbeantwortung
- ✗ E Zellbewegung

216. Was versteht man unter dem Begriff »Gewebe«? (2 Punkte – II 1.2.2))
- ✗ B Gewebe sind Zusammenlagerungen gleichartiger Zelltypen zu Funktionsverbänden.

217. Welche Aussagen zum Nervengewebe sind richtig? (3 Punkte- II 1.2.2)
Nervengewebe hat die Fähigkeit der …
- ✗ A Erregungsbildung.
- ✗ D Erregungsleitung.

218. Welche Aussagen zum Muskelgewebe sind richtig? (3 Punkte- II 1.2.2)
Es gibt …
- ✗ A quer gestreifte (unwillkürliche) Muskulatur.
- ✗ B glatte (unwillkürliche) Muskulatur.
- ✗ C quer gestreifte (willkürliche) Muskulatur.

219. Welche der genannten Muskelarten bestehen aus glatter Muskulatur? (3 Punkte – II 1.2.2)
- ✗ C Muskulatur der Atemwege
- ✗ D Muskulatur des Verdauungstraktes
- ✗ E Muskulatur der Blutgefäße

II 1.3 Krankheit

220. Welche Kriterien definieren den Begriff »Gesundheit«? (3 Punkte – II 1.3)
- ✗ A körperliches Wohlbefinden
- ✗ B seelische Unversehrtheit
- ✗ E soziales Wohlbefinden

II 2 Schocksyndrom

221. **Definieren Sie allgemein das Schocksyndrom.** (5 Punkte – II 2.1.1)
Der Schock ist ein Syndrom, das durch eine akute, generalisierte Verminderung der Gewebedurchblutung mit permanentem Sauerstoffmangel lebenswichtiger Organe und Ansammlung von toxischen Substanzen im Blut gekennzeichnet ist.

222. **Welche Organe werden bei einer Kreislaufzentralisation im Rahmen eines Schockgeschehens weniger durchblutet?** (2 Punkte – II 2.1.1)
✗ A Haut
✗ B Muskulatur
✗ C Gehirn
✗ D Niere
✗ E Gastrointestinal-Trakt
✗ F Leber

223. **Welche Organe werden bei einer Kreislaufzentralisation im Rahmen eines Schockgeschehens besonders schnell geschädigt?** (5 Punkte – II 2.1.3)
✗ A Niere
✗ B Magen-Darm-Trakt
✗ C Gehirn
✗ D Lunge
✗ E Leber

224. **Welche wichtigen Parameter beeinflussen den Sauerstofftransport in die Organe und Gewebe?** (5 Punkte – II 2.1.3)
✗ A die Hämoglobinkonzentration
✗ B die Sauerstoffsättigung des arteriellen Blutes
✗ C die Herzfrequenz
✗ E das Herzschlagvolumen

225. **Nennen Sie fünf Schockarten.** (5 Punkte – II 2)
hypovolämischer Schock, kardialer Schock, anaphylaktischer Schock, septischer Schock, neurogener Schock

226. **Eine Verbrauchskoagulopathie ist gekennzeichnet durch ...** (4 Punkte – II 2.1.3)
✗ A einen erhöhten Verbrauch von Gerinnungsfaktoren, z.B durch einen hämorrhagischen Schock.
✗ B eine erhöhte Blutungsneigung, da nicht mehr genügend Gerinnungsfaktoren zur Verfügung stehen.
✗ C anfänglich vermehrtes Auftreten von Thromben im Blut.
✗ D Verstopfung von Kapillargefäßen mit Thromben.

227. **Nennen Sie wichtige, das Leben des Patienten bedrohende Spätfolgen prolongierter bzw. nicht ausreichend therapierter Schockzustände.** (4 Punkte – II 2.1.4)
Entzündungsreaktion des Gesamtorganismus, Multiorgandysfunktions-Syndrom

II 2.2 Hypovolämischer Schock

228. **Nennen Sie die speziellen Formen des hypovolämischen Schocks.** (5 Punkte – II 2.2)
✗ A hypovolämischer Schock im engeren Sinne
✗ B hämorrhagischer Schock
✗ D traumatisch-hämorrhagischer Schock
✗ E traumatisch-hypovolämischer Schock

229. Unter einem hypovolämischen Schock versteht man ... (5 Punkte – II 2.2)

✗ A eine Verminderung des Kreislaufinhaltes.

✗ B ein Missverhältnis zwischen Kreislaufinhalt und Gefäßkapazität.

230. Welche Erkrankungen bzw. Umstände können zu einem hypovolämischen Schock führen? (4 Punkte – II 2.2)

✗ A starke Blutungen im Bereich des Magen-Darm-Traktes

✗ B Polytrauma

✗ C ausgedehnte Verbrennungen

✗ D schwere Formen des Erbrechens und der Diarrhö

✗ F Ileus

231. Welches sind die Leitsymptome eines schweren hämorrhagischen Schocks? (5 Punkte – II 2.2)

✗ A erhöhte Herzfrequenz

✗ B erniedrigter Blutdruck

✗ C erhöhte Atemfrequenz

✗ D verminderte Urinproduktion

✗ E Verwirrtheit bis Lethargie

✗ F kaltschweißige Haut

232. Welche wichtigen therapeutischen Maßnahmen sind beim hämorrhagischen Schock indiziert? (4 Punkte – II 2.2)

✗ A Sicherung der Atemwege und Sauerstoffapplikation

✗ B Schaffung mehrerer venöser Zugänge

✗ C zügige Volumensubstitution

✗ D falls möglich: Blutstillung

II 2.3 Kardialer Schock

233. Welche akute Erkrankung verursacht häufig einen kardialen Schock? (5 Punkte – II 2.3)

✗ A akuter Myokardinfarkt

234. Welches sind die wichtigsten Symptome eines kardialen Schocks? (5 Punkte – II 2.3)

✗ A Abfall des systolischen Blutdrucks unter 80 mmHg

✗ B Tachykardie

✗ C z.T. tachykarde Herzrhythmusstörung

✗ D kühle und zyanotische Extremitäten

✗ E blasse und feucht-kalte, klamme Haut

✗ F gestaute Halsvenen

235. Welche Maßnahmen der Erstversorgung führt man bei einem kardialen Schock durch? (5 Punkte – II 2.3)

✗ A Lagerung entsprechend Bewusstseinslage halb sitzend oder liegend mit erhöhtem Oberkörper

✗ B Sicherung der Atemwege und Sauerstoffapplikation

✗ C Beruhigung des Patienten

✗ D venöser Zugang

✗ E Wärmehaltung

✗ F Überwachung von EKG, Blutdruck und Sauerstoffsättigung

II 2.4 Anaphylaktischer Schock

236. **Definieren Sie den anaphylaktischen Schock!** (5 PUNKTE – II 2.4)
Unter einem anaphylaktischen Schock versteht man eine lebensbedrohliche Unverträglichkeitserscheinung auf Medikamente oder Fremdeiweiße.

237. **Welche therapeutischen Maßnahmen müssen Sie bei einem Patienten mit ausgeprägtem Schockzustand nach Wespenstich ergreifen?** (5 PUNKTE – II 2.4)

✗ A Lagerung entsprechend Bewusstseinszustand (Schocklagerung oder stabile Seitenlage)
✗ B Sicherung der Atemwege (ggf. Intubation in Notkompetenz)
✗ C Sauerstoffapplikation
✗ D mehrere großlumige venöse Zugänge, rasche Infusion kristalloider Lösung bis 2 000 ml
✗ E apparatives Monitoring: Blutdruck, Pulsoxymetrie, EKG

238. **Welches sind die häufigsten Ursachen eines anaphylaktischen Schocks?** (2 PUNKTE – II 2.4)

✗ A Arzneimittel
✗ B Nahrungsmitel
✗ E Insektenstiche

II 2.6 Neurogener Schock

239. **Definieren Sie den neurogenen Schock!** (5 PUNKTE – II 2.6)
Der neurogene Schock ist durch eine ausgeprägte Vasodilatation gekennzeichnet. Das vergrößerte Gesamtvolumen des Gefäßsystems führt bei konstantem Gefäßinhalt zu einem starken Blutdruckabfall.

240. **Welches sind die häufigsten Ursachen für einen neurogenen Schock?** (4 PUNKTE – II 2.6)

✗ A Verletzungen des Rückenmarks
✗ D Verletzungen und/oder Blutungen im Bereich des Hirnstamms

241. **Welche Maßnahmen ergreifen Sie bei einem Patienten mit einer Rückenmarksverletzung und ausgeprägtem spinalen Schock (RR < 70 mmHg)?** (5 PUNKTE – II. 2.6)

✗ A Immobilisation der Wirbelsäule mittels Vakuummatratze
✗ B Kopftieflagerung
✗ C Sicherung der Atemwege und Sauerstoffapplikation
✗ D mehrere venöse Zugänge und zügige Volumengabe
✗ F apparatives Monitoring: Blutdruck, Sauerstoffsättigung und EKG

II 3 Innere Medizin

II 3.1 Blut und Bluterkrankungen

II 3.1.1 *Anatomie und Physiologie*

242. Welche Aufgaben erfüllt das Blut im menschlichen Körper? (3 Punkte – II 3.1.1.1)

✗ A Wärmetransport
✗ B Antransport von Sauerstoff und Nährstoffen zu den Körperzellen
✗ C Abtransport von CO_2 und Stoffwechselprodukten von den Körperzellen
✗ D Transport von Antikörpern und Abwehrzellen

243. Ordnen Sie folgende zelluläre Bestandteile des Blutes ihren jeweiligen Aufgaben zu. (3 Punkte – II 3.1.1.1)
Richtig ist:

✗ B 1c, 2b, 3a

244. Welche Stoffe zählen zu den Elektrolyten im Blut? (3 Punkte – II 3.1.1.1)

✗ A Kalium
✗ B Natrium
✗ D Kalzium
✗ E Chlorid

245. Welche Bestandteile zählen zum Lymphsystem? (2 Punkte – II 3.1.1.2)

✗ B Lymphknoten
✗ C Lymphozyten

246. Welche Aussagen zur Milz sind richtig? (3 Punkte – II 3.1.1.2)

✗ C Die Milz misst etwa 4 x 7 x 11 cm

247. Welche der folgenden Aussagen zum Blutgruppensystem treffen zu? (3 Punkte – II 3.1.1.3)

✗ A Neben dem AB0-System ist das Rh-System von großer praktischer Bedeutung.
✗ C Insgesamt gibt es etwa zehn verschiedene Blutgruppensysteme.

248. Wie nennt man die krankhaft starke Verminderung der weißen Blutkörperchen? (2 Punkte – II 3.1.2.3)

✗ C Leukopenie

249. Zum Lymphsystem gehören: (3 Punkte – II 3.1.1.2)

✗ A Lymphe und Lymphknoten
✗ B Milz
✗ D Appendix vermiformis (Wurmfortsatz)

II 3.1.2 *Spezielle Krankheitsbilder des Blutes*

250. Was ist eine so genannte »Blutmangelerkrankung«? (3 Punkte – II 3.1.2.1)

✗ A Anämie
✗ D Verminderung des Hämoglobins auf Werte unter 12 – 14 g/dl

251. Thrombopenien gefährden den Patienten durch … (3 Punkte – II 3.1.2.5)

✗ A vermehrte Blutungsneigung.

II 3.2 Herz-Kreislauf-System

II 3.2.2
Anatomie und Physiologie

252. Welche Aussagen zu den Herzklappen sind richtig? (2 PUNKTE – II 3.2.2.2)

✗ A Die Mitralklappe liegt zwischen linkem Vorhof und linker Kammer.

✗ C Die Trikuspidalklappe öffnet sich während der Diastole der Kammern.

253. Nennen Sie die Fachbegriffe für die vier Kammern des Herzens. (4 PUNKTE – II 3.2.2.2)

Herzkammern

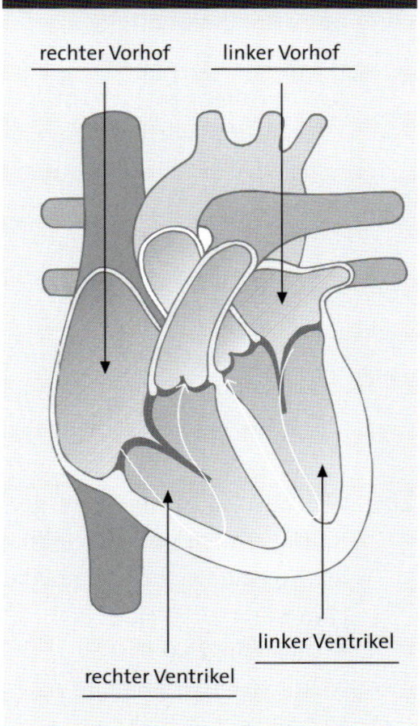

254. Welche Aussagen zu Lage, Form und Größe des Herzens sind zutreffend? (3 PUNKTE – II 3.2.2.2)

✗ A Das Herz liegt im Mediastinum.

✗ B Das Herz liegt vor der Trachea und vor dem Ösophagus.

✗ D Das Herz liegt posterior an der Wirbelsäule und anterior am Sternum an.

255. Ordnen Sie die nachfolgend genannten Herzklappen der jeweiligen Art (Taschenklappen oder Segelklappen) zu. (3 PUNKTE – II 3.2.2.2)

✗ Richtig ist:
1b, 2b, 3a, 4a

256. Welche Schichten gehören zum Wandaufbau des Herzens? (3 PUNKTE – II 3.2.2.2)

✗ A Epikard

✗ B Myokard

✗ C Endokard

✗ D Perikard

257. Ordnen Sie die Bestandteile des Erregungsbildungs- und Erregungsleitungssystems des Herzens in der richtigen Reihenfolge. (3 PUNKTE – II 3.2.2.2)

Richtig ist:

✗ D 1 / 4 / 3 / 5 / 2

▶ *Das Erregungsbildungs- und Erregungsleitungssystem des Herzens besteht aus ... dem Sinusknoten, dem AV-Knoten, dem His-Bündel, den beiden Tawara-Schenkeln und den Purkinje-Fasern.*

258. Nennen Sie die fünf Phasen der Herzaktion. (4 PUNKTE – II 3.2.2.2)
Füllungsphase, Vorhofkontraktion, Anspannungsphase, Austreibungsphase, Erschlaffungsphase

259. Der Frank-Starling-Mechanismus bewirkt, dass ... (2 PUNKTE – II 3.2.2.2)
✗ A das Herz von selbst seine Förderleistung den veränderten Druck- und Volumenbelastungen anpassen kann.
✗ E das Schlagvolumen bei höherer Volumenbelastung vergrößert wird.

260. Ordnen Sie folgende Begriffe ihrer Bedeutung zu. (3 PUNKTE – II 3.2.2.2)
✗ Richtig ist:
1a, 2c, 3d, 4b

261. Welche Formel zur Berechnung des Herzzeitvolumens (HZV) ist richtig? (4 PUNKTE – II 3.2.2.2)
✗ A HZV = Schlagvolumen x Herzfrequenz

II 3.2.3
Spezielle Krankheitsbilder

262. Leitsymptome des kardialen Lungenödems sind ... (5 PUNKTE – II 3.2.3.1)
✗ A Stauungszeichen
✗ B schwere Dyspnoe, Orthopnoe
✗ D feuchte Rasselgeräusche, Distanzrasseln

263. Welche Aussagen zur Therapie des kardialen Lungenödems bzw. der akuten Linksherzinsuffizienz sind richtig? (5 PUNKTE – II 3.2.3.1)
✗ A Oberkörper hoch, Beine tief lagern
✗ C Maskenapplikation von 10 l/min Sauerstoff
✗ D Immobilisierung des Patienten

264. Welche Aussagen zum kardialen Lungenödem sind richtig? (5 PUNKTE – II 3.2.3.1)
✗ A Das kardiale Lungenödem entsteht durch eine Insuffizienz des linken Herzens.
✗ C Ein Druckanstieg im Lungenkreislauf bewirkt eine passive Filtration von Flüssigkeit in das Lungengewebe.

265. Welche Aussagen zur Angina pectoris sind richtig? (5 PUNKTE – II 3.2.3.5)
✗ A Eine Angina pectoris tritt bei einem Ungleichgewicht von Koronarperfusion und Sauerstoffbedarf auf.
✗ B Eine Angina pectoris ist Folge einer Koronarstenose.
✗ C Es gibt eine stabile und eine instabile Angina pectoris.
✗ D Das Lumen einer Koronararterie kann ohne nennenswerte Symptome um 90% reduziert werden.

266. Welche Medikamente werden häufig zur Therapie der stabilen Angina pectoris angewendet? (4 PUNKTE – II 3.2.3.5)
✗ A orale Langzeitnitrate
✗ B Acetylsalicylsäure
✗ C β-Blocker

267. Was versteht man unter einem akuten Myokardinfarkt? (4 PUNKTE – II 3.2.3.6)

✗ A Der akute Myokardinfarkt entsteht durch Unterbrechung der Blutversorgung des Herzmuskels durch Verschluss eines Koronargefäßes.

268. Welche Symptome gehören zum akuten Koronarsyndrom? (5 PUNKTE – II 3.2.3.5)

✗ A retrosternaler Schmerz – ausstrahlend in Oberbauch, Rücken, Arme
✗ B Schweißausbruch, Zyanose, Unruhe
✗ C EKG-Veränderungen (meist erst später)
✗ D Rhythmusstörungen (Bradykardie/Tachykardie/Arrhythmie möglich)

269. Ordnen Sie die genannten Rhythmusstörungen den entsprechenden EKG-Bildern zu. (6 PUNKTE – II 3.2.3.7)

✗ Richtig ist:
1c, 2a, 3b

▶ *Das EKG des Vorhofflatterns kann man nicht von einer Sinustachykardie anderen Ursprungs abgrenzen. Es lassen sich keine Flatterwellen erkennen.*

270. Leitsymptome des arteriellen Verschlusses sind: (5 PUNKTE – II 3.2.3.9)

✗ A Schmerz
✗ B Pulslosigkeit
✗ C Sensibilitätsstörungen

271. Wodurch können Embolien verursacht werden? (5 PUNKTE – II 3.2.3.9)

✗ A durch Blutgerinnsel
✗ B durch Luft
✗ D durch Fetttropfen

272. Ein Aneurysma ... (3 PUNKTE – II 3.2.3.9)

✗ B ist eine krankhafte Aufweitung des normalen Gefäßdurchmessers.
✗ C hat bei Ruptur als Leitsymptom den akuten, scharfen, plötzlichen Schmerz.

273. Welcher der genannten Faktoren hat einen unmittelbaren Einfluss auf die Höhe des Blutdruckes? (3 PUNKTE – II 3.2.2.1, 3.2.2.2)

✗ B Inotropie

274. Wo hat ein schmaler QRS-Komplex seinen Ursprung? (3 PUNKTE – II 3.2.3.7)

✗ A supraventrikulär

275. Ab welchem systolischen Blutdruckwert spricht man von einer Hypertonie? (5 PUNKTE – II 3.2.2.1)

✗ C ab 160 mmHg

276. Unter welchem systolischen Blutdruckwert spricht man von einer Hypotonie? (5 PUNKTE – II 3.2.2.1)

✗ B unter 100 mmHg

277. Was versteht man unter dem zentralen Venendruck (ZVD)? (5 PUNKTE – II 3.2.2.1)

✗ A Der ZVD entspricht dem Füllungsdruck, mit dem der rechte Vorhof während der Diastole gefüllt wird.

278. Welche Aussagen zur Therapie von Rhythmusstörungen treffen zu? (3 PUNKTE – II 3.2.3.7)

✗ A Die medizinische Therapie akuter Rhythmusstörungen ist grundsätzlich dem Notarzt vorbehalten.

✗ B Die wichtigsten Maßnahmen des Rettungsassistenten sind Sauerstoffgabe, Lagerung und ggf. periphervenöser Zugang.

✗ D Rhythmusstörungen werden nur therapiert, wenn der Patient symptomatisch ist.

279. Wann sind Rhythmusstörungen therapiepflichtig? (3 PUNKTE – II 3.2.3.7)

✗ B wenn der Patient koronar oder kardial insuffizient ist

✗ D wenn der Patient Herzbeschwerden oder Atemnot zeigt und z.B. Schwindel oder Bewusstseinsstörungen auftreten

280. Was ist ein Präexzitationssyndrom? (3 PUNKTE – II 3.2.3.7)

✗ B die vorzeitige Erregung der Herzkammern

281. Welche Art der Herzrhythmusstörung ist präklinisch nicht therapiepflichtig? (3 PUNKTE – II 3.2.3.7)

✗ D alle Rhythmusstörungen ohne hämodynamische Auswirkung

282. Welche der angeführten Therapiemaßnahmen sind beim akuten Herzinfarkt ohne Zeichen einer Herzinsuffizienz indiziert? (3 PUNKTE – II 3.2.3)

✗ A Morphium

✗ C Heparin

✗ D Aspirin®

✗ E Sauerstoff

283. Welche der unten angeführten Symptome gehören primär zu einer akuten Linksherzinsuffizienz? (3 PUNKTE – II 3.2.3)

✗ A akute Atemnot

✗ D Lungenödem

✗ E Asthma cardiale

284. Welche Medikamente gehören zur Therapie des Lungenödems? (2 PUNKTE – II 3.2.3)

✗ A Lasix®

✗ B Morphium

✗ C Sauerstoff

285. Welche Maßnahmen gehören zur Therapie des hypertensiven Notfalls? (3 PUNKTE – II 3.2.3)

✗ A Sauerstoffgabe

✗ C Urapidil (Ebrantil®) i.v.

✗ E Gabe von Nitro-Präparaten

286. Welche Maßnahmen ergreifen Sie bei einer akuten Lungenarterienembolie? (4 PUNKTE – II 3.2.3)

✗ A Schocklagerung

✗ B Sauerstoff

✗ D Volumengabe

287. Sie werden vom Ehemann einer 26-jährigen Patientin alarmiert. Diese klagt über plötzliche massive Atemnot und unklare thorakale Schmerzen. Bis gestern hatte sie wegen eines gebrochenen Beins einen Oberschenkelgips. Ansonsten sei sie immer gesund gewesen. Sie nimmt die Pille.
Welche Verdachtsdiagnose stellen Sie aufgrund der Vorgeschichte und der Symptome? (1 PUNKT – II 3.2.3)

Lungenembolie

288. Sie sind immer noch bei der Patientin aus der vorhergehenden Frage. Der Blutdruck liegt bei 70 mmHg systolisch, die Herzfrequenz ist 145/min (Sinustachykardie) und die Sauerstoffsättigung ist mit 87% stark erniedrigt (4 PUNKTE – II 3.2.3).
Welche therapeutischen Maßnahmen ergreifen Sie?

1 Sofortige hoch dosierte Sauerstoffgabe
2 Anlage einer Venenverweilkanüle
3 Schocklagerung
4 ggf. Volumengabe
5 Gabe von Nitroglycerin

Richtig ist:

✗ D nur 1, 2, 3 und 4 sind richtig

289. Ein 66-jähriger Patient hat einen Blutdruck von 240/115 mmHg.
Er alarmiert den Rettungsdienst wegen einer akuten Halbseitenlähmung rechts. Welche therapeutischen Maßnahmen ergreifen Sie? (3 PUNKTE – II 3.2.3)

1. Sauerstoffgabe
2. Anlage eines intravenösen Zugangs
3. Vorsichtige Senkung des Blutdrucks mit Urapidil (Ebrantil(r))
4. Gabe von Heparin
5. Keine Senkung des Blutdrucks

Richtig ist:

✗ C nur 1, 2 und 3 sind richtig

II 3.3 Atmung

II 3.3.1
Anatomie des Atmungssystems

290. Nennen Sie die Bestandteile des Gas leitenden Systems. (3 PUNKTE – II 3.3.1.1)

obere und untere Atemwege: Nase, Nasenrachenraum, Mundrachenraum, Larynx, Trachea, Bronchien, Bronchiolen

291. Wie viele Knorpelspangen halten beim erwachsenen Menschen die Trachea offen? (1 PUNKT – II 3.3.1.1)

✗ C ca. 16 – 20

292. Welche Funktionen hat die Nase? (3 PUNKTE – II 3.3.1.1)

✗ A Anwärmen der Atemluft
✗ B Anfeuchten der Atemluft
✗ C Reinigen der Atemluft
✗ D chemische Prüfung der Atemluft

293. Nennen Sie drei Störungen des Gasaustausches in der Lunge. (3 PUNKTE – II 3.3.1.2)

gestörte Perfusion, gestörte Ventilation, Umgehung der alveolär-kapillären Einheit (Shunt)

294. Ordnen Sie folgende Strukturen zu: Lungenfell, Zwerchfell, Pleuraspalt, Rippe, Rippenfell, Zwischenrippenmuskulatur. (3 PUNKTE – II 3.3.1.3)

Anatomie der Brustwand

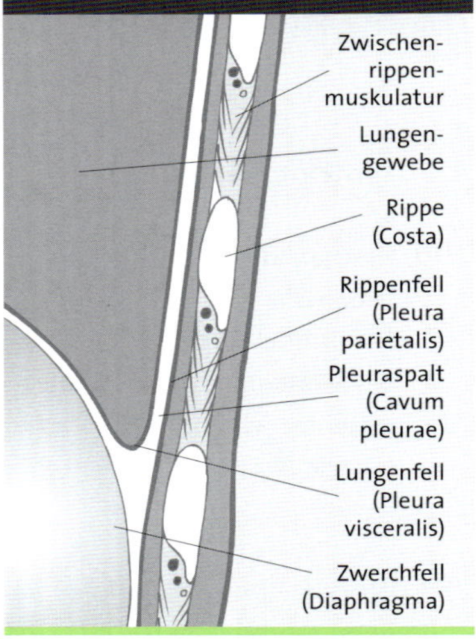

II 3.3.2
Physiologie der Atmung

295. Welche Aussagen zur Atemmechanik treffen zu? (3 PUNKTE – II 3.3.2.1)

✗ C Die Inspiration erfolgt durch aktive Muskelarbeit.
✗ D Zur Atemmuskulatur gehören u. a. der kleine Brustmuskel, die Zwischenrippenmuskulatur und der Kopfwender.

296. Welche Aussagen zum Gasaustausch in der Lunge sind richtig? (3 PUNKTE – II 3.3.2.3)

✗ A Der Gasaustausch geschieht durch Diffusion.
✗ D Die Diffusionsstrecke zwischen Alveole und Lungenkapillarblut beträgt ca. 0,5 mm.

297. An der Steuerung der Atmung sind beteiligt: (3 PUNKTE – II 3.3.2.4)

✗ A das Atemzentrum im Stammhirn
✗ B mechanische Rezeptoren
✗ C chemische Rezeptoren
✗ E der pH-Wert des Blutes

298. Was versteht man unter äußerer Atmung? (3 PUNKTE – II 3.3.2.3)

✗ A die gesamte Ein- und Ausatmung einschließlich des Gasaustausches in den Alveolen

299. Die innere Atmung ist gekennzeichnet durch ... (2 PUNKTE – II 3.3.2.4)

✗ A die Abgabe von Sauerstoff aus dem Blut an die Zelle.
✗ C die Abgabe von CO_2 aus der Zelle an das Blut.

300. Durch welche Faktoren kann eine Veränderung der Atemform oder des Atemrhythmus hervorgerufen werden? (3 PUNKTE – II 3.3.2.4)

✗ A durch bestimmte Vergiftungen

✗ B durch die Veränderung des Blut-pH-Wertes

✗ C durch Hirnverletzungen

II 3.3.3

Spezielle Krankheitsbilder

301. Durch welche Faktoren wird die Obstruktion der Atemwege bei Asthma bronchiale hervorgerufen? (3 PUNKTE – II 3.3.3.1)

✗ A Spasmus der glatten Muskulatur

✗ B ödematöse Schwellung der Bronchialschleimhaut

✗ C vermehrte Schleimsekretion

✗ D Viskositätszunahme des Schleimes

302. Was ist beim Asthma bronchiale behindert bzw. gestört? (3 PUNKTE – II 3.3.3.1)

✗ B die Ausatmung

303. Wie wird ein Patient mit akutem Asthma bronchiale gelagert? (3 PUNKTE – II 3.3.3.1)

✗ D möglichst aufrecht sitzend

✗ E wie der Patient es für richtig hält

304. Welche Medikamente kommen beim Asthmaanfall und beim Status asthmaticus zur Anwendung? (3 PUNKTE – II 3.3.3.1)

✗ A Theophyllin/Bronchoparat®

✗ B Ketanest®

✗ C Bricanyl®

✗ D Glukokortikoide

✗ E Sedativa

305. Welche Aussagen zum Asthmaanfall sind richtig? (4 PUNKTE – II 3.3.3.1)

✗ A Leitsymptome sind das verlängerte Exspirium und der exspiratorische Stridor.

✗ D Eine mögliche Komplikation ist die schwere O_2-Unterversorgung einzelner Organe.

306. Wodurch kann die Einengung der Atemwege beim Asthma bronchiale hervorgerufen werden? (3 PUNKTE – II 3.3.3.1)

✗ A Viskositätszunahme des Schleims

✗ B ödematöse Schwellung der Bronchialschleimhaut

✗ C Spasmus der glatten Bronchialmuskulatur

✗ D vermehrte Schleimsekretion

307. Was sind die Leitsymptome beim Lungenemphysem? (3 PUNKTE – II 3.3.3.5)

✗ D Kurzatmigkeit und Atemnot

308. Welche Maßnahmen führt der Rettungsassistent bei einem akuten Lungenemphysem durch? (3 PUNKTE – II 3.3.3.5)

✗ C Lagerung in aufrechter Position/Sauerstoffgabe

✗ E ggf. Verabreichen von Bronchodilatanzien (Aerosole)

II 3.4 Gastroenterologie

II 3.4.2 *Anatomie / Physiologie*

309. Beschreiben Sie den Wandaufbau des Dünndarms von außen nach innen. (2 PUNKTE – II 3.4.2.5)
- ✗ D Serosa, Muscularis, Submucosa, Mucosa

310. Benennen Sie die drei natürlichen Engstellen des Ösophagus. (1 PUNKT – II 3.4.2.3)
- ✗ A Ringknorpelenge
- ✗ C Aortenenge
- ✗ D Zwerchfellenge

311. In welchem Teil des Dünndarms befinden sich Kerckring-Falten? (1 PUNKT – II 3.4.2.5)
- ✗ A Duodenum
- ✗ B Ileum
- ✗ E Jejunum

312. In welche Abschnitte gliedert sich der Dünndarm? (2 PUNKTE – II 3.4.2.5)
- ✗ A Duodenum
- ✗ B Ileum
- ✗ E Jejunum

313. Welche Organe liegen intraperitoneal? (3 PUNKTE – II 3.4.2.1)
- ✗ B Magen
- ✗ C Leber
- ✗ E Dünndarm

314. Welche Organe liegen retroperitoneal? (2 PUNKTE – II 3.4.2.1)
- ✗ A Pankreas
- ✗ D Enddarm

315. Beschreiben Sie die topographische Lage der Leber. (1 PUNKT – II 3.4.2.7)
- ✗ A rechter Oberbauch

316. Wie viel Prozent des Blutes, das die Leber erreicht, sind nicht mit Sauerstoff beladen? (2 PUNKTE – II 3.4.2.7)
- ✗ B 75%

317. Beschreiben Sie die wesentlichen Aufgaben der Leber. (3 PUNKTE – II 3.4.2.7)
- ✗ A Entgiftung
- ✗ C Bildung von Galle
- ✗ D Glykogenspeicher

318. Benennen Sie die Hormone zur Regulation des Blutzuckerhaushaltes. (2 PUNKTE- II 3.4.2.8)
- ✗ A Insulin
- ✗ C Glukagon

II 3.4.4 *Spezielle Krankheitsbilder des Magen-Darm-Traktes*

319. Welche Faktoren spielen bei der Ätiologie der Gastritis eine Rolle? (2 PUNKTE – II 3.4.4.1)
- ✗ B Heliobacter pylori
- ✗ C Alkoholabusus

320. Welche Ursachen haben obere gastrointestinale Blutungen? (3 PUNKTE – II 3.4.4.3)
- ✗ A Ösophagusvarizen
- ✗ B Magengeschwüre
- ✗ E Dünndarmgeschwüre

321. Was sind mögliche Therapiemaßnahmen oberer gastrointestinaler Blutungen? (2 PUNKTE – II 3.4.4.4)

✗ A Sengstaken-Blakemore-Sonden
✗ C Volumensubstitution

322. Welche der genannten Ursachen können zu einer Pankreatitis führen? (2 PUNKTE – II 3.4.4.5)

✗ A Gallensteine
✗ B Alkoholabusus

323. Welche Medikamente eignen sich zur Therapie einer Gallenkolik? (1 PUNKT – II 3.4.4.6)

✗ B Buscopan®
✗ C Nitro-Spray

II 3.5 Nephrologie

II 3.5.1 *Anatomie und Physiologie*

324. Nennen Sie harnbildende und harnableitende Bestandteile des Urogenitalsystems. (2 PUNKTE – II 3.5.1 UND 3.5.2)

Niere (Ren), Nierenbecken (Pelvis renalis), Harnleiter (Ureter), Harnblase (Vesica urinaria), Harnröhre (Urethra)

325. Welche anatomischen Strukturen gehören zur Niere? (1 PUNKT – II 3.5.1.1)

✗ A Nierenrinde
✗ B Nierenmark
✗ E Nierenbecken

326. Welche Aussagen zur Lage der Niere sind richtig? (1 PUNKT – II 3.5.1.1)
Die Niere liegt ...

✗ A retroperitoneal.
✗ B am Übergang von Brust- und Lendenwirbelsäule.
✗ E rechts bzw. links ventral der Wirbelsäule.

327. Durch welche Arterie wird die Niere versorgt? (1 PUNKT – II 3.5.1.3)

✗ B A. renalis

328. Welche Aussagen zum Nephron sind korrekt? (1 PUNKT – II 3.5.1.4)

✗ A Das Nephron ist die kleinste funktionelle Einheit der Niere.
✗ C Im Nephron findet die Harnbildung statt.

329. Welche Bestandteile gehören zu einem Nephron? (1 PUNKT – II 3.5.1.4)

✗ A Glomerulus
✗ B Bowman-Kapsel
✗ E Henle-Schleife

330. Ordnen Sie folgende Schritte der Urinaufbereitung den genannten Orten zu: (3 PUNKTE – II 3.5.1.4)
Richtig ist:

✗ E 1c, 2e, 3b, 4d, 5a

331. Der juxtaglomeruläre Apparat der Niere produziert unter anderem Hormone. Welche sind dies? (1 PUNKT – II 3.5.1.5)

✗ A Renin
✗ B Erythropoetin

332. Welche Mechanismen nutzt die Niere im Rahmen der Regulation des Säure-Basen-Haushaltes? (2 Punkte – II 3.5.1.6)
- ✗ A Wasserstoffionenausscheidung
- ✗ B Bicarbonatresorption
- ✗ C Ausscheidung von Säuren
- ✗ D Ausscheidung von Ammoniak

II 3.5.2
Nebennieren

333. Welche Hormone produziert die Nebenniere? (1 Punkt – II 3.5.2)
- ✗ A Adrenalin
- ✗ B Kortison
- ✗ C Aldosteron
- ✗ D Noradrenalin

II 3.5.3
Spezielle Krankheitsbilder

334. Welche Komplikationen drohen bei chronischer Niereninsuffizienz im Terminalstadium (Urämie)? (3 Punkte – II 3.5.3.1)
- ✗ A Lungenödem
- ✗ B Hyperkaliämie
- ✗ D dekompensierte Linksherzinsuffizienz
- ✗ E Perikarderguss oder -tamponade

335. Ordnen Sie folgende Formen des Nierenversagens den entsprechenden Ursachen zu. (3 Punkte – II 3.5.3.2)
- ✗ *Richtig ist:*
  1c, 2c, 3a, 4a, 5a, 6b

336. Welche Aussagen zu Nierensteinleiden sind richtig? (3 Punkte – II 3.5.3.3)
- ✗ A Bei Nierensteinleiden hat der Patient oft keinerlei Beschwerden.
- ✗ B Blutiger Urin kann entstehen, wenn ein Nierenstein die auskleidende Schleimhaut verletzt hat.
- ✗ D Symptome einer Nierenkolik sind krampfartige Rücken- oder Flankenschmerzen.

II 3.5.4
Spezielle Krankheitsbilder: Wasser-Elektrolyt-Haushalt

337. Die isotone Dehydratation kann verursacht werden durch ... (3 Punkte – II 3.5.4.1)
- ✗ B hohen Wasser- und Natriumverlust.
- ✗ C Durchfälle und Erbrechen.
- ✗ D Verbrennungstraumen.

338. Die hypertone Dehydratation kann verursacht werden durch ... (3 Punkte – II 3.5.4.1)
- ✗ A Diabetes insipidus.
- ✗ B Coma diabeticum.

339. Welche therapeutischen Maßnahmen bei der hypertonen und hypotonen Dehydratation sind (durch Notarzt und Rettungsassistent) angezeigt? (3 Punkte – II 3.5.4.1)
- ✗ B Infusion kristalloider Lösungen

340. Eine Hyperhydratation (isoton und hyperton) kann verursacht werden durch ... (3 Punkte – II 3.5.4.2)
- ✗ A eine Herzinsuffizienz.
- ✗ B eine Niereninsuffizienz.

341. Welche der folgenden Therapiemaßnahmen der Hyperhydratation sind richtig? (3 PUNKTE – II 3.5.4.2)

✗ A Gabe von Diuretika

✗ C Lagerung mit erhöhtem Oberkörper

II 3.5.5
Spezielle Krankheitsbilder: Säure-Basen-Haushalt

342. Nennen Sie vier Störungen des Säure-Basen-Gleichgewichtes. (5 PUNKTE – II 3.5.5)

respiratorische Azidose, metabolische Azidose, respiratorische Alkalose, metabolische Alkalose

343. Welche der genannten Ursachen führen zu einer metabolischen Azidose? (3 PUNKTE – II 3.5.5.1)

✗ A Niereninsuffizienz

✗ B ketoazidotisches Coma diabeticum

✗ D Schockzustände

✗ E Herz-Kreislauf-Stillstand

II 3.6 Endokrinologie

II 3.6.2
Anatomie und Physiologie

344. Welche Aussagen zum Katecholamin Dopamin sind richtig? (1 PUNKT – II 3.6.2.3)

✗ A Aus Dopamin können Adrenalin und Noradrenalin entstehen.

✗ B Es entsteht aus Tyrosin.

✗ C Es ist ein Neurotransmitter und dient der Muskelkontraktion

✗ D Es steigert die Nierendurchblutung und die Diurese.

✗ E Es kann bei Überdosierung Kammerflimmern auslösen.

345. Welche Wirkung hat das Hormon Adrenalin? (1 PUNKT – II 3.6.2.4)

✗ A Steigerung der Herzkraft

✗ B Erhöhung der Herzfrequenz

✗ C Erhöhung des Blutzuckerspiegels

346. Welche Wirkung entfaltet Adrenalin am Herzen? (5 PUNKTE – II 3.6.2.4)

✗ A eine Erhöhung der Überleitungsgeschwindigkeit im Erregungsleitungssystem

✗ B eine Verstärkung der Kontraktilität

✗ C eine Erhöhung der Herzfrequenz

✗ D eine Erhöhung des Sauerstoffverbrauchs

347. Welche der aufgeführten Symptome kommen beim hyperglykämischen Koma vor? (4 PUNKTE – II 3.6.3.1)

✗ C Muskelschwäche

348. Welche der folgenden Ursachen können zu einer Hypoglykämie führen? (3 PUNKTE – II 3.6.3.1)

✗ A außergewöhnliche körperliche Belastung

✗ B Insulinüberdosierung infolge zu groß eingeschätzter Kohlenhydratmenge der Mahlzeit

✗ G Einfluss von Alkohol

349. Ordnen Sie die Symptome der Hypoglykämie (= A) und des hyperglykämischen Coma diabetikum (= B) zu! (2 PUNKTE – II 3.6.3.1)

- ✗ A sehr rasche Entwicklung
- ✗ B langsamere Entwicklung
- ✗ B Normotonie/Hypotonie
- ✗ B Durst
- ✗ A Heißhunger
- ✗ B trockene Haut
- ✗ A Schweißbildung
- ✗ B Schläfrigkeit
- ✗ A psychische Erregung
- ✗ A auf Glukosegabe prompte Besserung
- ✗ B auf Gukosegabe keine Besserung

350. Welche der aufgeführten Symptome kennzeichnen die Hypoglykämie? (4 PUNKTE – II 3.6.3.1)

- ✗ A übermäßiges Schwitzen
- ✗ B Tachykardie (Herzrasen/-klopfen)
- ✗ C Hypertonie
- ✗ H Konzentrationsschwäche
- ✗ J Bewusstlosigkeit

351. Welche Ursachen können zu einer Osteoporose führen? (1 PUNKT – 3.6.3.2)

- ✗ A Östrogenmangel
- ✗ B Kortisontherapie
- ✗ C Leberzirrhose

352. Mit welchen Symptomen und Komplikationen müssen Sie bei einer thyreotoxischen Krise rechnen? (3 PUNKTE – II 3.6.3.5)

- ✗ A stark erhöhte Körpertemperatur
- ✗ B Tachykardie
- ✗ C Herzrhythmusstörungen
- ✗ D Herz-Kreislauf-Stillstand

II 3.7 Immunologie

II 3.7.2 *Mechanismen der Immunologie*

353. Was versteht man unter dem Begriff »Immunglobuline«? (1 PUNKT – II 3.7.2)

- ✗ A Immunglobuline sind Antikörper.
- ✗ D Immunglobuline sind Eiweiße.

II 3.8 Infektiologie

II 3.8.2 *Spezielle Krankheitsbilder*

354. Welche Aussagen zur Malaria sind richtig? (2 PUNKTE – II 3.8.2.4)

- ✗ B Zerfall der Erythrozyten führt zu Fieberschüben.
- ✗ D Mögliche Komplikationen sind Koma, Leber- oder Nierenversagen.

355. Welche Aussagen zur Virushepatitis sind richtig? (2 PUNKTE – II 3.8.2.7)

- ✗ C Im Frühstadium bestehen grippale Beschwerden.

II 4 Intoxikationen

II 4.1.1 *Maßnahmen bei akuten Vergiftungen*

356. Welche relativen und absoluten Kontraindikationen bestehen für das Durchführen einer Magenspülung im Rettungsdienst? (5 Punkte – II 4.1.1.2)

- ✗ A Perforationsgefahr
- ✗ D vorher erforderliche Elementarmaßnahmen

II 4.2 Spezielle Notfallbilder

357. Welche Aussagen zur CO-Intoxikation sind richtig? (3 Punkte – II 4.2.1.1)

- ✗ B CO verdrängt den Sauerstoff aus seiner Bindung an das Hämoglobin.
- ✗ D Durch eine CO-Vergiftung können irreversible Hirnschäden hervorgerufen werden.

358. Welche Symptome treffen auf eine CO_2-Intoxikation zu? (3 Punkte – II 4.2.1.2)

- ✗ C Herzrhythmusstörungen
- ✗ D Tachypnoe

359. Wo ist mit der Entstehung bzw. mit dem Vorkommen von CO_2 zu rechnen? (2 Punkte – II 4.2.1.2)

- ✗ B in Jauchegruben
- ✗ D in Weinkellern
- ✗ E in Silos

360. Zyanid ist enthalten ... (2 Punkte – II 4.2.1.3)

- ✗ A in Brandgasen (z. B. bei der Verbrennung von Bettfedern).
- ✗ B in Putzmitteln.
- ✗ D in Kernen von Früchten und bitteren Mandeln.

361. Wann muss mit einer Methämoglobinämie gerechnet werden? (3 Punkte – II 4.2.2)

- ✗ A bei Intoxikationen mit Chloraten/Oxidationsmitteln
- ✗ B bei Intoxikationen mit Unkrautvernichtungsmitteln
- ✗ C bei Intoxikationen mit Stickoxiden
- ✗ E bei Intoxikationen mit Nitroglyzerinpräparaten

362. Nennen Sie die Leitsymptome der Alkylphosphatintoxikation. (3 Punkte – II 4.2.3.1)

Miosis (Engstellung der Pupillen/stecknadelkopfgroße Pupillen), Hypersalivation/Salivation (übermäßiger/starker Speichelfluss), Diaphorese (übermäßiges Schwitzen/nasse Haut), Myoklonie (Muskelkrämpfe), typischer Geruch der Atemluft/des Erbrochenen

363. Welche therapeutischen Maßnahmen sind nach einem Kreuzotterbiss vorzunehmen? (3 Punkte – II 4.2.7.1)

- ✗ C Schienung und Ruhigstellung der betroffenen Extremität/des Patienten
- ✗ E Verabreichung des Gegengiftes in der Klinik

364. Welches Antidot wird bei einer Intoxikation durch Tollkirschen eingesetzt? (3 PUNKTE – II 4.2.8.1)

✗ B Physostigmin

365. Mit welchen Symptomen/Komplikationen müssen Sie bei einer Barbituratintoxikation rechnen? (3 PUNKTE – II 4.2.10.2)

✗ A häufig tiefe Bewusstlosigkeit

✗ B frühzeitiges Erlöschen der Schutzreflexe

✗ C Aspirationsgefahr

✗ D ggf. Barbituratblasen auf der Haut

II 5 PÄDIATRIE

II 5.2 Anatomie und Physiologie des Kindes

366. Welche anatomischen und physiologischen Besonderheiten weisen die Atmungsorgane im Kindesalter auf? (4 PUNKTE – II 5.2.2.1)

✗ C Die kindliche Schleimhaut schwillt schneller an.

✗ E Neugeborene und Säuglinge sind Nasenatmer.

367. Welche Aussagen sind richtig? (4 PUNKTE – II 5.2.2.1)

✗ A Das Atemgeräusch wird bei Kindern stärker in die nicht belüftete Lunge fortgeleitet.

✗ B Kinder dekompensieren meist erst nach länger andauernden oder stärkeren Symptomen als Erwachsene

✗ C Der kindliche Kehlkopf liegt höher als beim Erwachsenen und ist zusätzlich verkippt.

368. Wie viel Blutvolumen hat ein Neugeborenes? (3 PUNKTE – II 5.2.2.2)

✗ B ca. 300 ml

369. Was ist die Hauptursache für kindliche Bradykardien? (3 PUNKTE – II 5.2.2.2)

✗ C eine Hypoxie

II 5.3 Therapie

370. Überprüfen Sie die nachfolgenden Aussagen zur Elementartherapie bei Kindern (3 PUNKTE – II 5.3.1)

✗ C Die rechtsseitige Fehlintubation ist im Kindesalter häufiger als bei Erwachsenen.

371. Wie viel Vollelektrolytlösung wird bei einem Volumenmangelschock als Bolus verabreicht? (3 PUNKTE – II 5.3.1)

✗ B 20 ml/kg KG

372. Welcher Zugang soll bei mehrfacher Fehlpunktion gewählt werden? (2 PUNKTE – II 5.3.1)

intraossärer Zugang

II 5.4 Spezielle Krankheitsbilder der Neugeborenenperiode

373. Wie ist der APGAR-Index bei einem Neugeborenen, das nach fünf Minuten zyanotisch ist, sich träge bewegt und beim Absaugen grimassiert, eine Pulsfrequenz von 96/min hat und unregelmäßig atmet? (4 PUNKTE – II 5.4.3.1)

✗ B 4 Punkte

374. Welche Maßnahmen werden bei einem APGAR von 4 – 6 Punkten durchgeführt? (2 PUNKTE – II 5.4.3.1)

✗ A Absaugen
✗ B Masken-/Beutelbeatmung mit O_2
✗ D Trocknen, Wärmen, Stimulieren

375. Welche Hauptfunktionen muss das Neugeborene nach der Geburt möglichst rasch selbständig übernehmen? (1 PUNKT – II 5.4.2)

✗ A Lungenatmung
✗ B Kreislauffunktion
✗ C Nahrungsaufnahme und Ausscheidung
✗ D Temperaturregulation

376. Welche Umstände oder Maßnahmen verhindern den endexspiratorischen Kollaps der Alveolen beim Neugeborenen? (2 PUNKTE – II 5.4.2.1)

✗ B eine PEEP-Beatmung
✗ C das so genannte Surfactant

377. Welche Grundsätze gelten für einen Inkubatortransport? (2 PUNKTE – II 5.4.3.3)

✗ B Vermeiden von Stößen, Lärm und Vibrationen während des Transportes
✗ C Umgebungstemperatur beachten
✗ D regelmäßiges Überprüfen des Neugeborenen, der Monitore und des Inkubators

II 5.5 Spezielle Krankheitsbilder im Kindesalter

378. Welche Atemfrequenz hat ein 4-jähriges Kind in Ruhe? (3 PUNKTE – II 5.5.1.1)

✗ B 20 – 30 Atemzüge/min

379. Wie hoch ist die Atemfrequenz eines Neugeborenen? (3 PUNKTE – II 5.5.1.1)

✗ C ca. 35 – 60 Atemzüge/min

380. Was versteht man unter Rechts-Links-Kurzschlüssen? (4 PUNKTE – II 5.4.2.1)

✗ A Foramen ovale
✗ C Ductus arteriosus Botalli

381. Welche Symptome finden sich bei einer Fremdkörperaspiration im Kindesalter? (3 PUNKTE – II 5.5.1.1)

✗ A plötzliche Hustenattacke
✗ B Würgereiz, Stridor, Tachydyspnoe, Giemen oder Pfeifen bei der Exspiration
✗ C einseitig fehlendes Atemgeräusch oder fehlende Thoraxexkursionen

382. Welche Maßnahmen sind bei Fremdkörperaspiration im Säuglingsalter indiziert (3 PUNKTE – II 5.5.1.2)

✗ A Bauch-/Kopftieflagerung
✗ B kräftiges Klopfen zwischen die Schulterblätter
✗ C fünf langsame Herzdruckmassagen
✗ D fünf Beatmungen

383. Welche Symptome sprechen für eine Epiglottitis? (3 PUNKTE – II 5.5.1.2)

✗ C Atmung mit offenem Mund
✗ D Speichelfluss aus dem Mund
✗ E Kind ist auffallend still, ängstlich und schwer krank wirkend

384. Welche Symptome finden sich bei einer Dyspnoe im Säuglingsalter? (2 PUNKTE – II 5.5.1.2)

✗ A Einziehungen am Thorax
✗ B »Nasenflügeln«
✗ C exspiratorisches Stöhnen oder Giemen

385. Säuglinge sind bei Keuchhusten besonders gefährdet durch … (2 PUNKTE – II 5.5.1.2)

✗ B eine Apnoe.

386. Welche Maßnahmen sind bei einer Epiglottitis unbedingt zu unterlassen? (3 PUNKTE – II 5.5.1.2)

✗ A Inspektion des Rachens
✗ B flache Lagerung
✗ D Intubationsversuch

► *Bei einer Epiglottitis kann eine assistierte Masken-Beutel-Beatmung indiziert sein.*

387. Welche Aussagen zum Asthma bronchiale sind richtig? (3 PUNKTE – II 5.5.1.2)

✗ A Symptome sind Hustenreiz, trockener Husten und Dyspnoe.
✗ C Lagerung und Transport erfolgen aufrecht sitzend.
✗ D Bei schwerem Asthma kann es zur Somnolenz kommen.

388. Welche Symptome treten bei einer Herzinsuffizienz im Säuglings- und Kleinkindesalter auf? (3 PUNKTE – II 5.5.2.2)

✗ A Ödeme an den Extremitäten
✗ D Tachydyspnoe
✗ E Tachykardie
✗ F blass-graue Hautfarbe

389. Welche Maßnahmen werden bei Herzinsuffizienz im Säuglings- und Kleinkindesalter ergriffen? (3 PUNKTE – II 5.5.2.2)

✗ B medikamentöse Diurese
✗ C Sedierung
✗ D Gabe von Katecholaminen
✗ E Senkung der Nachlast

390. Die Anwendung des »Schockindex« ist bei Säuglingen und Kleinkindern ohne Nutzen und Bedeutung, weil … (5 PUNKTE – II 5.5.2.4)

✗ B Kinder in diesem Alter die Schockzeichen sehr lange kompensieren können.
✗ D Kinder in diesem Alter eine Pulsfrequenz über 100 Schlägen pro Minute und einen Blutdruck unter 100 mmHg haben.

II 6 Neurologie und Psychiatrie

II 6.2 Anatomie und Physiologie des Nervensystems

391. Welche Bestandteile gehören zum vegetativen Nervensystem? (1 Punkt – II 6.2.1)

✗ A sympathisches Nervensystem
✗ B parasympathisches Nervensystem
✗ C intramurales Nervensystem

392. Welche Aufgaben hat das Zentrale Nervensystem (ZNS)? (3 Punkte – II 6.2.1)

✗ A Reizaufnahme aus der Peripherie
✗ C Reizverarbeitung
✗ D Koordinierung der Reaktionen

393. Welche Bestandteile gehören zu einer Nervenzelle? (1 Punkt – II 6.2.2.1)

✗ A Neurit
✗ B Neurofibrillen
✗ D Dendriten

394. Welche Bestandteile gehören zum Zentralen Nervensystem (ZNS)? (1 Punkt – II 6.2.3)

✗ A Großhirn
✗ B Kleinhirn
✗ C Stammhirn
✗ D Rückenmark

395. Was versteht man unter der »Blut-Hirn-Schranke«? (3 Punkte – II 6.2.3.8)

✗ B Die Blut-Hirn-Schranke besteht aus Bindegewebszellen, die sich zwischen Blutgefäßen und Nervenzellen anlagern.

396. In welchem Abschnitt des Gehirns werden die unbewussten, vegetativen Lebensfunktionen koordiniert? (3 Punkte – II 6.2.4.3)

✗ C im Stammhirn
✗ D in der Medulla oblongata

397. Welche Aussagen zum peripheren Nervensystem (PNS) sind richtig? (3 Punkte – II 6.2.1, 6.2.3)

✗ C Zum PNS gehört das gesamte Nervengewebe außerhalb der Dura mater.
✗ D Das Zentrale Nervensystem entsendet über das PNS Signale z. B. an die Skelettmuskulatur.

398. Welche Rezeptoren befinden sich unter anderem in der Medulla oblongata? (4 Punkte – II 6.2.3.4.)

✗ A CO_2-Rezeptoren
✗ D pH-Rezeptoren

399. Welche Arterien gehören nicht zur Blutversorgung des Gehirns? (3 Punkte – II 6.2.3.8)

✗ A A. mandibularis
✗ D A. basilica

▶ *Die A. communicans posterior, die A. vertebralis und die A. carotis interna gehören zur Blutversorgung des Gehirns.*

400. Ordnen Sie die Hirn umhüllenden Schichten in der richtigen Reihenfolge (von innen nach außen). (5 PUNKTE – II 6.2.3.5)
Richtig ist:
✗ C 2 / 6 / 3 / 5 / 1 / 4

II 6.3 Spezielle Krankheitsbilder der Neurologie

401. Welche Aussagen zum Schlaganfall sind richtig? (3 PUNKTE – II 6.3.2)
- ✗ A Ein Patient mit einem Schlaganfall genießt Transportpriorität.
- ✗ C Kardinalsymptom beim Insult ist die Halbseitensymptomatik.

402. Welche Risikofaktoren begünstigen einen Schlaganfall? (3 PUNKTE – II 6.3.2)
- ✗ A höheres Lebensalter
- ✗ B Rauchen
- ✗ D Arteriosklerose der Karotiden
- ✗ E Arrhythmia absoluta

403. Welche Aussagen zur Subarachnoidalblutung sind richtig? (3 PUNKTE – II 6.3.2.3)
- ✗ B Wesentliches Symptom ist der plötzliche Kopfschmerz.
- ✗ C Ein Meningismus muss nicht sofort nach dem Ereignis auftreten.

404. Welche Aussagen zum Hirndruck sind richtig? (3 PUNKTE – II 6.3.3)
- ✗ B Optimale Oxygenisierung ist eine tragende Säule der Ödembehandlung.
- ✗ C Eine Anisokorie kann auf erhöhten Hirndruck hinweisen.
- ✗ E Eine Ursache für steigenden Hirndruck ist ein akuter Hydrozephalus.

405. Welche Aussagen zu Krampfanfällen sind richtig? (2 PUNKTE – II 6.3.6)
- ✗ C Aus Fieberkrämpfen entwickelt sich praktisch nie ein dauerndes Krampfleiden.
- ✗ E Aus einem fokalen kann sich ein generalisierter Krampfanfall entwickeln.

II 6.4 Spezielle Krankheitsbilder der Psychiatrie

406. Was sind posttraumatische Belastungsstörungen? (2 PUNKTE – II 6.4.2)
- ✗ C Wesens-/Verhaltensveränderungen eines Menschen nach psychisch belastenden Ereignissen

407. Symptome von Persönlichkeitsstörungen sind ... (1 PUNKT – II 6.4.3)
- ✗ A über Stunden/Tage anhaltende Wahnsymptome.
- ✗ B autoaggressive Handlungen.

408. **Welche Medikamente gehören zu den »Notfallpsychopharmaka«?** (2 Punkte – II 6.4.4)

✗ B Haloperidol

✗ C Psyquil®

✗ D Atosil®

409. **Welche Aussagen zur Suizidalität sind zutreffend?** (1 Punkt – II 6.4.6)

✗ B Suizidalität ist die Summe aller Denk- und Verhaltensweisen, die in Gedanken, durch aktives Handeln oder Unterlassen den eigenen Tod anstreben.

410. **Anhaltspunkte für akut behandlungsbedürftige Erregungszustände können sein:** (3 Punkte – II 6.4.4)

✗ A unruhiges Hin- und Herlaufen

✗ B starke psychomotorische Hemmungen (starre Mimik)

✗ C laute Beschimpfungen und Drohungen, aggressive Gesten

✗ D vegetative Erregung

3 *Allgemeine und spezielle Notfallmedizin*

[LPN 3] ►

Schwerpunkt Traumatologie

Lösungen !

III 1 Chirurgie

411. Bei einer Gallenblasenentzündung strahlen die Schmerzen oft aus in ...
(2 Punkte – III 1.4.2)
✗ B die rechte Schulter.

412. Zu den Differenzialdiagnosen für das akute Abdomen mit Beschwerden im Oberbauch gehören:
(4 Punkte – III 1.4.4)
✗ A Herzinfarkt
✗ B Gallensteine
✗ C Pankreatitis

413. Welches sind die drei charakteristischen allgemeinen Symptome einer Peritonitis? (3 Punkte – III 1.4.6.1)
Bauchschmerz, Abwehrspannung, Darmlähmung

414. Welche Aussagen sind richtig?
(2 Punkte – III 1.4.6.5, II 3.4.4.3)
✗ A Eine akute Blutung unterhalb des Magenausgangs macht sich mit Teerstuhl bemerkbar.
✗ B Der paralytische Ileus ist durch vollständige Magen-Darm-Atonie (Lähmung) gekennzeichnet.

415. Welche Aussagen zum akuten Abdomen sind richtig?
(3 Punkte – III 1.4.6)
✗ A Beim Aortenaneurysma kann ein pulsierender Tumor tastbar sein.
✗ C Die häufigste Ursache des paralytischen Ileus ist die Peritonitis.

416. Warum soll der ansprechbare Ileuspatient eher sitzen als liegen?
(4 Punkte – III 1.4.6.5)
wegen der Aspirationsgefahr durch Erbrechen großer Flüssigkeitsmengen

417. Welche Aussagen sind richtig?
(4 Punkte – III 1.2)
✗ A Unfallwunden bergen grundsätzlich die Gefahr der Wundinfektion in sich.
✗ C Riss- und Quetschwunden gehen oft mit Zerreißungen tieferer Gewebestrukturen einher.

418. Welche Symptome gehören zu den klassischen Entzündungszeichen?
(1 Punkt – III 1.3.1)
✗ A Rötung
✗ C Schwellung
✗ D Funktionsverlust
✗ E Überwärmung
✗ F Schmerz

419. Was versteht man unter einer Sepsis? (2 Punkte – III 1.3.3.6)
✗ C eine allgemeine Ausbreitung von Bakterien mit Überschreitung der Lymph-Blut-Schranke

420. Welche Aussagen zu Wundinfektionen sind richtig?
(3 Punkte – III 1.3.3)
✗ A Abszedierende Entzündungen im Gesicht sind besonders gefährlich.
✗ B Eine Lymphangitis kann unbehandelt in eine Sepsis übergehen.
✗ E Beim septischen Schock kann es zu einer rosigen Gesichtsfarbe kommen.

III 2 Traumatologie

III 2.1 Unfall- und Verletzungsmuster / Trauma Scores

421. Welche Aussagen zur Unfallstatistik und zur Verletzungssituation sind richtig? (2 Punkte – III 2.1.2)

✗ A Zwei Drittel aller Unfallorte befinden sich im Innerortsbereich.

422. Welche Verletzungen verursacht der Anprall des Kopfes eines Fußgängers an die Windschutzscheibe? (2 Punkte – III 2.1.3.2)

Verletzungen an Kopf und Halswirbelsäule

423. Welche Deformierungen am Pkw bei einem Unfall mit Fußgängerbeteiligung weisen auf eine besonders schwere Verletzung des Fußgängers hin? (2 Punkte – III 2.1.3.2)

Deformierung von Motorhaube und Windschutzscheibe

424. Lebensbedrohliche Verletzungen sind zu vermuten bei ... (2 Punkte – III 2.1.4)

✗ A zerrissenem Fahrzeug.

✗ B Fahrzeugdeformationen > 10%.

✗ C Herausschleudern des Unfallopfers aus dem Fahrzeug.

✗ D Beschädigungen an A- und B-Säule.

425. Mit welcher Kollisionsform gehen gut zwei Drittel der Verkehrstoten einher? (2 Punkte – III 2.1.3.1)

✗ C Seitenanprall

426. Polytraumatisierte Patienten haben zu einem hohen Prozentsatz (> 60%) Verletzungen ... (4 Punkte – III 2.1.3.2)

✗ A am Schädel

427. Aus welchen drei Teiluntersuchungen errechnet sich die Glasgow Coma Scale? (3 Punkte – III 2.10.2)

1. Augen öffnen
2. beste verbale Reaktion
3. beste motorische Reaktion

428. Wie viele Punkte sind maximal zu erreichen und ab welchem Wert der Glasgow Coma Scale besteht die Indikation zur Intubation? (2 Punkte – III 2.10.2)

Maximale Punktzahl: 15

Indikation zur Intubation: ≤ 9

III 2.2 Schädel-Hirn-Trauma

III 2.2.1 *Anatomie / Physiologie des knöchernen Schädels*

429. Bezeichnen Sie die folgenden Strukturen des knöchernen Schädels.
(4 Punkte – III 2.2.2)

430. Welche Knochen bilden die Schädelbasis (fünf Angaben)?
(3 Punkte – III 2.2.2)
Stirnbein (Os frontale), Siebbein (Os ethmoidale), Keilbein (Os sphenoidale), Schläfenbein (Os temporale), Hinterhauptsbein (Os occipitale)

Aufbau des knöchernen Schädels (Vorderansicht)

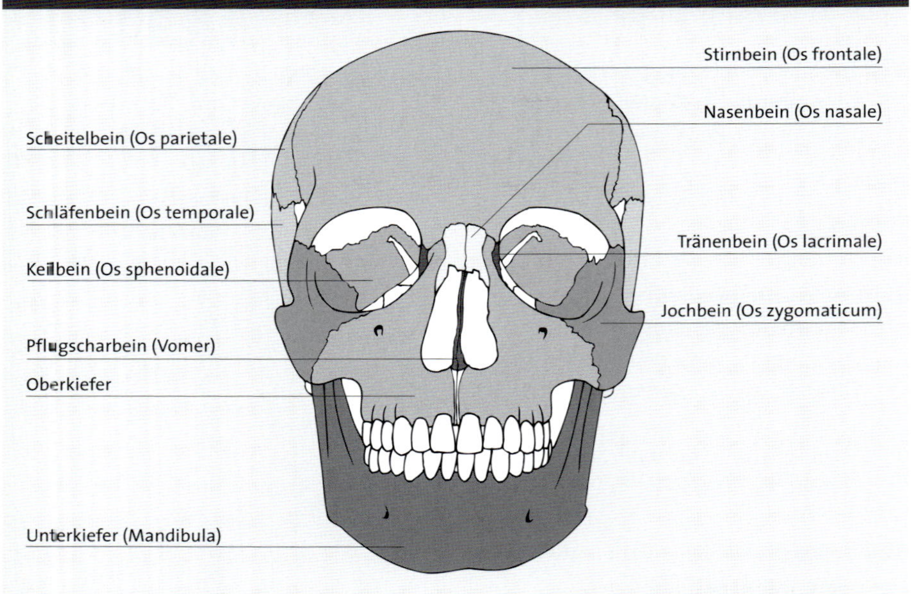

Lösung **429**

431. Bezeichnen Sie die Abbildung mit folgenden Strukturen: Schädelknochen, Subduralraum, Epiduralraum, Subarachnoidalraum, Pia mater (weiche Hirnhaut), Arachnoidea (Spinngewebshaut), Dura mater (harte Hirnhaut). (4 PUNKTE – III 2.2.2.2)

433. Welche Aussagen zur Pathophysiologie treffen zu? (4 PUNKTE – III 2.2.1; 2.2.2)

✗ A Verletzungen des knöchernen Schädels sind vom SHT im engeren Sinne abzugrenzen.

✗ D Schädelbasisfrakturen führen häufig zu Schädigungen der Hirnnerven.

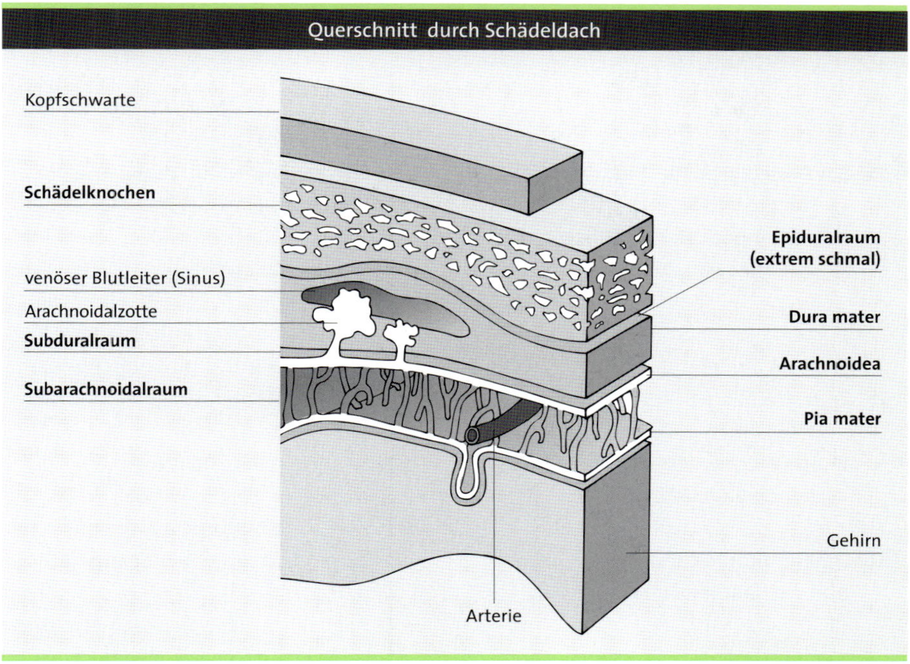

Lösung **431**

III 2.2.2
Spezielle Notfallbilder

432. Benennen Sie das wichtigste Leitsymptom eines Schädel-Hirn-Traumas (SHT). (5 PUNKTE – III 2.2.1)

Bewusstseinsstörung

434. Welche Regeln gelten bei der Versorgung von Weichteilverletzungen im Kopfbereich? (4 PUNKTE – III 2.2.3.1)

✗ A Abgetrennte Teile der Kopfschwarte werden wie Gliedmaßenamputate behandelt.
✗ C Bei starker Blutung im Gesichtsbereich kann eine Bauchlage erforderlich sein.
✗ D Bei beginnender oder manifester Schocksymptomatik ist der Notarzt nachzufordern.

435. Bei Gesichtsschädelfrakturen … (3 PUNKTE – III 2.2.3.2)

✗ A muss immer an das Vorliegen einer Schädelbasisfraktur gedacht werden.
✗ B steht die Sicherung freier Atemwege im Vordergrund.
✗ C kann es zum Sehen von Doppelbildern kommen.
✗ D ermöglichen oftmals nur Tamponaden die Blutstillung.

436. Leitsymptome für das Vorliegen einer Schädelbasisfraktur sind: (4 PUNKTE – III 2.2.3.2)

✗ A Blutungen in die Augenhöhle mit Monokel- bzw. Brillenhämatom
✗ D Augenmuskelparesen, Gesichtsmuskellähmungen
✗ E Blut- oder Liquoraustritt aus Nasen-Rachenraum oder Gehörgang

437. Zu den sekundären Komplikationen einer Schädelbasisfraktur zählen: (2 PUNKTE – III 2.2.3.2)

✗ A irreversible Hirnnervenausfälle
✗ B Meningitis
✗ C Hirnödem
✗ D Epilepsie

438. Wie hoch muss der notwendige zerebrale Perfusionsdruck (in mmHg) mindestens sein, um die Durchblutung des Gehirns zu gewährleisten? (1 PUNKT – III 2.2.3.3)

✗ B 70 mmHg

439. Beschreiben Sie die Lage der drei häufigsten intrakraniellen Blutungslokalisationen. (3 PUNKTE – III 2.2.3.3)

Epiduralhämatom: zwischen Lamina interna und Dura mater;
Subduralhämatom: zwischen Dura mater und Hirnsubstanzoberfläche;
intrazerebrales Hämatom: innerhalb der Hirnsubstanz

440. Der prognostisch entscheidende Faktor bei intrakraniellen Blutungen und dem Vorliegen eines Hirnödems ist … (2 PUNKTE – III 2.2.3.3)

✗ A die Hirndurchblutung.

441. Welche Symptome deuten auf eine intrakranielle Blutung hin? (6 PUNKTE – III 2.2.3.3)

✗ A zunehmende Verschlechterung der Bewusstseinslage, eventuell mit freiem Intervall
✗ C Blutdruckanstieg und Pulsverlangsamung (»Druckpuls«)
✗ D Halbseitenlähmungen auf der gegenüber dem Blutungsherd liegenden Körperseite

442. Welche zwei Syndrome können bei nicht rechtzeitig erkannter intrakranieller Raumforderung auftreten? (1 PUNKT – III 2.2.3.3)

Mittelhirnsyndrom und Bulbärhirnsyndrom

443. Zu den Kompartimenten des intrakraniellen Raumes zählt nicht: (1 PUNKT – III 2.2.3.3)

✗ D Falx cerebri

Der intrakranielle Raum umfasst die Kompartimente Hirnsubstanz, Blutgefäße und Liquorräume.

444. Beim Schädel-Hirn-Trauma ist ... (4 PUNKTE – III 2.2.3.3)

✗ A der Umfang des primären Hirnschadens therapeutisch nicht zu beeinflussen.

✗ B der frontale Anschlag des Kopfes häufig.

✗ D unter anderem die Cheyne-Stokes-Atmung Anzeichen der Einklemmung des Mittelhirns.

445. Patienten mit Schädel-Hirn-Trauma ... (5 PUNKTE – III 2.2.4)

✗ A sollen bei Hypotonie flach gelagert werden.

✗ E müssen bei Bewusstlosigkeit immer erst als HWS-Verletzte behandelt werden.

446. Die anzustrebende präklinische Beatmungsform für Patienten mit Schädel-Hirn-Trauma ist ... (4 PUNKTE – III 2.2.4)

✗ B eine Normoventilation.

447. Bei der Versorgung eines Schädel-Hirn-Traumas ... (2 PUNKTE – III 2.2.4)

✗ A ist die Seitenlagerung bei nicht intubierten, bewusstseinsgetrübten Patienten erforderlich.

✗ C wird der Einsatz von Kortikoiden kontrovers diskutiert.

✗ D erfolgt nach Narkoseeinleitung eine kontrollierte Beatmung.

448. Ein offenes SHT liegt vor, wenn ... (3 PUNKTE – III 2.2.3.4)

✗ B Liquor aus Nase und Ohr läuft

✗ C die harte Hirnhaut (Dura mater) eröffnet ist

✗ D Hirnmasse zu sehen ist

III 2.3 Wirbelsäulenverletzungen

III 2.3.2 *Anatomie / Physiologie der Wirbelsäule*

449. Aus wie vielen Wirbeln besteht die Wirbelsäule? (2 PUNKTE – III 2.3.2.2)

aus 32 bis 34 Wirbeln

450. Der erste Halswirbel zeigt folgende Besonderheit: (1 PUNKT – III 2.3.2.2)

✗ D er hat keinen Wirbelkörper

451. Welche Aussagen zur Wirbelsäule sind richtig? (3 PUNKTE – III 2.3.2.2)

✗ A Die Nickbewegung des Kopfes findet zwischen Schädel und Atlas statt.

✗ C Die Wirbelsäule zeigt eine doppelte S-Form.

✗ D Der N. phrenicus (Zwerchfellnerv) tritt zwischen C2 bis C4 aus.

✗ E in der Lendenwirbelsäule ist mehr Beweglichkeit möglich als in der Brustwirbelsäule.

452. Bezeichnen Sie folgende Strukturen eines Wirbelkörpers: Wirbelkörper (Corpus vertebrale), Wirbelbogen, Dornfortsatz (Proc. spinosus), oberer Gelenkfortsatz (Proc. articularis superior), Wirbelloch (Foramen vertebrale), Querfortsatz.
(2 Punkte – III 2.3.2.1)

Grundaufbau eines Wirbelkörpers

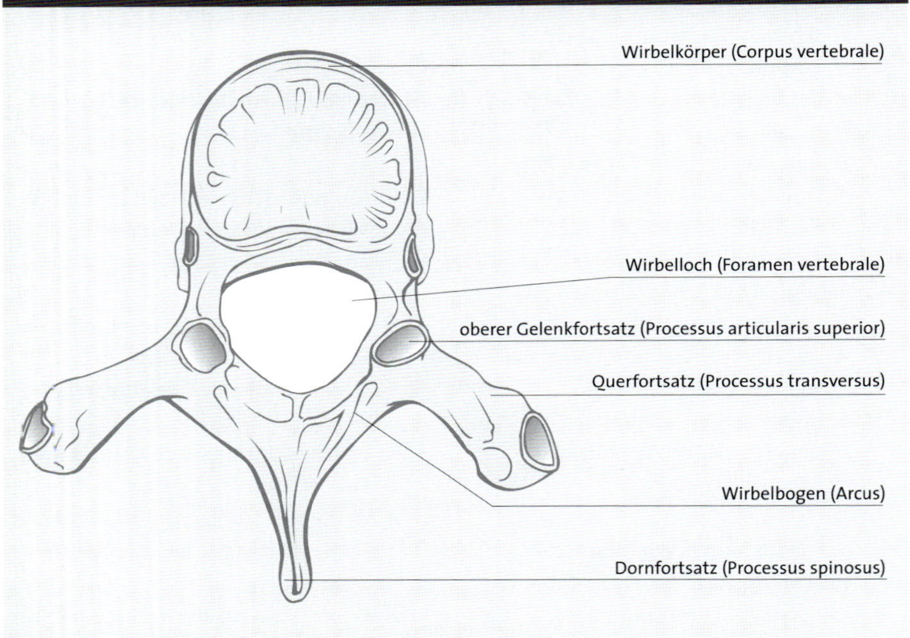

Lösung **452**

III 2.3.3
Spezielle Notfallbilder

453. In welcher Lebensphase ist der Dens sehr verletzungsanfällig?
(2 PUNKTE – III 2.3.3.1)
im Kindesalter

454. Welche Aussagen sind richtig?
(4 PUNKTE – III 2.3.2.2)
✗ B Frakturen des Sakrums können zu erheblichen Blutungen führen.
✗ C Im Bereich der Lendenwirbelsäule sind Bandscheibenschäden besonders häufig.
✗ D Eine Schädigung im Bereich C2 bis C4 kann zur Beatmungspflichtigkeit führen.

455. Ein Patient ist unterhalb des Bauchnabels gefühllos. In welcher Höhe (Th) befindet sich die Querschnittsläsion?
(2 PUNKTE – III 2.3.2.2)
bei Th10

456. Bei einer HWS-Fraktur ...
(4 PUNKTE – III 2.3.3.1)
✗ B sind Fehlstellungen selten zu tasten.
✗ C kommt es bei einem inkompletten Querschnitt nie zum vollständigen Verlust von Motorik und Sensibilität.
✗ D ist die posttraumatische Dislokation eine Komplikation bei der Rettung.

457. Welche Folgen hat die Durchtrennung des Rückenmarks im Bereich des atlanto-okzipitalen Gelenkes (Gelenk zwischen oberstem Halswirbel und Hinterkopf)?
(2 PUNKTE – III 2.3.3.1)
tödlicher Ausgang (wenn nicht sofort, dann in den nächsten 24 bis 48 Stunden)

458. Bei einer Brustwirbelfraktur ...
(4 PUNKTE – III 2.3.3.2)
✗ A weisen beim stehenden Patienten Fehl- und Schonhaltungen auf die Fraktur hin.
✗ C können steigende Beatmungsdrücke auf einen Hämatothorax hinweisen.
✗ D können unklare Bauchschmerzen auf Wirbelsäulenverletzungen hinweisen.

III 2.4 Hals- und Brustkorbverletzungen

III 2 4.1
Anatomie / Physiologie des Halses und des Brustraumes

459. Vervollständigen Sie die Abbildung durch Angabe folgender Strukturen: Magen, Leber, Aorta carotis, Milz, Lunge, Herzbeutel, Schwertfortsatz, Luftröhre, Schlüsselbein, Pleuraspalt, Herz, Zwerchfell, Brustbein, Speiseröhre.
(4 PUNKTE – III 2.4.2)

460. Welche Aussagen sind zutreffend?
(3 PUNKTE – III 2.4.2)
- ✗ A In Höhe des unteren Drittels des knöchernen Thorax liegen im Bauchraum die Organe Leber, Magen, Milz und Anteile der Nieren.
- ✗ B In der Praxis überwiegen die Frakturen der Rippen 5 bis 10.

Organe des Brustraumes und des Oberbauches

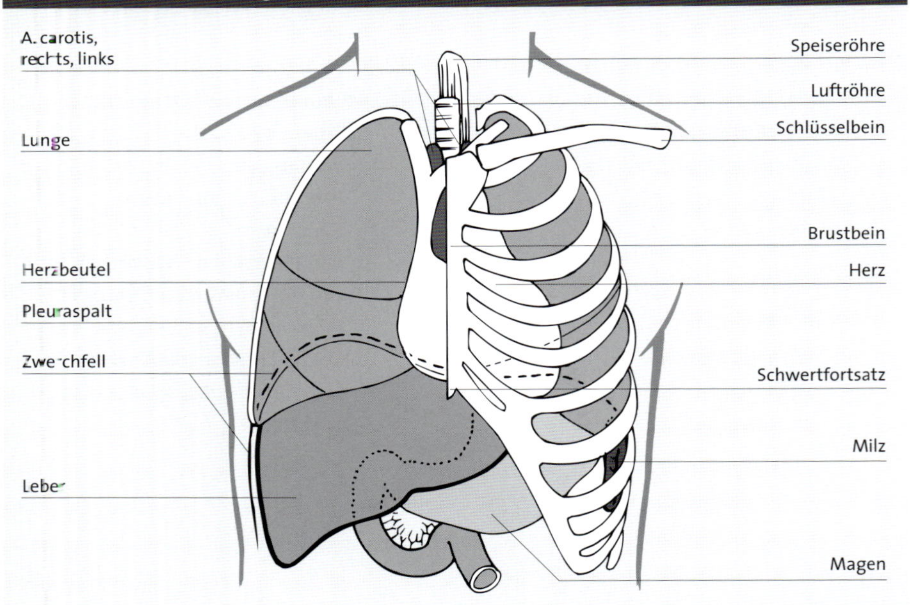

Lösung **459**

III 2.4.2
Spezielle Notfallbilder

461. Welche Aussagen zu Halsverletzungen sind richtig? (4 PUNKTE – III 2.4.3.1)

✗ A Durch eine Verletzung im Bereich der Luftröhre kann diese kollabieren, wenn der zur Einatmung notwendige Unterdruck im Brustraum erzeugt wird.

✗ C Bei einer venösen Halsverletzung wird der Patient in Kopftieflagerung gelagert.

462. Beim stumpfen Halstrauma ... (4 PUNKTE – III 2.4.3.1)

✗ A sind Verletzungen der Atemwege lebensbedrohlich.

✗ B kann es zum inspiratorischen Stridor kommen.

✗ D führt ein Leck in den Atemwegen zum Hautemphysem.

✗ E hat die Sicherung der Atmung absoluten Vorrang.

463. Welche Befunde weisen bei einer Fremdkörperverletzung auf eine (Mit-)Beteiligung der Atemwege hin? (3 PUNKTE – III 2.4.3.1)

✗ A ein subkutanes Hautemphysem

✗ B »schaumiges Blut«, das aus der Wunde tritt

464. Welche Symptome gehören zur Verdachtsdiagnose »Thoraxtrauma«? (4 PUNKTE – III 2.4.3.2)

✗ C Einsatz der Muskeln im Schulter- und Halsbereich

✗ D Bewusstseinsstörungen aller Schweregrade

✗ E Zyanose

465. Wie viele Rippen sind bei einer Rippenserienfraktur mindestens frakturiert? (2 PUNKTE – III 2.4.3.2)

drei

466. Welche beiden Organe sind bei einer Fraktur der 9. bis 11. Rippe besonders gefährdet? (3 PUNKTE – III 2.4.3.2)

Leber und Milz

467. Bei einer Rippen(serien)fraktur ... (5 PUNKTE – III 2.4.3.2)

✗ A können Frakturen der Rippen 1 bis 3 unter anderem von einer Verletzung der Aorta begleitet sein.

✗ D erfolgt eine Sauerstoffinhalation per Nasensonde oder Maske.

468. Nennen Sie die wesentliche Komplikation einer Sternumfraktur. (3 PUNKTE – III 2.4.3.2)

Herzkontusion

469. Wie nennt man die Bewegungen des instabilen Thorax in der Ein- und Ausatemphase? (1 PUNKT – III 2.4.3.2)

✗ A paradoxe Atmung

470. Der instabile Thorax ... (4 Punkte – III 2.4.3.2)

✗ A wird diagnostiziert, wenn das betroffene Thoraxsegment nicht mehr an der normalen Atmung teilnimmt.

✗ B wird immer von einer weiter gehenden Verletzung der Thoraxorgane begleitet.

✗ C wird definitiv durch die kontrollierte Beatmung (innere Schienung) versorgt.

✗ D kann von einem Pneumothorax begleitet werden.

471 Ab welcher Höhe muss ein Einstich/ Einschuss im Thoraxbereich an eine Verletzung der Bauchorgane denken lassen? (5 Punkte – III 2.4.3.2)

✗ B unterhalb der Brustwarzenhöhe

472. Bei offenen Thoraxverletzungen ... (4 Punkte – III 2.4.3.2)

✗ B liegt immer ein Pneumothorax vor.

✗ C droht bei einem luftdichten Verband ein Spannungspneumothorax.

✗ D sollen schnellstmöglich die Intubation und kontrollierte Beatmung herbeigeführt werden.

473. Ursachen eines Hämatothorax können sein: (3 Punkte – III 2.4.3.2)

✗ B Verletzungen kleiner und großer intrathorakaler Gefäße

✗ C Frakturen der Brustwirbelsäule im Bereich Th5

✗ D Verletzungen von Herz, Lunge und Zwerchfell

474. Symptom/e eines Hämatothorax ist/sind nicht: (2 Punkte – III 2.4.3.2)

✗ B verstärktes Atemgeräusch auf der verletzten Seite

✗ C Schachtelschall bei der Perkussion der betroffenen Seite

▶ *Zu den Symptomen eines Hämatothorax zählen die Hypotension und die Dyspnoe, ein abgeschwächtes Atemgeräusch sowie ein bei der Perkussion gedämpfter Klopfschall.*

475. Welche Mechanismen führen durch die Verdrängung des Mediastinums bei einem Spannungspneumothorax in kurzer Zeit zu einem lebensbedrohlichen Notfall? (4 Punkte – III 2.4.3.2)

✗ A Kompression der gesunden Lunge

✗ C Komprimierung der Hohlvenen

476. Zu den Symptomen eines Spannungspneumothorax zählen: (6 Punkte – III 2.4.3.2)

✗ A Atemnot

✗ C bei Perkussion: »Schachtelschall«

477. Bei der Beatmung eines polytraumatisierten Notfallpatienten mit einem Notfallrespirator steigt der Beatmungsdruck langsam und kontinuierlich an. Nennen Sie die wahrscheinlichste Ursache und die Therapie! (5 Punkte – III 2.4.3.2)

Spannungspneumothorax, Thoraxdrainage durch den NA

III 2.5 Extremitäten-verletzungen

III 2.5.1
Anatomie / Physiologie des Bewegungsapparates

478. Welche Grundeigenschaften weist die Skelettmuskulatur auf? (4 PUNKTE – III 2.5.2.2)
- ✗ A Reaktion auf Nervenreize
- ✗ D Verkürzung
- ✗ E Dehnbarkeit und Elastizität

479. Welche Lagebezeichnungen sind korrekt? (3 PUNKTE III 2.5.2.1)
- ✗ A proximal: zum Rumpf hin
- ✗ C radial: zur Daumenseite hin
- ✗ E tibial: zur Schienbeinseite hin

480. Welche Knochenarten gibt es? (1 PUNKT III 2.5.2.1)
- ✗ B Röhrenknochen
- ✗ C platte Knochen
- ✗ E kurze Knochen

III 2.5.2
Spezielle Notfallbilder

481. In welcher korrekten Reihenfolge erfolgt die präklinische Versorgung von Frakturen? (4 PUNKTE – III 2.5.3)
- ✗ B Extremität entkleiden, DMS-Kontrolle, Extension, Wundversorgung, Schienung

482. Was versteht man unter einer Mehrfragmentfraktur? (2 PUNKTE – III 2.5.4.1)
- ✗ A Fraktur mit > 2-6 Fragmenten

483. Was ist das typische Zeichen einer distalen Radiusfraktur? (2 PUNKTE – III 2.5.4.3)
- ✗ A Gabelstellung
- ✗ B Bajonettstellung

484. Was versteht man unter einer Ermüdungsfraktur sowie unter einer pathologischen Fraktur? Nennen Sie jeweils ein Beispiel. (4 PUNKTE – III 2.5.4.1)

Ermüdungsfraktur:
Einbau künstlicher Gelenke führt zu mechanischer Überbelastung – Beispiel: Ermüdungsbruch am Schaftende
pathologische Fraktur:
Veränderung der mechanischen Eigenschaften – Bagatelltrauma führt zur Fraktur – Beispiel: Oberschenkelfraktur bei Prostatakarzinom

485. Welcher der im Folgenden beschriebenen Weichteilschäden kennzeichnet eine offene Fraktur 2. Grades? (2 PUNKTE – III 2.5.4.1)
- ✗ C Verletzung mit geringer Haut- und Weichteilkontusion und wenigen Fremdkörpereinsprengungen

486. Was unterscheidet die Distorsion von der Ligamentruptur? (2 PUNKTE – III 2.5.4.2)

die bestehende Gelenkfestigkeit

487. Nennen Sie die typischen Anzeichen einer Luxation! (4 PUNKTE – III 2.5.4.2)

Fehlstellung mit veränderter Gelenkkontur, tastbare Deformität, federnde Blockade sowie schmerzhafte Schonhaltung

488. Welche Luxationen werden präklinisch nicht reponiert? (2 PUNKTE – III 2.5.4.2)

✗ B Luxationen von großen Körpergelenken

489. Was versteht man unter einer Grünholzfraktur? (4 PUNKTE – III 2.5.4.3)
Typische Fraktur des kindlichen Skelettes; Periostmantel ist noch derbe u. elastisch; bei einer Fraktur kommt es nur zum Brechen der Knochenelemente (Kompakta u. Spongiosa); Achsabknickung, da der Periostmantel teilweise erhalten bleibt

490 Welche Aussage zum Kompartmentsyndrom ist falsch? (2 PUNKTE – III 2.5.5.2)

✗ B Die Entlastung erfolgt präklinisch durch eine bilaterale Fasziotomie.

491. Welche Faktoren können eine Fettembolie auslösen? (4 PUNKTE – III 2.5.5.3)

✗ C Frakturen von Röhrenknochen

✗ D Fettstoffwechselveränderungen durch ein Trauma

492. Was versteht man unter Small Volume Resuscitation? (2 PUNKTE – III 2.5.5.1)
Substitution einer hyperosmolaren Kochsalz-Kolloid-Lösung

493. Welche Parameter werden vor und nach der Ruhigstellung von Frakturen überprüft und dokumentiert? (3 PUNKTE – III 2.5.3)
Durchblutung, Motorik, Sensibilität

494. Welche Aussagen über Frakturen treffen zu? (3 PUNKTE – III 2.5.4.3)

✗ C Bei der Schenkelhalsfraktur ist das Bein häufig außenrotiert und verkürzt.

495. Wie lauten die 6 P des Kompartmentsyndroms? (5 PUNKTE – III 2.5.5.2)
pain, pressure, paresthesia, paresis, pulses present, pink

496. Wie hoch ist der potenzielle Blutverlust bei Frakturen des Oberschenkels? (1 PUNKT – III 2.5.5.1)

✗ C 2 000 ml

III 2.6 Bauchverletzungen

III 2.6.1
Anatomie / Physiologie des Bauchraumes

497. Bezeichnen Sie die folgenden Strukturen des knöchernen Beckens: Kreuzbein (Os sacrum), Schambeinhöcker, Sitzbeinhöcker (Tuber ischiadicum), Darmbein (Os ilium), Darmbeinkamm (Crista iliaca), Hüftgelenkpfanne (Acetabulum), Hüftbein (Os coxa).
(4 PUNKTE – III 2.6.2)

498. Welche vier knöchernen Bestandteile bilden den Beckenring?
(2 PUNKTE – III 2.6.2)
Darmbein (Os ileum), Sitzbein (Os ischii), Schambein (Os pubis), Kreuzbein (Os sacrum)

Anatomie des knöchernen Beckens

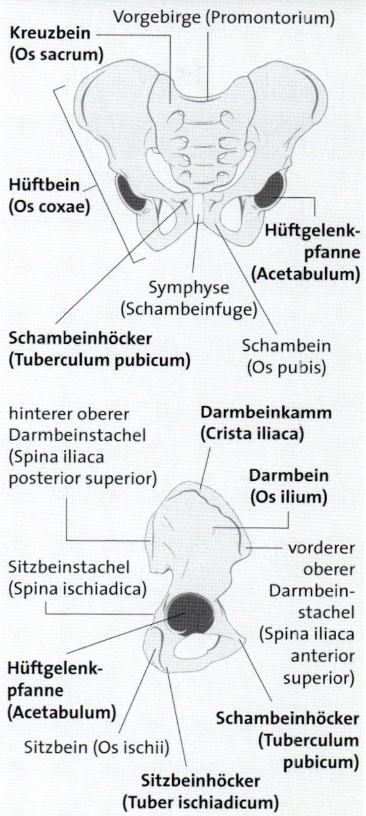

Lösung **497**

499. Ordnen Sie die folgenden Strukturen zu: Zwerchfell, Magen, Milz, Leber, Duodenum. (2 PUNKTE – III 2.6.2)

502. Symptome einer Nierenverletzung sind: (2 PUNKTE – III 2.6.3.1)

✗ B Flankenschmerz

✗ C Hämaturie

Bauchorgane

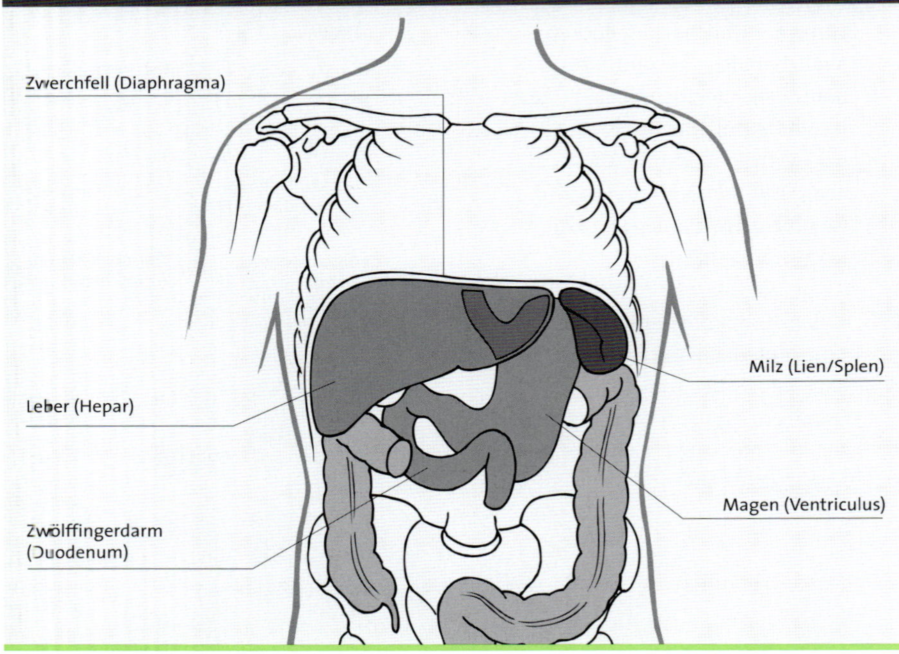

Lösung **499**

III 2.6.2

Spezielle Notfallbilder

500. Ein besonderes Problem bei stumpfer Gewalteinwirkung auf die Milz ist ... (2 PUNKTE – III 2.6.3.1)

✗ D die zweizeitige Milzruptur.

501. Welche Komplikation/en ist/sind nach der operativen Entfernung der Milz (Milzexstirpation, Splenektomie) möglich? (1 PUNKT – III 2.6.3.1)

✗ A erhöhte Infektanfälligkeit

503. Welche Aussagen zum stumpfen Bauchtrauma sind korrekt? (2 PUNKTE – III 2.6.3.1)

✗ B Milzverletzungen sind neben Leberverletzungen die häufigsten Organverletzungen.

504. Symptome einer Beckenfraktur können sein: (4 PUNKTE – III 2.6.3.2)

✗ A äußerlich sichtbare Asymmetrien

✗ B Hämatome

✗ C Beinlängendifferenzen

✗ D Blutaustritt aus der Harnröhre

505. **Bei einem isolierten Bauchtrauma …** (5 Punkte – III 2.6.4)

✗ A können aufgehobene Darmgeräusche auf intraabdominelle Verletzungen hinweisen.

✗ B ist beim Vorliegen einer Schocksymptomatik die schnellstmöglich erreichbare chirurgische Klinik anzufahren.

✗ D ist eine unkontrollierbare, schwere äußere Blutung eine Intubationsindikation.

506. **Offen liegende Darmschlingen bei einem Abdominaltrauma …** (3 Punkte – III 2.6.4)

✗ C werden mit feuchten Ringer-/NaCl-Kompressen steril abgedeckt.

III 2.7 Einklemmung und Verschüttung

507. **Welche Verletzungsmuster findet man häufig bei Verschüttungen und Einklemmungen?** (2 Punkte – III 2.7.4)

✗ A SHT

✗ B Thoraxverletzungen

✗ C Extremitätenverletzungen

508. **Nennen Sie die zunehmende Ursache von Verschüttungen im Freizeit-/Sportbereich.** (1 Punkt – III 2.7.1)

Lawinenunfälle

509. **Was führt zu einem Crush-Syndrom?** (3 Punkte – III 2.7.2)

✗ A irreversible Muskelschäden durch direkten mechanischen Druck und lange Minderdurchblutung

✗ C Rhabdomyolyse bei spät aufgefundenen Drogenintoxikierten

510. **Welche häufige Komplikation droht beim Crush-Syndrom?** (2 Punkte – III 2.7.2)

✗ B Nierenversagen

511. **Woran kann man die Freisetzung des Myoglobins beim Crush-Syndrom klinisch erkennen?** (2 Punkte – III 2.7.2)

braune Verfärbung des Urins (»Coca-Cola-Urin«, Myoglobinurie)

512. **Bei einem Kompartmentsyndrom …** (3 Punkte – III 2.7.3.2)

✗ A kann die Zeitdauer vom Trauma bis zur Entwicklung nur 30 Minuten betragen.

✗ B findet sich beim Vollbild eine pralle Schwellung der betroffenen Extremität.

513. **Welche Maßnahme ist in Ausnahmefällen bei einer Einklemmung von Extremitäten bei kritischen Kreislaufverhältnissen des Verletzten erforderlich?** (4 Punkte – III 2.7.4)

Notamputation (»Life before Limb«)

514. **Welche Phase ist in der Befreiung Eingeklemmter oder Verschütteter besonders kritisch?** (3 Punkte – III 2.7.4)

die Phase nach der Befreiung

515. Bei der Versorgung eingeklemmter Patienten ... (4 PUNKTE – III 2.7.4)

✗ B ist an eine ausreichende Volumentherapie zu denken.

✗ C werden bei drohendem Nierenversagen Diuretika verabreicht.

516. Welche Therapie steht bei der Versorgung eines Nierenversagens bei Crush-Syndrom in der Klinik im Vordergrund? (2 PUNKTE – III 2.7.5)

Blutreinigungsverfahren (Hämodialyse und Hämofiltration)

III 2.8 Polytrauma

517. Bei einem Polytrauma handelt es sich um ... (3 PUNKTE – III 2.8.1)

✗ A eine Verletzung mehrerer Körperregionen oder Organsysteme, wobei wenigstens eine Verletzung oder die Kombination mehrerer lebensbedrohlich ist.

518. Ordnen Sie die Angaben zur Verletzungshäufigkeit beim Polytrauma den einzelnen Körperregionen zu. (3 PUNKTE – III 2.8.1)

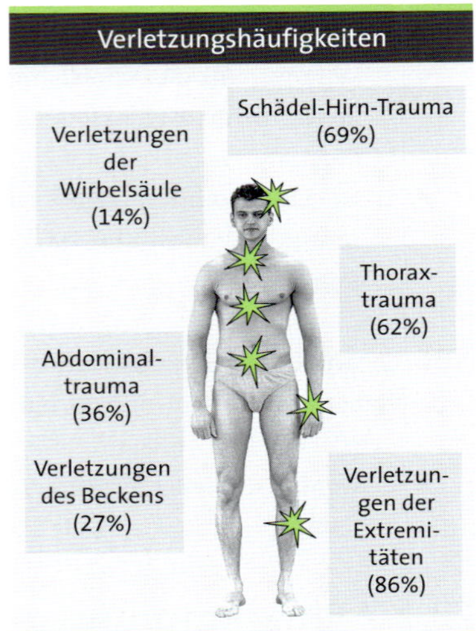

519. Pathophysiologische Merkmale von Polytraumatisierung und Schock sind ... (4 PUNKTE – III 2.8.1)

✗ A eine Störung der Austauschfunktion zwischen Blut und Gewebe.

✗ B die Veränderung des extra- und intravaskulären Flüssigkeitsvolumens.

✗ D die Anhäufung von Metaboliten, insbesondere von Laktat.

520. Wo laufen die pathophysiologischen Veränderungen bei Polytraumatisierung und Schock ab? (2 PUNKTE – III 2.8.1)

✗ A Lunge

✗ B Nieren

✗ C Leber

✗ D Gastrointestinaltrakt

521. Nennen Sie das Endstadium der Verletzungskrankheit beim Polytrauma. (2 PUNKTE – III 2.8.1)
Multiorganversagen

522. Bei der Beurteilung der Verletzungsschwere ... (3 PUNKTE – III 2.8.1)
- ✗ A geben häufig die Unfallmechanismen wichtige Hinweise.
- ✗ B ersetzen Scores nicht die exakte klinische Untersuchung.
- ✗ C ist die Glasgow Coma Scale ein unverzichtbares Hilfsmittel zur Beurteilung der Bewusstseinslage.
- ✗ D sind Parameter wie Puls, Blutdruck und Schockindex bei kurzen Rettungszeiten wenig hilfreich.

523. Die Verdachtsdiagnose »Polytrauma« ergibt sich bei ... (4 PUNKTE – III 2.8.3)
- ✗ A einer Fahrzeugdeformierung über 50 cm.
- ✗ B einer eingeklemmten Person.
- ✗ C bei Fußgängern oder Radfahrern, die bei mehr als 30 km/h angefahren wurden.
- ✗ D einem Überrolltrauma.
- ✗ E bei einem Sturz aus mehr als 6 Meter Höhe.

524. Welche Aussagen zur Notfallversorgung eines polytraumatisierten Patienten treffen zu? (4 PUNKTE – III 2.8.1, 2.8.2)
- ✗ B Beim tief bewusstlosen Patienten kann ggf. die Intubation im Rahmen der Notkompetenz in Betracht kommen.
- ✗ C Grundsätzlich sollten mindestens zwei großlumige venöse Zugänge geschaffen werden.
- ✗ D Die HWS wird routinemäßig ruhig gestellt.

525. Welche Menge kristalloider Infusionslösung soll initial beim erwachsenen schwer Verletzten durch Rettungsassistenten infundiert werden? (3 PUNKTE – III 2.8.1)
- ✗ B 1000 ml

526. Ein RTH-Transport ist u. a. angezeigt bei einer Transportzeit durch bodengebundene Rettungsmittel mit mehr als ... (2 PUNKTE – III 2.8.3)
- ✗ B 15 min

III 2.9 Besondere traumatologische Notfälle

527. Bei Unfällen in der Schwangerschaft ... (4 PUNKTE – III 2.9.1)
- ✗ A bleiben Verletzungen im ersten Schwangerschaftsdrittel meist ohne Folgen für die Frucht.
- ✗ B kann der Unfallschock der Mutter zum Tode des Embryos führen.

528. Maßnahmen beim Trauma in der Schwangerschaft sind ...
(5 PUNKTE – III 2.9.1)

✗ B bei Reanimation der Mutter: keine Linksseitenlage, sondern Hochlagerung des rechten Beckens.
✗ C die Beachtung einer erhöhten Aspirationsgefahr durch Zwerchfellhochstand.
✗ D großlumige Zugänge und zügige Volumengabe.

529. Beim pädiatrischen Trauma ...
(4 PUNKTE III 2.9.2)

✗ A tolerieren Kinder vorübergehend einen relativ großen Blutverlust.
✗ B muss prinzipiell eine Kindesmisshandlung in Betracht gezogen werden.
✗ C ist der Blutdruck allein keine verlässliche Messgröße für den Volumenverlust.

530. Zu den Schocksymptomen bei Kindern zählt ... (4 PUNKTE III 2.9.2.3)

✗ A eine kapilläre Füllungszeit von mehr als 2 Sek.
✗ B eine blassgrau-marmorierte Hautfarbe.
✗ D ein nicht tastbarer Radialispuls.

531. Stichverletzungen ...
(4 PUNKTE – III 2.9.3.1)

✗ A innerhalb der Halsregion können periphere Lähmungen des Armes verursachen.
✗ B machen häufig die Strategie »Scoop and Run« erforderlich.
✗ C führen im Abdomen am häufigsten zu einer Mitverletzung der Leber.
✗ D können vom Brustkorb aus über das Zwerchfell zu einer Zweihöhlenverletzung führen.

532. Bei Thoraxstichverletzungen ...
(2 PUNKTE – III 2.9.3.1)

✗ A kann eine Perikardpunktion lebensrettend sein.
✗ B kann leicht ein Spannungspneumothorax entstehen.
✗ C ist der Hämatothorax eine vitale Komplikation.

533. Eine sichere penetrierende Verletzung liegt vor ...
(2 PUNKTE – III 2.9.3.1)

✗ A wenn ein Einstich oder Einschuss zu sehen ist.
✗ B bei einem Vorfall der Eingeweide in die Wunde.
✗ C bei einer Sekretion von reichlich Galle, Magen-/Darminhalt oder Urin.
✗ D bei reflektorischer Abwehrspannung der Bauchmuskulatur infolge einer Peritonitis.

534. Welche Grundsätze sind vom Rettungsdienstpersonal bei Alarmierungen unter dem Einsatzstichwort »Schussverletzung« oder »Explosion« zu beachten? (2 PUNKTE – III 2.9.3.2)

✗ A Eigensicherung berücksichtigen.

✗ B Freigabe der Einsatzstelle durch die Polizei abwarten.

535. Schussverletzungen können sich auszeichnen durch ... (3 PUNKTE – III 2.9.3.2)

✗ A eine Einschusswunde ohne eine Ausschusswunde.

✗ B ein gleichzeitiges Vorliegen von Ein- und Ausschusswunde.

✗ D mehr Einschusswunden als Ausschusswunden.

536. Welche Maßnahmen zählen zur Versorgung einer Schussverletzung? (2 PUNKTE – III 2.9.3.2)

✗ B Blutungen stoppen

✗ D Patienten drehen, um Ein- und Ausschusswunden beurteilen zu können

III 3 Thermische Notfälle

III 3.1 Anatomie / Physiologie der Haut

537. Ordnen Sie folgende Strukturen zu: Blutgefäße, Faszie, Haarwurzel/Nervengeflecht, Lederhaut (Korium), Muskel, Oberhaut (Epidermis), Lederhautpapillen, Unterhaut (Subkutis). (5 PUNKTE – III 3.2.1)

Anatomie der Haut

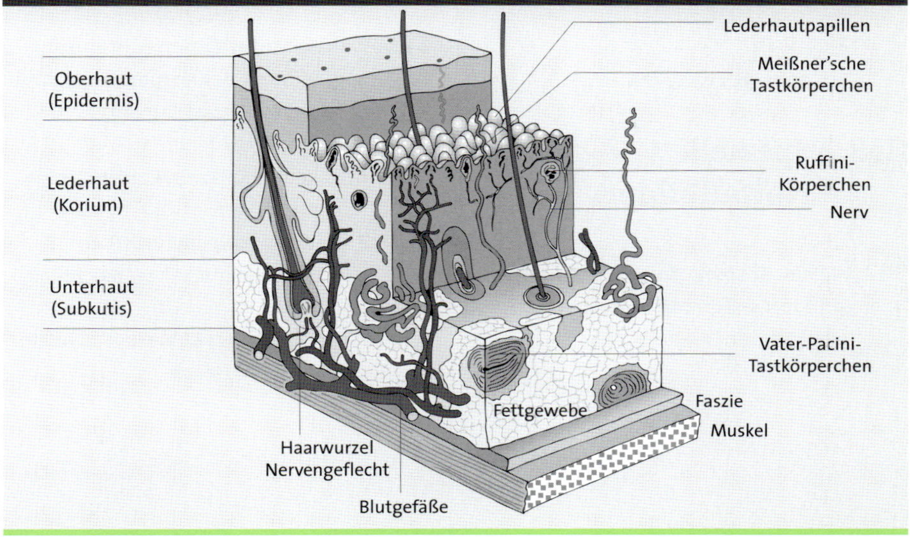

Lösung **537**

538. Die Haut dient als ... (3 PUNKTE – III 3.2.1)

✗ A Schutzorgan.
✗ B Speicherorgan.
✗ C Temperaturregulationsorgan.
✗ D Sinnesorgan.

539. Welche Aussagen zur Anatomie und Physiologie der Haut sind richtig? (3 PUNKTE – III 3.2.2)

✗ B Auch bei niedrigen Temperaturen wird Wasser durch die Haut abgegeben.

540. Zu den Wärmeabgabemechanismen zählen die ... (2 PUNKTE – III 3.2.2.1)

✗ A Wärmeleitung (Konduktion).
✗ B Strömung (Konvektion).
✗ C Verdunstung (Evaporation, Transpiration).
✗ D Strahlung (Radiation).

541. Ordnen Sie folgende Parameter den Gliedern des Regelkreises der Temperaturregulation einander zu: (4 PUNKTE – III 3.2.2.5)

✗ *Richtig ist:*
1b, 2g, 3c, 4f, 5e, 6d, 7a

III 3.2 Spezielle Notfallbilder

542. Welche Körperkerntemperaturen sind nur selten mit dem Leben zu vereinbaren? (2 PUNKTE – III 3.2)

✗ B < 23 °C
✗ C > 43 °C

543. Bei einem Sonnenstich (Insolation) ... (4 PUNKTE – III 3.3.1.1)

✗ B kann es in schweren Fällen zum Hirnödem kommen.
✗ C ist noch nach Stunden, vor allem bei Säuglingen und Kleinkindern, die verzögerte Ausbildung von Symptomen möglich.

544. Mit welcher ernsten Komplikation ist bei einer Hitzeerschöpfung mit voranschreitender Dehydratation zu rechnen? (4 PUNKTE – III 3.3.1.3)
mit der Entwicklung eines Hitzschlages

545. Welche Aussagen zum Hitzschlag sind richtig? (4 PUNKTE – III 3.3.1.5)

✗ A Ursachen können sowohl eine verminderte Wärmeabgabe als auch eine gesteigerte Wärmeproduktion sein.
✗ B Ab einer Kerntemperatur von ca. 40 °C versagt die zentrale Temperaturregulation.

546. Welche Maßnahmen führen Sie zur Senkung der Körpertemperatur beim Hitzschlag durch? (4 PUNKTE – III 3.3.1.5)

✗ A in den Schatten/in kühlere Umgebung bringen
✗ B isolierende Kleidung öffnen
✗ C Umschläge mit kalten, feuchten Tüchern
✗ D Eisbeutel oder Kühlakkus in Leiste/Achselhöhle legen

547. Bei Verbrennungen wird die prozentuale Ausdehnung nach der »Neunerregel« bestimmt. Bezeichnen Sie die Körperpartien eines Erwachsenen und eines Kleinkinds mit den entsprechenden Prozentwerten. (4 PUNKTE – III 3.3.2.2)

549. Bei der initialen Kühlung kleinerer Brandverletzungen gilt welche Regel hinsichtlich Wassertemperatur und Einwirkzeit? (3 PUNKTE – III 3.3.2.2)

✗ C 20/20-Regel

Neunerregel bei Verbrennungen und Verätzungen

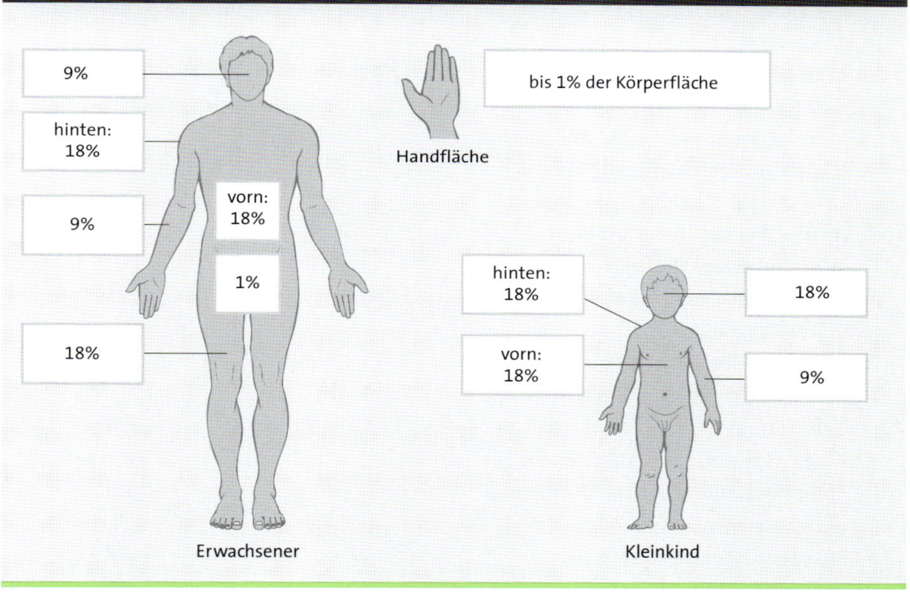

Lösungen **547**

548. Welche Aussagen zu Verbrennungen sind korrekt? (3 PUNKTE – III 3.3.2)

✗ A Bei der IIa°-Verbrennung kann sich die Haut wieder regenerieren.

✗ C Die Flüssigkeitseinlagerung beim Verbrennungsödem erreicht 5 – 10% des Körpergewichtes.

550. Welche Aussagen zur Verbrennungskrankheit sind richtig? (2 PUNKTE – III 3.3.2)

✗ B Die Zellzerstörung führt zu einer lokalen Ausschüttung von Mediatoren mit Folge einer erhöhten lokalen Gefäßdurchlässigkeit, dem so genannten kapillären Leck.

✗ D Eiweißverlust führt über eine Verminderung des kolloidosmotischen Druckes zu einem zusätzlichen Flüssigkeitsabstrom.

551. Welche Aussagen zum Inhalationstrauma treffen zu? (3 PUNKTE – III 3.3.2.2)

✗ A 20-30% der Verbrennungsopfer erleiden ein Inhalationstrauma, insbesondere bei Unfällen innerhalb geschlossener Räume.

✗ B Die Letalität von Brandverletzten steigt durch ein zusätzliches Inhalationstrauma erheblich an.

✗ C Inhalieren heißer Dämpfe kann zu einer direkten Schädigung der Schleimhautschichten und Strukturen der oberen und womöglich auch unteren Atemwege führen.

552. Welche Aussagen zur präklinischen Infusionstherapie schwer Brandverletzter sind richtig? (2 PUNKTE – III 3.3.2.2)

✗ A Erwachsene schwer Brandverletzte erhalten 1000 ml Ringer-Lactat® pro Stunde.

✗ B Kolloide sind zur präklinischen Erstversorgung bei Brandverletzten in kritischer Diskussion.

✗ D schwer brandverletzte Kinder erhalten Ringer-Lactat® in der Dosis von 20 ml pro kg KG pro Stunde.

553. Bei welcher Transportdauer kann eine Direkteinweisung in ein Zentrum für schwer Brandverletzte erfolgen? (2 PUNKTE – III 3.3.2.2)

✗ B bis zu 45 min

554. Welche drei Phasen werden bei der Unterkühlung unterschieden? (3 PUNKTE – III 3.3.3)

Abwehrstadium, Erschöpfungsstadium, Lähmungsstadium

555. Ab welcher Körperkerntemperatur tritt tiefe Bewusstlosigkeit ein? (3 PUNKTE – III 3.3.3)

✗ C 30 °C

556. Welche Aussagen zu Unterkühlungen und Kälteschäden sind richtig? (5 PUNKTE – III 3.3.3)

✗ B Der Herzmuskel ist bei Körpertemperaturen unter 28 °C nur bedingt defibrillierbar.

✗ E Bewusstseinsgetrübte Patienten sollten mit der Schaufeltrage gerettet werden.

III 4 HNO-Notfälle

III 4.1 Anatomie / Physiologie (Hals, Nase, Ohren)

557. Ordnen Sie folgende Strukturen zu: Stirnhöhle (Sinus frontalis), Nasenmuscheln, Gaumen (Palatum), Gaumenmandel, Speiseröhre, Mundhöhle, Kehldeckel (Epiglottis), Kehlkopf (Larynx), Rachenmandel (Tonsilla pharyngea), Zunge, Zungenbein, Nasenrachen (Nasopharynx), Kehlkopfrachen (Hypopharynx), Mundrachen (Oropharynx). (4 Punkte – III 4.2.3)

558. Ordnen Sie folgende Strukturen zu: Epiglottis (Kehldeckel), Trachealspange, Aryknorpel (Stellknorpel), Glottis, Ringknorpel, Stimmbänder. (4 Punkte – III 4.2.3)

Anatomie des Kehlkopfes

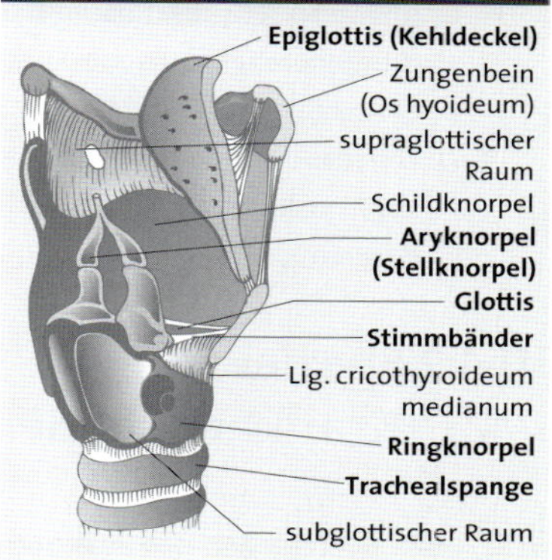

Anatomie des Oro- und des Hypopharynx

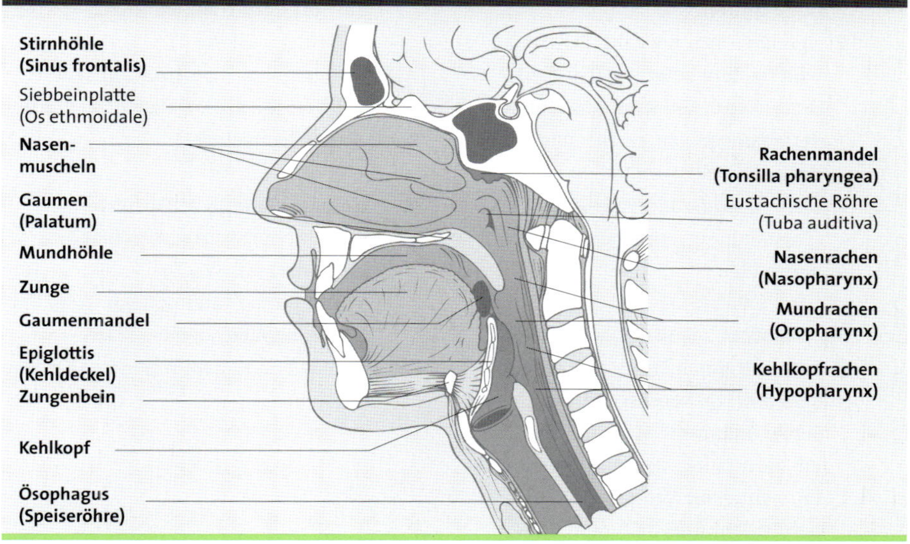

Lösung **557**

559. **Welche der folgenden Aussagen zur Anatomie und Physiologie des HNO-Traktes sind richtig?** (3 PUNKTE – III 4.2.1 – 4.2.2)

✗ A Das periphere Hör- und Gleichgewichtsorgan liegt im Schläfenbein (Os temporale).

✗ C In den Nasenmuscheln befindet sich Schwellgewebe mit Flimmerepithel.

✗ D Die Innervation der inneren Kehlkopfmuskulatur erfolgt durch den N. recurrens.

III 4.2 Spezielle Krankheitsbilder

560. **Bei Verletzungen des äußeren Ohres …** (5 PUNKTE – III 4.3.1)

✗ A können Durchblutungsstörungen der Ohrmuschel zur Nekrosenbildung führen.

✗ B müssen Hörminderung, Schwindel oder weitere neurologische Schäden sowie Schädel- und Gesichtsverletzungen ausgeschlossen werden.

✗ D werden strangulierende Rotationsfehlstellungen aufgehoben und verbunden.

561. **Der Hörsturz …** (3 PUNKTE – III 4.3.2)

✗ B kann z. B. durch Stress, Hypotonie, Sklerose, Stoffwechselstörungen, Schleifendiuretika (z. B. Lasix®) oder ein Barotrauma verursacht werden.

✗ C wird durch die Symptome Druckgefühl, Tinnitus, Gehörabnahme gekennzeichnet.

562. **Nennen Sie die drei Symptome, die die Menière'sche Erkrankung kennzeichnen!** (2 PUNKTE – III 4.3.3)

akuter Drehschwindel, Tinnitus, Hörminderung

563. **Welche Aussagen zu Blutungen aus der Nase treffen zu?** (4 PUNKTE – III 4.3.4)

✗ A Leichte Blutungen sind meist Folge von banalen Traumen, Infekten, trockenen Schleimhäuten, Hypertonien und Gerinnungsstörungen.

✗ B Andauerndes Nasenbluten kann zu einem Schock mit möglicher Blutaspiration führen.

✗ C Starke Blutungen erfolgen oft beidseitig aus Nase und Rachen.

✗ D Beide Nasenflügel sind durch den Patienten zu komprimieren.

564. **Welche Aussage ist falsch? Bei Tumoren im HNO-Bereich …** (3 PUNKTE – III 4.3.5)

✗ D werden auch bewusstseinsklare Patienten grundsätzlich bei Blutungen flachgelagert.

565. **Welche Aussage zu Patienten mit Tracheostoma ist richtig?** (4 PUNKTE – III 4.4.2)

✗ B Symptome einer Verlegung der Trachealkanüle oder des Tracheostomas sind Ruhedyspnoe und Stridor.

566. Zur Beatmung von Tracheostomaträgern ... (4 PUNKTE – III 4.4.3)

✗ A ist die Trachealkanüle zu entfernen und der Patient durch einen Endotrachealtubus via Tracheostoma zu beatmen.

✗ B über Mund-zu-Tracheostoma müssen ggf. Mund und Nase verschlossen werden.

III 5 AUGENNOTFÄLLE

III 5.1 Anatomie / Physiologie des Auges

567. Ordnen Sie folgende Strukturen zu: Schlemm'scher Kanal, Iris, hintere Kammer, Hornhaut (Cornea), vordere Kammer, Ziliarkörper mit Zonulafasern, Aderhaut, Netzhaut, gelber Fleck, Sehnerv, Sklera, Bindehaut. (4 PUNKTE – III 5.2.2)

Anatomie des Auges

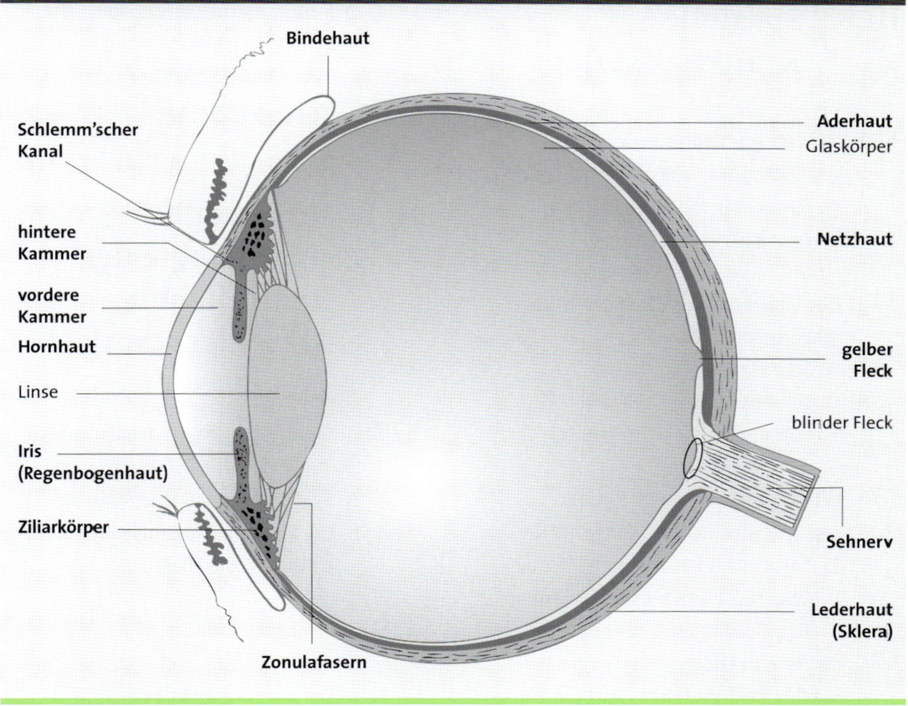

Frage **567**

568. Zu den Augenanhangsgebilden zählen: (1 PUNKT – III 5.2.1)
- ✗ A Tränenapparat
- ✗ B Augenmuskeln

569. Welche Aussagen sind korrekt? (2 PUNKTE – III 5.2.6)
- ✗ B Die Akkomodation wird vom zentralen Nervensystem reguliert.

570. Was gehört zu den lichtempfindlichen Rezeptoren der Netzhaut? (1 PUNKT – III 5.2.3)
- ✗ C Stäbchen
- ✗ E Zapfen

III 5.2 Spezielle Krankheitsbilder

571. Was ist ein Glaukomanfall? (3 PUNKTE – III 5.3.1)
- ✗ C ein akuter, meist einseitiger Druckanstieg des Auges

572. Der Glaukomanfall ist charakterisiert durch ... (4 PUNKTE – III 5.3.1)
- ✗ A Schmerzen.
- ✗ C Sehstörungen.
- ✗ E einen steinharten Augapfel.

573. Wie lagern Sie einen Patienten mit einem Glaukomanfall? (2 PUNKTE – III 5.3.1)
- ✗ B Oberkörperhochlagerung, 30°

574. Ein bewusstloser polytraumatisierter Patient trägt Kontaktlinsen. Was ist hier zu beachten? (2 PUNKTE – III 5.3.2)

Die Linsen sind zu entfernen.

575. Bei Augenverätzungen sind folgende Maßnahmen durchzuführen: (4 PUNKTE – III 5.3.3)
- ✗ A Handschuhe anziehen
- ✗ D steriles Abdecken beider Augen
- ✗ E ätzende Substanz asservieren

576. Welches Krankheitsbild gehört in augenfachärztliche Behandlung? (3 PUNKTE – III 5.3)
- ✗ A ein Glaukomanfall, bei dem die Erhöhung des Augeninnendruckes bereits bekannt ist
- ✗ B eine Einblutung in den Glaskörper
- ✗ C ein Fremdkörper im Auge, den Bulbus penetrierend
- ✗ D eine Augenverätzung

III 6 UROLOGIE

III 6.1 Anatomie / Physiologie der männlichen Geschlechtsorgane

577. Die Nieren sind gut durchblutet: (2 PUNKTE – III 6.3.1)
- ✗ A 1,3 l passieren sie pro Minute.
- ✗ B Ca. 25% des Herzminutenvolumens passieren die Niere.

578. Der Penis besteht aus: (2 PUNKTE – III 6.3.5)
- ✗ A Corpus spongiosum
- ✗ B Corpus cavernosum
- ✗ C Nerven
- ✗ D Harnröhre

III 6.2 Spezielle Krankheitsbilder

579. Offene Verletzungen des urologischen Fachgebietes finden sich bei ... (2 Punkte – III 6.4)
- ✗ A Schussverletzungen.
- ✗ B Pfählungsverletzungen.

580. Alle Verletzungen des urologischen Fachgebietes sind ... (2 Punkte – III 6.2)
- ✗ D durch weitere apparative Untersuchungen zu verifizieren.

581. Nierenverletzungen beinhalten unter anderem ... (2 Punkte – III 6.4.1)
- ✗ A den Abriss der Arterien.
- ✗ B den Abriss der Venen.
- ✗ C den Einriss des Parenchyms.

582. Harnröhrenverletzungen entstehen bei ... (2 Punkte- III 6.4.4)
- ✗ A Beckenringfrakturen.
- ✗ B Fahrradunfällen.
- ✗ C Autounfällen.
- ✗ D Absturztraumen.

583. Penisfrakturen werden ... (3 Punkte- III 6.4.5)
- ✗ B zuerst konservativ, dann eventuell operativ versorgt.

584. Hodenschädigungen ... (3 Punkte – III 6.4.6)
- ✗ B können leichte Schmerzen verursachen.
- ✗ C können manchmal auch nur Bauchschmerzen verursachen.
- ✗ D können von selbst entstehen.

585. Bei der Hodentorsion ... (3 Punkte – III 6.4.6)
- ✗ A ist der Hoden um die eigene Achse verdreht.
- ✗ B ist die Blutzufuhr unterbrochen.
- ✗ C muss binnen 6 Stunden operiert werden.

586. Bei der Harnverhaltung kann der Patient ... (2 Punkte – III 6.5.2)
- ✗ C kein Wasser lassen.
- ✗ D nur unter Schmerzen Auskunft geben.

III 7 Gynäkologie und Geburtshilfe

III 7.1 Anatomie/ Physiologie der weiblichen Geschlechtsorgane

587. Ordnen Sie folgende Strukturen zu: Eileiter, Eierstöcke, Gebärmutter, Gebärmutterhals, Gebärmutterhöhle, Muttermund, Scheide (VGL. ABB. RECHTS). (4 PUNKTE – III 7.1)

588. Im Ovar werden folgende Hormone gebildet: (2 PUNKTE – III 7.1)
✗ A Gestagen
✗ D Östrogen

589. Wann findet der Eisprung statt? (2 PUNKTE – III 7.1)
✗ C ca. am 14. Tag des Zyklus

590. Wo erfolgt die Befruchtung der reifen Eizelle normalerweise? (3 PUNKTE – III 7.3)
✗ C in den Tuben

591. Ordnen Sie folgende Strukturen zu: Eierstock (Ovarium), Eileiter, Gebärmutter (Uterus), Harnblase, Harnröhre (Urethra), äußere Harnröhrenöffnung, Symphyse, Mastdarm, große Schamlippen, kleine Schamlippen, Scheidenöffnung, Scheide (Vagina) (VGL. ABB. RECHTS). (4 PUNKTE – III 7.1)

592. Die Befruchtungsbereitschaft der Eizelle nach dem Eisprung beträgt ... (2 PUNKTE – III 7.3)
✗ B 8 Stunden.

III 7.2 Spezielle Notfallbilder

593. Ordnen Sie die folgenden Krankheitsbilder jeweils der Frühschwangerschaft bzw. der Spätschwangerschaft zu. (5 PUNKTE – III 7.3 – 7.4)
✗ Richtig ist:
1a, 2b, 3b, 4a, 5b, 6b, 7b

594. Welche Aussagen zur Fehlgeburt (Abort) sind richtig? (5 PUNKTE – III 7.3.1)
✗ A Als Abort bezeichnet man die ungewollte Beendigung einer Schwangerschaft.
✗ B Wichtigste Symptome sind die Blutung aus der Scheide sowie wehenartige Schmerzen.
✗ C Wegen des teilweise erheblichen Blutverlustes ist mindestens ein venöser Zugang zu schaffen.

595. Symptome einer Extrauteringravidität sind ... (5 PUNKTE – III 7.3.2)
✗ A Kollapserscheinungen.
✗ B Schocksymptomatik.
✗ C diffuser Druckschmerz.
✗ D Anspannung der Bauchdecke.

596. Der Zeitpunkt des Zerreißens der Eileiter bei einer Eileiterschwangerschaft liegt meist ... (5 PUNKTE – III 7.3.2)
✗ A 2 – 3 Wochen nach Ausbleiben der Regel.

Die weiblichen Geschlechtsorgane (Aufsicht)

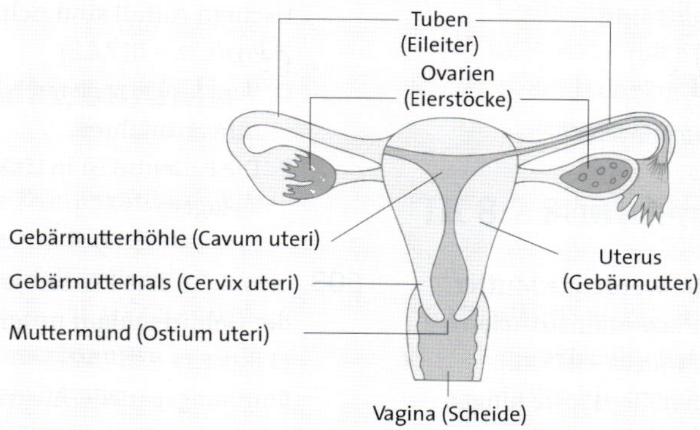

Lösung **587**

Die weiblichen Geschlechtsorgane (Seitenansicht)

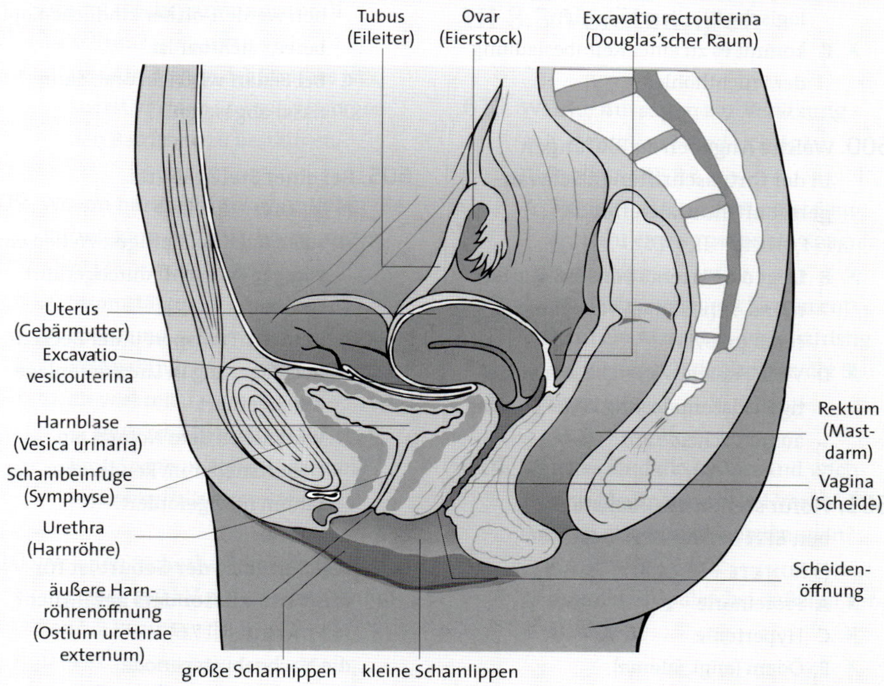

Lösung **591**

III 8.4 Tauchunfälle / III 8.5 Ertrinken

615. Wie setzt sich normale Atmosphärenluft üblicherweise zusammen? (2 PUNKTE – III 8.4.1)

✗ B ca. 79% Stickstoff, 21% Sauerstoff, 1% Edelgase, 0,03% Kohlendioxid

616. Welcher Druck herrscht in 10 m Wassertiefe? (2 PUNKTE – III 8.4.1)

✗ C 2,0 bar

617. Wie groß ist das Volumen eines an der Oberfläche mit zwei Litern Luft gefüllten Luftballons in einer Tiefe von 20 Metern (2 PUNKTE – III 8.4.1)

✗ B 2/3 Liter

618. Nennen Sie die drei Phasen eines Tauchgangs (2 PUNKTE – III 8.4.2)

Kompressionsphase, Isopressionsphase, Dekompressionsphase

III 8.6 Höhenkrankheit

619. Wie viel Sauerstoff ist in 5 500 Meter Höhe vorhanden? (2 PUNKTE – III 8.6.3)

✗ C ca. 50% des Anteils auf Meereshöhe

620. Welche Aussagen treffen zu? (2 PUNKTE – III 8.4.2)

✗ A Bis zu einer Höhe von 1 500 Meter ist keine Anpassung durch den menschlichen Organismus notwendig.

✗ C Große Höhen (2 500 – 5 300 Meter) erfordern eine Aktivierungszeit.

4 *Berufskunde und Einsatztaktik*

[LPN 4] ►

Lösungen !

IV 1 Gesetzes- und Staatsbürgerkunde

IV 1.1 Die Grundlagen der staatlichen Ordnung in der Bundesrepublik Deutschland

621. Wie wird völkerrechtlich ein Staat definiert? (3 PUNKTE – IV 1.1.1)

Ein Staat ist ein Rechtssubjekt, dessen Merkmale das Staatsgebiet, das Staatsvolk und die Staatsgewalt sind.

622. Nennen Sie vier Merkmale einer Demokratie! (3 PUNKTE – IV 1.1.1.3)

✗ A allgemeine, freie, gleiche und geheime Wahlen
✗ B Willensbildung durch Mehrheitsentscheid
✗ C freie Meinungsäußerung
✗ D Versammlungsfreiheit

623. In Artikel 20 des Grundgesetzes sind tragende Verfassungsgrundsätze enthalten. Welche? (5 PUNKTE – IV 1.1.2)

✗ A Bundesstaat
✗ B Republik
✗ D Sozialstaat
✗ E Demokratie
✗ G Rechtsstaat

624. In Artikel 20 Absatz 2 Satz 2 des Grundgesetzes ist die Gewaltenteilung verankert. Welche drei Staatsgewalten gibt es danach? (1 PUNKT – IV 1.1.2.4)

Gesetzgebung (Legislative), vollziehende Gewalt (Exekutive), rechtsprechende Gewalt (Judikative)

625. Nennen Sie fünf Verfassungsorgane der Bundesrepublik Deutschland! (4 PUNKTE – IV 1.1.3)

✗ A Bundestag
✗ B Bundesrat
✗ D Bundespräsident
✗ E Bundesverfassungsgericht
✗ G Bundesregierung

626. Nennen Sie die vier wichtigsten Organe der Europäischen Union. (4 PUNKTE IV 1.1.4.3)

Europäisches Parlament, Kommission, Ministerrat, Europäischer Gerichtshof

IV 1.2 RettAssG und gesetzliche Regelungen

627. Wie viele Stunden beinhaltet das erste Jahr der Ausbildung zum Rettungsassistenten (Vollzeitausbildung)? (1 PUNKT – IV 1.2.2)

✗ A 1 200 Stunden

628. Benennen Sie die Voraussetzungen, die erfüllt sein müssen, um eine Ausbildung zum Rettungsassistenten beginnen zu können. (1 PUNKT – IV 1.2.1)
Vollendung des 18. Lebensjahres, gesundheitliche Eignung, mindestens Hauptschulabschluss oder eine gleichwertige Schulbildung

629. Wie viele Stunden beinhaltet das Anerkennungsjahr eines Rettungsassistenten in der Ausbildung in Vollzeitform? (1 PUNKT – IV 1.2.1)
✗ C 1 600 Stunden

630. Welches der beiden Gesetze ist für Rettungsassistenten in ihrer täglichen Arbeit von größerer Bedeutung? (2 PUNKTE – IV 1.2.2)
✗ A das Arzneimittelgesetz

631. Welche der aufgeführten Berufsbezeichnungen sind gesetzlich geschützt und werden bei unbefugter Führung mit einer Geldstrafe von bis zu 2 500 Euro geahndet? (2 PUNKTE – IV 1.2.2)
✗ C Rettungsassistent

632. Wie viele Stunden theoretischen Unterrichts müssen im praktischen RettAss-Ausbildungsjahr (Vollzeit) absolviert werden? (1 PUNKT – IV 1.2.3)
✗ B 50 Stunden

633. Welche Personen müssen mindestens bei einem Rettungsassistenten-Abschlussgespräch anwesend sein? (1 PUNKT – IV 1.2.4)
✗ B betreuender Lehrrettungsassistent
✗ C von der Behörde benannter Arzt

634. Wann gilt die staatliche Prüfung als bestanden? (2 PUNKTE – IV 1.2.4)
✗ B Alle drei Prüfungsteile entsprechen mindestens »ausreichend«.

635. Wie oft kann die staatliche Prüfung wiederholt werden? (1 PUNKT – IV 1.2.3)
✗ A einmal

636. Wie viele Fälle müssen in der staatlichen Prüfung im praktischen Test vom Prüfling absolviert werden? (1 PUNKT – IV 1.2.3)
✗ B drei

IV 1.3 Medizinproduktegesetz (MPG)

637. Welche der folgenden Aussagen zum Medizinproduktegesetz ist zutreffend? (3 PUNKTE – IV 1.3)
✗ A Das Medizinproduktegesetz gilt für alle Medizinprodukte, die zur Anwendung für Menschen gedacht sind.

638. Welche Ziele verfolgt das Medizinproduktegesetz? (1 PUNKT – IV 1.3)
✗ A für den Schutz von Patienten, Anwendern und Dritten sorgen
✗ C europaweit einheitliche Standards für Medizinprodukte festlegen

639. Welche Aussage zur Einweisung in Medizinprodukte ist richtig? (3 Punkte – IV 1.3)

✗ C In die Handhabung aktiver Medizinprodukte darf nur einweisen, wer vom Hersteller oder dessen Beauftragten eingewiesen und dazu beauftragt ist.

640. Vor der erstmaligen Inbetriebnahme eines aktiven Medizinproduktes muss ... (3 Punkte – IV 1.3.2.6)

✗ B eine Funktionsprüfung am Betriebsort durchgeführt werden.

✗ C ein Medizinproduktebuch, eine Bedienungsanleitung und Wartungshinweise vorhanden sein.

641 Medizinprodukte gemäß Anlage 1 MPBetreibV sind ... (2 Punkte – IV 1.3.2)

✗ A Beatmungsgeräte.

✗ B Defibrillatoren.

✗ D Spritzenpumpen.

✗ E Inkubatoren.

642. Welche Aussagen zum Anwender von Medizinprodukten sind richtig? (2 Punkte – IV 1.3.3.4)

✗ A Aktive Medizinprodukte dürfen nur von solchen Personen angewendet werden, die in die Handhabung des Produktes eingewiesen wurden.

✗ B Der Anwender muss sich vor der Anwendung von der Funktionstüchtigkeit und dem ordnungsgemäßen Zustand des Medizinproduktes überzeugen.

✗ C Der Anwender muss über die erforderliche Ausbildung oder Kenntnis und Erfahrung zur Anwendung verfügen.

643. Welche der Aussagen zur sicherheitstechnischen Kontrolle (STK) sind richtig? (1 Punkt – IV 1.3.2.4)

✗ A Medizinprodukte nach Anlage 1 MPBetreibV müssen alle zwei Jahre in die STK, sofern vom Hersteller keine andere Frist festgelegt oder dies ausgeschlossen worden ist.

✗ C Die STK darf nur durchführen, wer über die erforderliche Ausbildung und geeignete Mess- und Prüfeinrichtungen verfügt.

644. Welche der folgenden Aussagen zum Medizinproduktebuch sind nicht richtig? (2 Punkte – IV 1.3.2.7)

✗ A Für jedes Medizinprodukt ist ein Medizinproduktebuch zu führen.

✗ E Das Medizinproduktebuch ist vertraulich und muss unter Verschluss gehalten werden.

645. Welche der folgenden Aussagen treffen zu? (2 Punkte – IV 1.3.1)

✗ B Die MPBetreibV gilt nur für Medizinprodukte, die gewerblichen und wirtschaftlichen Zwecken dienen und in deren Einflussbereich Arbeitnehmer beschäftigt werden.

✗ C Eine Sonderanfertigung ist ein Medizinprodukt, das für einen namentlich benannten Patienten hergestellt wird.

646. Welche der folgenden Aussagen ist richtig? (2 Punkte – IV 1.3.2)

✗ B Ein Medizinprodukt, bei dem eine Funktionsstörung nicht ausgeschlossen werden kann, darf nicht mehr angewendet werden.

IV 1.4 Strafrechtliche und bürgerlich-rechtliche Vorschriften

647. Welche beiden Gesetzbücher sind für das Tätigkeitsfeld des Rettungsassistenten am wichtigsten? (6 Punkte – IV 1.4)
Strafgesetzbuch (StGB), Bürgerliches Gesetzbuch (BGB)

648. Welche Aussagen zu § 34 StGB »Rechtfertigender Notstand« sind richtig? (5 Punkte – IV 1.4.1)
✗ B Wer eine Tat begeht, um eine Gefahr für das Leben abzuwenden, handelt ggf. nicht rechtswidrig.
✗ C Wer eine Tat begeht, um eine Gefahr für Freiheit und Ehre abzuwenden, handelt ggf. nicht rechtswidrig.

649. Welche Überschrift hat der § 323c StGB? (2 Punkte – IV 1.4.1.2)
✗ D Unterlassene Hilfeleistung

650. Welche Gründe erlauben eine Missachtung der Schweigepflicht (lt. Dienstanweisung des Deutschen Roten Kreuzes)? (3 Punkte – IV 1.4.1.3)
✗ A Übergabegespräch Rettungsassistent – Arzt
✗ D mutmaßliche Einwilligung des Patienten

651. Ordnen Sie die Paragraphen den Bezeichnungen zu. (2 Punkte – IV 1.4)
✗ Richtig ist:
A 1a, 2b, 3c

652. Welche Bestandteile (Bücher) hat das BGB? (2 Punkte – IV 1.4.2)
✗ A Allgemeiner Teil
✗ B Recht der Schuldverhältnisse
✗ C Sachenrecht
✗ D Familienrecht
✗ E Erbrecht

653. Wie viele Zeugen müssen bei einem mündlichen Nottestament anwesend sein? (2 Punkte – IV 1.4.2)
✗ C drei

654. Bis zu welchem Alter ist ein Mensch geschäftsunfähig? (4 Punkte – IV 1.4.3.1)
✗ A unter 7 Jahren

655. Bis zu welchem Alter ist ein Mensch nach dem Strafgesetzbuch (StGB) schuldunfähig? (4 Punkte – IV 1.4.3.1)
✗ C unter 14 Jahren

IV 1.5 Arbeits- und berufsrechtliche Regelungen

656. Was ist die gesetzliche Hauptpflicht eines Arbeitnehmers zur Erfüllung des Arbeitsvertrages? (5 Punkte – IV 1.5.1.2)
✗ C Erbringung der Arbeitsleistung

657. Was ist die gesetzliche Hauptpflicht eines Arbeitgebers zur Erfüllung des Arbeitsvertrages? (5 Punkte – IV 1.5.1.2)
✗ B Bezahlung des vereinbarten Entgelts

658. Welche Indikationen müssen gegeben sein, damit ein Rettungsassistent in Notkompetenz handeln darf? (5 Punkte – IV 1.5.2.1)

✗ B Dasselbe Ziel kann durch weniger eingreifende Maßnahmen nicht erreicht werden.

✗ E Der Rettungsassistent traut sich die Hilfeleistung zu.

659. Welche fünf ärztlichen Maßnahmen sind im Rahmen der Notkompetenz durch einen Rettungsassistenten erfüllbar? (5 Punkte – IV 1.5.2.1)

Intubation ohne Relaxanzien, Venenpunktion, Applikation kristalloider Infusionen, Applikation ausgewählter Medikamente, Frühdefibrillation

660 Welche Medikamente sind als Notkompetenzmedikation zugelassen? (5 Punkte – IV 1.5.2.3)

✗ A Adrenalin

✗ C Glucose 40%

661. Welche organisatorischen und rechtlichen Voraussetzungen müssen gegeben sein, damit ein Rettungsassistent in Notkompetenz handeln darf? (5 Punkte – IV 1.5.2.6)

✗ C regelmäßige Fortbildung

✗ D ärztliche Überprüfung

662. Welche Dinge werden durch die Regelungen der BÄK zur Notkompetenz geregelt? (5 Punkte – IV 1.5.2.1)

✗ A die Delegation ärztlicher Leistungen im Rettungsdienst

✗ B die Notkompetenz des Rettungsassistenten im Rahmen des rechtfertigenden Notstandes

663. Unter welchen Bedingungen kann ein Rettungsassistent medizinische ärztliche Maßnahmen verweigern? (3 Punkte – IV 1.5.2.1)

✗ A bei offensichtlichen Straftaten

✗ C wenn der Rettungsassistent ein Übernahmeverschulden begehen würde

✗ D bei offensichtlich falscher Therapie

664. Welche Maßnahmen gehören nicht zur Notkompetenz? (4 Punkte – IV 1.5.2.1)

✗ C die Gabe von Diuretika bei einem Lungenödem

665. Was sind bei der Leichenschau Hinweise auf eine mögliche Strangulation? (1 Punkt – IV 1.5.3.1)

✗ A Augenbindehautblutungen

✗ D am Hals

666. Bei welchem nicht natürlichen Todesereignis sind hellrote Leichenflecke zu beobachten? (1 Punkt – IV 1.5.3.2)

✗ C Kohlenmonoxidvergiftung

667. Welche Verletzungslokalisation und -konfiguration könnten Folgen einer Misshandlung sein? (1 Punkt – IV 1.5.3.4)

✗ B mehrere Platzwunden oberhalb der so genannten Hutkrempenlinie

✗ D doppelstriemenförmige Unterblutungen am Oberschenkel

668. **Bei Todesfällen in der Badewanne ist insbesondere an folgende Tatbestände zu denken:** (1 Punkt – IV 1.5.3.3)

✗ B Ertrinken

✗ C Stromtod

✗ D Kohlenmonoxid-Intoxikation

669. **Welche Veränderungen sind kennzeichnend für einen Einschuss?** (1 Punkt – IV 1.5.3.6)

✗ A Beschmauchung

✗ D echter Hautdefekt

IV 1.6 Straßenverkehrsrecht, insbesondere Sonderrechte im Straßenverkehr

670. **Welche Angelegenheiten werden im StVG (Straßenverkehrsgesetz) geregelt?** (1 Punkt – IV 1.6.1)

✗ A Fragen der Zulassung von Fahrzeugen zum öffentlichen Straßenverkehr

✗ C Fragen der zivilrechtlichen Haftung und der bußgeldlichen sowie strafrechtlichen Verantwortung

671. **Wann nur darf blaues Blinklicht allein verwendet werden?** (1 Punkt – IV 1.6.4)

✗ B zur Warnung am Unfallort oder an sonstigen Einsatzstellen

✗ C bei Begleitung von Fahrzeugen in geschlossenen Verbänden

672. **Dürfen bestimmte private Halter von Rettungsfahrzeugen auch Sonderrechte ausüben?** (2 Punkte – IV 1.6.4)

✗ A ja

673. **Fahrzeuge des Rettungsdienstes werden von bestimmten Vorschriften der StVO (Straßenverkehrs-Ordnung) befreit. Von welchen ist dies nicht möglich?** (3 Punkte – IV 1.6.4)

✗ A § 35 (Sonderrechte)

✗ B § 36 Abs. 1 (Zeichen und Weisung der Polizeibeamten)

✗ C § 38 (blaues Blinklicht)

✗ D § 49 (Ordnungswidrigkeit)

674. **Wozu berechtigt das Sonderrecht den Führer eines Rettungsfahrzeuges?** (3 Punkte – IV 1.6.4)

✗ A die zulässige Höchstgeschwindigkeit zu überschreiten

675. **Welche Aussagen zur BOKraft sind richtig?** (3 Punkte – IV 1.6.5)

✗ A Nach § 7 BOKraft muss das Personal im Fahrdienst eine besondere Sorgfalt walten lassen.

✗ C Während des Dienstes und der Dienstbereitschaft gilt Alkoholverbot.

✗ D Hat der Fahrzeugführer eine Krankheit, die seine Eignung beeinträchtigt, ein Fahrzeug sicher im Verkehr zu führen, darf er keine Fahrten ausführen.

IV 1.7 Arbeitsschutz, Unfallverhütung, Mutterschutz

676. Was sind die wichtigsten Regelungen des sozialen Arbeitsschutzes? (1 PUNKT – IV 1.7)
- ✗ A Arbeitszeitrecht
- ✗ C Schwerbehindertenschutzrecht
- ✗ E Frauenarbeitsschutzrecht

677. Was gehört zu den Pflichten des Arbeitgebers? (1 PUNKT – IV 1.7.1)
- ✗ A die erforderlichen Maßnahmen des Arbeitsschutzes unter Berücksichtigung der Umstände zu treffen, die die Sicherheit und Gesundheit der Beschäftigten bei der Arbeit beeinflussen
- ✗ B Ermöglichung des Wunsches des Arbeitnehmers, an regelmäßigen arbeitsmedizinischen Untersuchungen teilnehmen zu können
- ✗ C ausreichende und angemessene Unterweisung der Beschäftigten während der Arbeitszeit über Sicherheit und Gesundheitsschutz

678. Auf welchen drei Säulen beruht der Schutz der erwerbstätigen Mutter im MuSchG (Mutterschutzgesetz)? (1 PUNKT – IV 1.7.3)
- ✗ A Gefahrenschutz
- ✗ B Arbeitsplatzschutz
- ✗ C Entgeltschutz

679. Wie lange vor der Entbindung dürfen gemäß § 3 Abs. 2 MuSchG werdende Mütter nicht beschäftigt werden? (1 PUNKT – IV 1.7.3)
- ✗ B 6 Wochen

IV 1.8 Krankenhausrecht

680. Wie finanzierten sich im 13. Jahrhundert die Hospitäler? (1 PUNKT – IV 1.8.1)
- ✗ B aus dem Kirchenvermögen
- ✗ C durch Steuermittel der Gemeinden
- ✗ D durch private Stiftungen

681. Wann wurde die erste Narkose durchgeführt? (1 PUNKT – IV 1.8.1)
- ✗ D um 1847

682. Welche Aussagen treffen auf die gesetzliche Definition von Krankenhäusern gemäß § 107 Abs. 1 des Fünften Buches des Sozialgesetzbuches (SGB) zu? (1 PUNKT – IV 1.8.2)
- ✗ C Krankenhäuser sind Einrichtungen, die der Geburtshilfe dienen.
- ✗ D Krankenhäuser stehen fachlich-medizinisch unter ständiger ärztlicher Leitung.
- ✗ E Patienten können in Krankenhäusern untergebracht und verpflegt werden.

683. Welchen vier verschiedenen Anforderungs- und Versorgungsstufen lassen sich Krankenhäuser entsprechend den definierten Aufgabenstellungen zuordnen? (3 PUNKTE – IV 1.8.3.3)
Krankenhäuser der Grundversorgung, Krankenhäuser der Regelversorgung, Krankenhäuser der Schwerpunktversorgung, Krankenhäuser der Zentral- bzw. Maximalversorgung

684. **Welche Aussagen treffen auf Belegkrankenhäuser zu?** (2 PUNKTE – IV 1.8.3.4)

✗ B Belegkrankenhäuser bieten den Patienten nur Unterkunft, Verpflegung und Pflege an.

✗ C Niedergelassene Ärzte haben vom Krankenhausträger aufgrund entsprechender Vereinbarung das Recht erhalten, Patienten ihres Fachgebietes im Anstaltskrankenhaus stationär zu behandeln.

✗ D Niedergelassene Ärzte übernehmen in Belegkrankenhäusern die ärztliche Behandlung.

685. **Welcher Begriff ist richtig definiert?** (1 PUNKT – IV 1.8.3.7)

✗ B Akademische Lehrkrankenhäuser sind Krankenhäuser außerhalb von Hochschulen, die in die Ausbildung der Medizinstudenten einbezogen sind.

686. **Welche Personen gehören dem betriebsführenden Direktorium eines Krankenhauses an?** (1 PUNKT – IV 1.8.4)

✗ B ein Ärztlicher Direktor

✗ D ein Verwaltungsleiter oder -direktor

✗ E eine leitende Krankenpflegekraft

687. **Was versteht man unter dem Begriff »Pflegesatz«?** (1 PUNKT – IV 1.8.5)

✗ A Entgelt, das ein Nutzer oder sein Krankenversicherer für die in Anspruch genommenen Krankenhausleistungen zu entrichten hat

688. **Wann entfällt die Verpflichtung eines Krankenhauses zur stationären Aufnahme von Notfallpatienten?** (2 PUNKTE – IV 1.8.6)

✗ C wenn das angefahrene belegte Krankenhaus die erforderliche Hilfe nicht leisten kann

689. **Darf der Aufnahmearzt eines überbelegten Krankenhauses einen Notfallpatienten an ein anderes Krankenhaus verweisen?** (3 PUNKTE – IV 1.8.6)

✗ A Ja, wenn das andere Krankenhaus rechtzeitig Hilfe leisten kann.

✗ C Ja, wenn er sich vergewissert hat, dass die erforderliche medizinische Versorgung in dem anderen Krankenhaus in gleicher Weise gewährleistet ist.

✗ D Ja, wenn er von der Transportfähigkeit des Patienten überzeugt ist.

690. **Welche Aussage ist richtig?** (1 PUNKT – 1.8.5)

✗ A Der Begriff »DRG« bedeutet im Deutschen sinngemäß krankheitsbildbezogene Fallpauschalen.

IV 2 BERUFSKUNDE

IV 2.1 Das Gesundheitswesen in der Bundesrepublik Deutschland

691. **Unter welche Regelungskompetenzen fällt das Rettungswesen?** (2 PUNKTE – IV 2.1.3)

✗ B Bundesländer

692. Welchem Ministerium ist das Gesundheitswesen zugeordnet? (2 Punkte – IV 2.1.2)

✗ C Bundesministerium für Gesundheit und Soziale Sicherung

693. Welche Institutionen sind dem Bundesministerium für Gesundheit direkt unterstellt? (1 Punkt – IV 2.1.2)

✗ A Bundeszentrale für gesundheitliche Aufklärung

✗ C Bundesanstalt für Sera und Impfstoffe

694. Nennen Sie zwei internationale Gesundheitsorganisationen. (3 Punkte – IV 2.1.1)

WHO, Rotkreuz- und Rothalbmondgesellschaft

695. Die Bundesärztekammer ist ... (2 Punkte – IV 2.1.2)

✗ B keine Körperschaft des öffentlichen Rechts.

✗ C Gesprächspartner des Bundesministeriums für Gesundheit und Soziale Sicherung, der Empfehlungen gibt.

696. Die Angehörigen des Sanitätsdienstes einer regulären Armee ... (2 Punkte – IV 2.1.1)

✗ B sind Nicht-Kombattanten.

✗ C dürfen sich und ihre Verwundeten gegen völkerrechtswidrige Angriffe schützen.

IV 2.2 Das Rettungsdienstpersonal

697. Wann wurde das RettAssG (Rettungsassistentengesetz) in Kraft gesetzt? (3 Punkte – IV 2.2.1.1)

✗ D 1.9.1989

698. Wie viele Ausbildungsstunden beinhaltet die Ausbildung zum Rettungssanitäter? (3 Punkte – IV 2.2.1.1)

✗ B 520 Stunden

699. Wie hoch ist die teilweise gesetzlich verankerte jährliche Fortbildungszeit? (3 Punkte – IV 2.2.1.3)

✗ A mindestens 30 Stunden

700. Welches sind nach dem RettAssG (Rettungsassistentengesetz) die Aufgabenstellungen für den Rettungsassistenten? (4 Punkte – IV 2.2.2)

✗ A Durchführung lebensrettender Maßnahmen bei Notfallpatienten am Notfallort bis zur Übernahme der Behandlung durch den Arzt

✗ B Herstellung der Transportfähigkeit von Notfallpatienten

✗ C Beobachtung und Aufrechterhaltung lebenswichtiger Körperfunktionen während des Transports zum Krankenhaus

✗ E Beförderung unter sachgerechter Betreuung von kranken, verletzten und hilfsbedürftigen Personen

701. **Welche Zusatzausbildung müssen Ärzte absolvieren, um im Notarztdienst tätig werden zu können?** (1 Punkt – IV 2.2.2.1)

✗ B Fachkundenachweis Rettungsdienst

702. **Welche Aufgabe hat der »Ärztliche Leiter« im Rettungsdienst?** (2 Punkte – IV 2.2.2.1)

✗ B Er nimmt die medizinische Aufsicht über den Rettungsdienst wahr.

✗ C Er ist für die Ausbildung der im Praktikum befindlichen Rettungsassistenten verantwortlich.

✗ D Er schafft die notwendigen Strukturen und stellt diese sicher.

703. **Welche Aussagen sind richtig?** (1 Punkt – IV 2.2.2)

✗ A Das wesentliche Aufgabenfeld des Rettungsassistenten sind der RTW und der NAW.

704. **Welche Aussagen sind richtig?** (1 Punkt – IV 2.2.2)

✗ A Das Rettungsassistentengesetz ist ein Bundesgesetz.

IV 3 Organisation und Einsatztaktik

IV 3.1 Rettungsdienstorganisation

705. **Welche Aussagen zur Notrufabfrage und Notrufanalyse sind richtig?** (1 Punkt – IV 3.1.7)

✗ A Es muss immer das geeignete nächstgelegene Rettungsmittel an der Einsatzstelle entsandt werden.

✗ B Als geeignet muss ein Rettungsmittel bezeichnet werden, wenn die Ausstattung zur Versorgung genügt.

706. **Welche Aussagen zur Notrufabfrage und Notrufanalyse sind richtig?** (1 Punkt – IV 3.1.7.2)

✗ B Die Abfragealgorithmen erlauben, in kurzer Zeit differenzierte Entscheidungen zu treffen.

✗ C Die Abfragealgorithmen versetzen den Disponenten in die Lage, Erste-Hilfe-Maßnahmen anzubieten.

707. **Welche Aussage zur Notrufabfrage trifft zu?** (1 Punkt – IV 3.1.7)

✗ A Der Disponent einer Leitstelle hat die Aufgabe, den Notruf entgegenzunehmen und zu analysieren.

708. Welche Aussagen sind richtig? (1 PUNKT – IV 3.1.3 , 3.1.14)

✗ A Die Hilfsfrist umfasst im Allgemeinen das therapiefreie Intervall vom Eingang der Notrufmeldung bis zum Eintreffen des Rettungsmittels.

✗ D Im Notarztdienst werden Stations- oder Rendezvoussysteme verwendet.

709. Nennen Sie die Glieder der Rettungskette! (2 PUNKTE – IV 3.3.1)

1. Sofortmaßnahmen
2. Erste Hilfe
3. Notfallmeldung
4. Rettungsdienst
5. Krankenhaus

710 Welche Aussagen sind korrekt? (1 PUNKT – IV 3.1.5.2 , 3.1.6.3)

✗ B Die Träger des Rettungsdienstes sind in der Regel die Kreise und kreisfreien Städte.

✗ C Der Rettungsdienst wird häufig an Leistungserbringer (Hilfsorganisationen) übertragen.

✗ D Der Rettungsdienst wird in den Rettungsdienstgesetzen geregelt.

711. Welche Aussagen sind richtig? (1 PUNKT – IV 3.1.2 – 3.1.6)

✗ A Der Rettungsdienst ist Bestandteil der Fürsorgepflicht des Staates.

✗ C Der Rettungsdienst wird über Feuerwehrleitstellen, Rettungsleitstellen und integrierte Leitstellen gesteuert.

✗ D Die grundlegenden Aufgaben des Rettungsdienstes sind Rettung, medizinische Versorgung und Beförderung.

712. Welche Aussagen zum First Responder sind richtig? (2 PUNKTE – IV 3.1.3)

✗ B First Responder sind spezielle Ersthelfer, die das therapiefreie Intervall verkürzen.

713. Durch welches Recht wird der Rettungsdienst geregelt? (1 PUNKT – IV 3.1.5.2)

✗ C Bundes- und Landesrecht

IV 3.2 Kommunikationstechnik

714. Welche Aussagen sind richtig? (3 PUNKTE – IV 3.2)

✗ A BOS bedeutet »Behörden und Organisationen mit Sicherheitsaufgaben«.

✗ B Zu den BOS gehören z. B. DRK, ASB, MHD, JUH, THW und DLRG.

✗ C Der Sprechfunk bei den BOS wird im 4-m-Bereich abgewickelt.

715. Was wird mit dem Begriff »Akkon« bezeichnet? (2 PUNKTE – IV 3.2.4)

✗ C ein Funkrufname

716. Kann ein Funkmeldeempfänger auch senden? (2 PUNKTE – IV 3.2.1.2)

✗ A nein

717. Wer löst einen Funkalarm für den Rettungsdienst aus? (1 PUNKT – IV 3.2.4)

✗ B die Rettungsleitstelle

718. Welche allgemeinen Gesprächsregeln gelten im Sprechfunkverkehr? (3 PUNKTE – IV 3.2.7)

- ✗ C andere Funksprüche nicht unterbrechen
- ✗ D schwer verständliche Wörter buchstabieren
- ✗ E klare, unmissverständliche Sprache

719. Auf welche Notrufnummer hat man sich auf europäischer Ebene geeinigt? (3 PUNKTE – IV 3.2.5)

- ✗ A 112

720. Welche Aussagen sind richtig? (1 PUNKT – IV 3.2.7)

- ✗ A Schwer verständliche Wörter werden im Funkverkehr mit dem Hinweis »ich buchstabiere« eingeleitet und dann buchstabiert.
- ✗ C Funksprüche werden so kurz wie möglich gehalten.
- ✗ E Andere Funksprüche sollten möglichst nicht unterbrochen werden.

721. Nennen Sie die BOS-Funkrufnamen des 4-m- bzw. 2-m-Bereichs der einzelnen Hilfsorganisationen. (6 PUNKTE – IV 3.2.4)

	4-m-Bereich	2-m-Bereich
Arbeiter-Samariter-Bund	Sama	Samuel
Deutsches Rotes Kreuz	Rotkreuz	Äskulap
DLRG	Pelikan	Adler
Feuerwehr	Florian	Florentine
Johanniter-Unfall-Hilfe	Akkon	Jonas
Malteser-Hilfsdienst	Johannes	Malta
Technisches Hilfswerk	Heros	Hermine

722. Ein Funkgerät des Typs FuG 10a ist ... (3 PUNKTE – IV 3.2.1.4)

- ✗ C ein Handfunksprechgerät im 2-m-Bereich.

IV 3.3 Zusammenarbeit des Rettungsdienstes mit anderen Organisationen und Einrichtungen

IV 3.3.1
Zusammenarbeit mit der Feuerwehr

723. Warum sind gemeinsame Einsatzstichworte mit abgestimmten Einsatzmittelketten von Feuerwehr und Rettungsdienst notwendig? (1 PUNKT – IV 3.3.1.5)

✗ A Sie sind die Grundvoraussetzung für eine strukturierte Aufgabenteilung, Abschnittsbildung und taktisch richtiges Vorgehen.

✗ C Sie erleichtern Rückmeldungen und Nachforderungen.

✗ D Sie erleichtern die Raumordnung an der Einsatzstelle.

724 Worauf ist bei der Einrichtung von Bereitstellungsräumen in der Nähe der Einsatzstelle besonders zu achten? (1 PUNKT – IV 3.3.1.5)

✗ C je nach Fachdienst getrennte Aufstellung

✗ D Freihalten der Zu- und Abfahrten für alle Beteiligten

725. Warum ist es auch für Fahrzeug- bzw. Einheitsführer des Rettungsdienstes wichtig, sich bei der Feuerwehr- bzw. Gesamteinsatzleitung zu melden? (1 PUNKT – IV 3.3.1.4)

✗ A zur Aufrechterhaltung der Raumordnung und Abschnittsbildung

✗ B für die Arbeitssicherheit im Bereich der Einsatzstelle

✗ C zur Kontrolle, ob alle Anforderungen umgesetzt wurden

IV 3.3.2
Zusammenarbeit mit der Polizei

726. Gibt es einen prinzipiellen Unterschied zwischen dem Dienst der Polizei, der Feuerwehr und des Rettungsdienstes? (3 PUNKTE – IV 3.3.2)

✗ A Ja, denn der Präventionsauftrag der Polizei erfordert eine ständige Außenpräsenz.

727. Was sind die wesentlichen Aufgaben der Polizei? (1 PUNKT – IV 3.3.2.1)

✗ A Verfolgung von Straftaten und Ordnungswidrigkeiten

✗ B Maßnahmen der Gefahrenabwehr

IV 3.3.3
Zusammenarbeit mit dem Technischen Hilfswerk (THW)

728. Welche Aussagen treffen auf das Technische Hilfswerk (THW) zu? (2 PUNKTE – 3.3.3)

✗ A Das THW ist eine nicht rechtsfähige Bundesanstalt mit eigenem Verwaltungsunterbau im Geschäftsbereich des Bundesministers des Innern.

✗ D Einsätze bei Katastrophen, öffentlichen Notständen und Unglücksfällen größeren Ausmaßes erfolgen auf Anforderung der zuständigen Landes- bzw. Kommunalbehörden.

IV 3.3.4
Zusammenarbeit mit der Bundeswehr

729. Welche Voraussetzungen müssen erfüllt sein, damit ein SAR-Hubschrauber der Bundeswehr auch bei Notfällen im zivilen Bereich eingesetzt werden kann? (3 PUNKTE – IV 3.3.4.4)

✗ A Der Einsatz ist zur Rettung erforderlich.

✗ B Es stehen keine geeigneten zivilen Rettungsmittel zur Verfügung.

730. Wer entscheidet über Art und Umfang des Einsatzes der Bundeswehr? (3 PUNKTE – IV 3.3.4.1)

✗ C die regional oder örtlich zuständigen Dienststellen der Bundeswehr auf Anforderung der Katastrophenschutzbehörde oder Rettungsleitstelle

IV 3.4 EDV im Rettungsdienst

731. Der Begriff EDV bedeutet ... (1 PUNKT – IV 3.4)

✗ B elektronische Datenverarbeitung.

732. Für EDV ist auch der folgende Begriff geläufig (1 PUNKT – IV 3.4):

✗ A IT – Information Technology

733. Welche Aussagen sind zutreffend? (2 PUNKTE – IV 3.4)

✗ B Ein Byte umfasst 8 Bit.

734. Welche Aussage trifft nicht zu? (3 PUNKTE – IV 3.4.2)

✗ C Erschütterungen, Feuchtigkeit und Temperaturwechsel stellen die heutigen Elektroniksysteme nicht vor nennenswerte Probleme.

735. Welche Aussage trifft zu? (3 PUNKTE – IV 3.4.7)

✗ C Interne Einsatzüberwachung durch Qualitätsmanagementsysteme ist ohne größere Probleme elektronisch abwickelbar.

736. Welche Aussage ist falsch? Einsatzleitsysteme ... (3 PUNKTE – IV 3.4.7.1)

✗ C sind heute so systemsicher konstruiert, dass Systemausfälle nicht mehr denkbar sind.

737. Welche Aussagen sind falsch? Computerviren ... (2 PUNKTE – IV 3.4.6)

✗ B sind ungefährliche Programme, die dazu gedacht sind, den Benutzer zu erheitern.

✗ D sind Krankheitserreger, die durch EDV-System geschaffen worden sind.

738. Als Hardware bezeichnet man ... (1 PUNKT – IV 3.4.1)

✗ C alle Komponenten eines Computers.

739. Als Software bezeichnet man ... (1 PUNKT – IV 3.4.4)

✗ B alle Programme, die auf dem Computer installiert sind.

IV 3.5 Gefahren an der Einsatzstelle

740. Ist es für den Rettungsassistenten unbedingt erforderlich, sich mit möglichen Gefahren der Einsatzstelle vertraut zu machen? (3 PUNKTE – IV 3.5)

✗ A Ja, weil es bei der Einsatzbewältigung neben der Gefährdung der Betroffenen auch zur Gefährdung der eingesetzten Kräfte kommen kann.

741. Welche Aussagen zu Brandeinsätzen sind richtig? (3 PUNKTE – IV 3.5.4.1)

✗ A Der Bereich in unmittelbarer Nähe des Brandobjekts darf nicht durch Fahrzeuge des Rettungsdienstes zugestellt werden.

✗ C Türen sollten in brennenden Gebäuden nur durch Feuerwehrkräfte geöffnet werden.

✗ D Die Schutzkleidung des Rettungsdienstpersonals ist nicht für Brandeinsätze geeignet.

742. Welche Aussagen sind zu Unfällen an und auf Gewässern richtig? (6 PUNKTE – IV 3.5.4.6)

✗ A Ertrinkende Personen klammern sich an schwimmende Retter.

✗ C Zur Rettung von Ertrinkenden kann z.B. die DLRG, die Feuerwehr, die DGzRS usw. angefordert werden.

✗ D An Böschungen und Kaianlagen besteht Absturzgefahr für das Rettungspersonal.

743. Welche Aussagen sind zu Unfällen in großer Höhe oder Tiefe richtig? (2 PUNKTE – IV 3.5.4.7)

✗ A Das Rettungsdienstpersonal verfügt über keine Hilfsmittel, um sich in großer Höhe zu sichern.

✗ B THW und Feuerwehr müssen zu Höhen- oder Tiefenrettung nachgefordert werden.

✗ C Silos, Tanks, Brunnenschächte und ähnliche Räume dürfen nur mit Atemschutz betreten werden.

744. **Welche Aussagen sind richtig?** (6 PUNKTE – IV 3.5.4.1, 3.5.4.4)

✗ A Aufzüge dürfen im Brandfall nicht benutzt werden.

✗ B Bei Flugzeugunfällen beim Militär ist mit Zusatzgefahren durch Munition und spezifischen Treibstoff zu rechnen.

745. **Mit welchen Gefahren ist bei Unfällen mit Schienenfahrzeugen zu rechnen?** (4 PUNKTE – IV 3.5.4.3)

✗ A scharfkantige, unter mechanischer Spannung stehende Trümmerteile

✗ B fahrende Züge auf Nachbargleisen

✗ C verstreute Ladung

✗ D stromführende Oberleitungen

746. **Ordnen Sie die chemischen Substanzen ihren entsprechenden Gefahrenklassen zu.** (5 PUNKTE – IV 3.5.2.1)

- verschiedene gefährliche Stoffe und Gegenstände: Klasse 9
- Gase: Klasse 2
- explosive Stoffe und Gegenstände mit Explosivstoff: Klasse 1
- ätzende Stoffe: Klasse 8
- entzündbare flüssige Stoffe: Klasse 3
- radioaktive Stoffe: Klasse 7
- entzündbare feste Stoffe, selbstzersetzliche Stoffe und desensibilisierte explosive feste Stoffe: Klasse 4.1
- ansteckungsgefährliche Stoffe: Klasse 6.2
- selbstentzündliche Stoffe: Klasse 4.2
- giftige Stoffe: Klasse 6.1
- Stoffe, die in Berührung mit Wasser entzündbare Gase entwickeln: Klasse 4.3
- entzündend (oxidierend) wirkende Stoffe: Klasse 5.1
- organische Peroxide: Klasse 5.2

747. **Welche Gefahren birgt die Ladung eines mit dieser Warntafel versehenen Lkw?** (6 PUNKTE – IV 3.5.2.1)

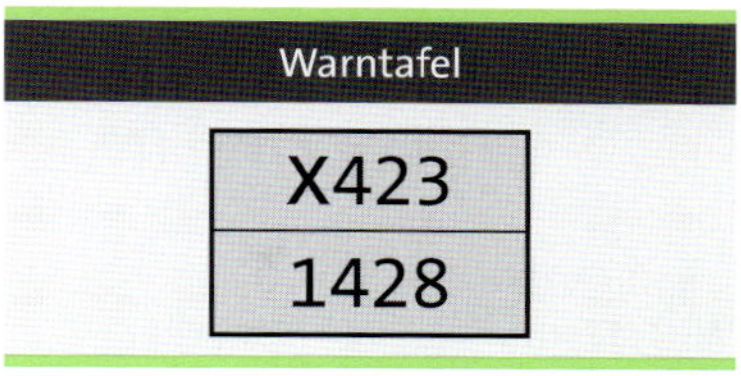

✗ A Der Stoff reagiert gefährlich mit Wasser.

✗ B Es handelt sich um einen entzündbaren festen oder um einen selbsterhitzungsfähigen Stoff.

✗ C Es kann Gas durch Druck oder chemische Reaktion entweichen.

✗ D Es können entzündbare flüssige Stoffe oder Gase entstehen.

748. **Welche Aussagen sind richtig?** (3 PUNKTE – IV 3.5.1.4)

✗ A Die Gefahren der atomaren Strahlung sind äußere Bestrahlung, Inkorporation und Kontamination.

✗ B Die wesentlichen Merkmale zum Schutz vor atomarer Strahlung sind Abstand, Abschirmung und Verkürzung der Aufenthaltsdauer.

749. **Welche Aussagen treffen zu?** (2 PUNKTE – IV 3.5.1.4 / 3.5.1.6)

✗ A Eine Kontaminationsverschleppung sollte möglichst verhindert werden.

✗ B Während der technischen Rettung muss der Patient zum Beispiel mit Decken geschützt werden.

IV 3.7 Führungsaufgaben im Rettungsdienst / IV 3.8 Vielzahl von Verletzten und Erkrankten (MANV)

750. Nennen Sie drei Oberbegriffe, die bei der Lagefeststellung geklärt werden müssen (3 PUNKTE – IV 3.8.7.2)

Lage, Schadenereignis/Gefahrenlage, Schadenabwehr/Gefahrenabwehr

751. Welche der aufgezählten Punkte kommen in die Gefahrenmerkhilfe »4A-1C-4E« der Feuerwehr? (3 PUNKTE – IV 3.8.7.2)

- ✗ C Angstreaktion
- ✗ E Explosion

752 Welche der unten aufgeführten Beispiele sind Führungsmittel zur Informationsverarbeitung für einen Rettungsassistenten? (4 PUNKTE – IV 3.8.7.3)

- ✗ A Straßenkarte
- ✗ B Kugelschreiber

753. Wem obliegt beim Massenanfall von Verletzten oder Erkrankten die Führung? (2 PUNKTE – IV 3.8.1)

- ✗ B dem Leitenden Notarzt
- ✗ D dem Organisatorischen Leiter

754. Welche Verhaltensregeln gelten beim MANV für das zuerst eintreffende Rettungsteam? (6 PUNKTE – IV 3.8.2)

- ✗ A nicht behandeln, sondern organisieren
- ✗ C Übergabe an den Leitenden Notarzt und Organisatorischen Leiter
- ✗ E Versorgung nach Priorität

755. Welche Aufgabe muss der Organisatorische Leiter in organisatorisch-taktischer Sicht mit dem Leitenden Notarzt abstimmen? (3 PUNKTE – IV 3.8.3.1)

- ✗ B Koordination des Abtransports
- ✗ C lückenlose Registrierung der Verletzten und Erkrankten
- ✗ D Sicherstellung der Kommunikationswege
- ✗ E Ordnung des Raumes
  Im neuen Text: Ordnen des Raumes

756. Wann soll ein Leitender Notarzt alarmiert werden? (3 PUNKTE – IV 3.8.3)

- ✗ C beim Einsatz von mehr als drei arztbesetzten Rettungsmitteln
- ✗ D bei der Meldung »Chemieunfall«
- ✗ E bei der Meldung »Eisenbahnunglück mit Verletzten«

757. Welche Aussagen sind richtig? (2 PUNKTE – IV 3.8.6.2 – 3.8.6.3)

- ✗ A Ein Behandlungsplatz wird bei größeren und längeren Schadensereignissen eingerichtet.
- ✗ C Ein Bereitstellungsraum gehört zur Aufgabe »Ordnen des Raumes«.
- ✗ D Beim MANV muss ein Leiter des Bereitstellungsraumes benannt werden.

758. Was sind die Voraussetzungen für eine Schnell-Einsatz-Gruppe (SEG)? (2 Punkte – IV 3.8.4)

✗ A Ausbildung der Helfer

✗ C kompatible Ausstattung zum Rettungsdienst

✗ D mindestens doppelte Personalvorhaltung gegenüber der eigentlichen Einsatzstärke

759. Welche Probleme ergeben sich oft im Zusammenhang mit ehrenamtlichen Helfern? (2 Punkte – IV 3.8.4)

✗ A Der ehrenamtliche Helfer ist nicht immer ohne weiteres für den Sanitätsdienst verfügbar.

✗ B Sanitätshelfer können Rettungsassistenten und Notärzte aufgrund ihrer Ausbildung nur bedingt unterstützen.

✗ C Ausgebildete Sanitätshelfer haben zu wenig Einsatzerfahrungen.

✗ D Sanitätshelfer bekommen selten die Möglichkeit der Hospitation im Rettungsdienst

760. In welche Sichtungskategorien sind Patienten einzuteilen? (5 Punkte – IV 3.8.5.3)

- ohne Überlebenschance; betreuende (abwartende) Behandlung: Sichtungskategorie IV
- schwer verletzt/erkrankt; aufgeschobene Behandlungsdringlichkeit: Sichtungskategorie II
- Tote: Kennzeichnung
- akute vitale Bedrohung; Sofortbehandlung: Sichtungskategorie I
- leicht verletzt/erkrankt; spätere (ambulante) Betreuung: Sichtungskategorie III

761. Nennen Sie die drei Stationen, die bei der Ordnung des Raumes zu berücksichtigen sind. (3 Punkte – IV 3.8.6)

Patientenablage, Bereitstellungsplatz, Bereitstellungsraum für RD-Fahrzeuge und Hubschrauber (Hubschrauberlandeplatz)

762. Beschriften Sie bitte das nachstehende Schaubild. (3 Punkte – IV 3.8.6.1)

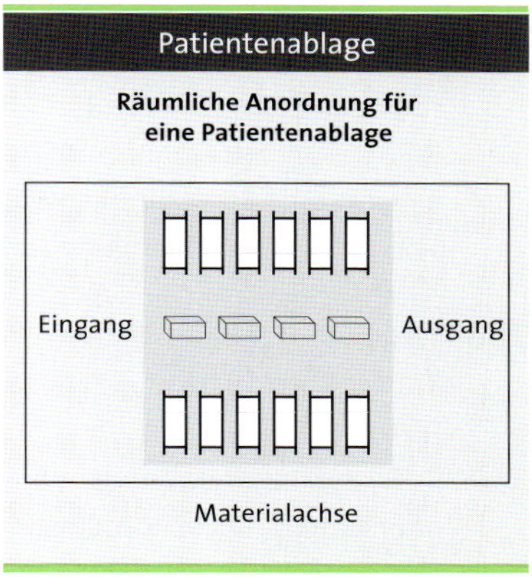

IV 3.9 Organisation der Katastrophenmedizin

763. Wie wird der Begriff »Gefahrenabwehr« definiert? (1 Punkt – IV 3.9.6)

✗ C Maßnahmen zur Erhaltung oder Wiederherstellung der öffentlichen Sicherheit

764. Welches Ziel hat die »Neue Strategie zum Schutz der Bevölkerung in Deutschland«? (1 Punkt, IV 3.9.4.5)

✗ B gemeinsames Krisenmanagement durch Bund und Länder

765. Wem obliegt die Leitung des Stabes der Katastrophenschutzbehörde? (1 Punkt, IV 3.9.6.2)

✗ C dem Hauptverwaltungsbeamten (HVB)

766. Welche Aufgabe hat die Besatzung des ersteintreffenden Rettungsmittels im Katastrophenfall? (2 Punkte, IV 3.9.6.29)

✗ B Lageerkundung und Lagemeldung an die Rettungsleitstelle

767. Was ist die Aufgabe des Zivilschutzes in Deutschland? (1 Punkt, IV 3.9.4)

✗ A Schutz der Bevölkerung bei Spannungs- und Verteidigungsfällen

768. Welche Aufgaben hat das Robert Koch-Institut (RKI)? (1 Punkt, IV 3.9.2.8)

✗ D Erkennung, Verhütung und Bekämpfung von Krankheiten, insbesondere Infektionskrankheiten

IV 3.10 Luftrettung

769. Wer hat 1970 die Luftrettung in Deutschland initiiert? (1 Punkt – IV 3.10)

✗ A der Allgemeine Deutsche Automobil-Club e.V. (ADAC)

770. Welchen Einsatzradius hat ein Rettungshubschrauber (RTH)? (2 Punkte – IV 3.10.3.1)

✗ C 50 km

771. Was ist beim Einsatz mit einem Luftrettungsmittel zu beachten? (2 Punkte – IV 3.10.11.2)

✗ B Der Funkkontakt zum Luftrettungsmittel muss gehalten werden.

✗ D Es muss Ausschau nach Hindernissen gehalten und diese ggf. der Crew mitgeteilt werden.

772. Welches sind die Aufgaben eines Primärluftrettungsmittels? (2 Punkte – IV 3.10.3.1)

✗ A schnelle Heranführung des Notarztes

✗ D schonender Transport in die nächste geeignete Klinik

773. Wo sind der Luftrettung operationelle Grenzen gesetzt? (2 Punkte – IV 3.10.11.1)

✗ B bei starkem Nebel

✗ D bei starkem Schneefall

774. Was sind die Vorteile der Luftrettung? (2 Punkte – IV 3.10.1, 3.10.3.1)

✗ A schnelle Heranführung des Notarztes

✗ B schonender Transport des Patienten

✗ C schneller Transport des Patienten

IV 3.11 Interhospitaltransfer

775. Welche Patientengruppe wird beim Interhospitaltransfer schwerpunktmäßig transportiert? (2 Punkte – IV 3.11)

✗ C Intensivpatienten

776. Wie viele Einsätze absolviert der Interhospitaltransfer pro 100 000 Einwohner/Jahr in Deutschland? (1 PUNKT – IV 3.11.1.1)

✗ C 90

777. Welche Fragestellungen aus dem Algorithmus »Disposition Sekundärtransport« sind richtig? (3 PUNKTE – IV 3.11.1.3)

✗ A Ist ein Primärrettungsmittel ausreichend?

✗ B Ist eine Arztbegleitung erforderlich?

✗ C Ist der NAW nicht abkömmlich?

778. Welche logistischen Voraussetzungen sind beim Interhospitaltransfer richtig? (2 PUNKTE – IV 3.11.2.1)

✗ A Die Aufnahme in der Zielklinik muss sichergestellt sein.

✗ B Gas- und Medikamentenvorräte müssen ausreichend sein.

IV 4 Arbeitsplatz Rettungsdienst

IV 4.2 Gesundheitsschutz

779. Welche Bereiche werden durch die Arbeitsstättenverordnung (ArbStättV) geregelt? (2 PUNKTE – IV 4.2.1)

✗ A Schutz gegen unzuträgliche Einwirkungen (Lärm, Geruch usw.)

✗ B Mindestanforderungen an Pausen- und Bereitschaftsräume

780. Welche Aussagen zur arbeitsmedizinischen Untersuchung sind richtig? (2 PUNKTE – IV 4.2.3.)

✗ A Die Teilnahme an der arbeitsmedizinischen Untersuchung ist freiwillig.

✗ D Falls sich die Arbeitsbedingungen wesentlich ändern, kann der Beschäftigte eine neue arbeitsmedizinische Untersuchung verlangen.

781. Welche Aussagen zum Sicherheitsbeauftragten in Firmen sind richtig? (2 PUNKTE – IV 4.2.4.)

✗ C Der Sicherheitsbeauftragte macht Verbesserungsvorschläge zum Gesundheitsschutz und kontrolliert deren Durchführung.

✗ D Der Sicherheitsbeauftragte muss von Unfallanzeigen Kenntnis nehmen.

782. Welche Aufgaben hat eine Fachkraft für Arbeitssicherheit? (2 PUNKTE – IV 4.2.5.)

✗ A Beratung des Arbeitgebers in Fragen der Arbeitssicherheit

✗ B Beratung bei der Ausstattung der Rettungsmittel mit Sicherheitstechnik

✗ C Beurteilung von Arbeitsbedingungen und Arbeitsplätzen

✗ D Prävention von Arbeitsunfällen

783. Welche Aussagen zum Impfschutz sind richtig? (2 PUNKTE – IV 4.2.6.)

✗ A Der Arbeitgeber muss den Beschäftigten einen Impfschutz anbieten, wenn das Risiko einer Infektion gegeben ist und ein wirksamer Impfschutz zur Verfügung steht.

✗ D Ein Rettungsdienstmitarbeiter sollte mindestens gegen Tetanus und Hepatitis B geimpft sein.

IV 4.3 Psychische Belastungen im Rettungsdienst

784. Welche möglichen Verhaltensweisen bei Stress gibt es? (2 PUNKTE – IV 4.3.1)

✗ A Kampf

✗ B Flucht

✗ C Starrereaktion

785. Was sind Mittel der Stressbearbeitung? (2 PUNKTE – IV 4.3.4)

✗ A Einsatznachsorge

✗ D Fortbildungen zum Thema Stress

786. Was ist eine Stressreaktion nach einem belastenden Ereignis? (1 PUNKT – IV 4.3.4)

✗ B eine normale Reaktion auf ein nicht »normales« Ereignis

787. Nennen Sie die Leitsymptome der akuten Belastungsreaktion (3 PUNKTE – IV 4.3.4.1)

✗ A Vermeidungsverhalten

✗ B Intrusionen (sich aufzwingende Wiedererinnerungen)

✗ C Übererregung

788. Welche schwere psychische Erkrankung kann auf eine akute Belastungsreaktion folgen? (1 PUNKT – IV 4.3.4)

posttraumatische Belastungsstörung (PTBS)

789. Was sind SbE-Programme und wozu dienen sie? (2 PUNKTE – IV 4.3.4.3)

✗ A Stressbearbeitung nach belastenden Einsätzen

✗ B Maßnahmenpaket, das geeignet ist, Stressreaktionen bei Einsatzkräften abzufedern und zu reduzieren

✗ C Programme zur Supervision in Rettungswachen

790. Was gehört zur Basiskrisenintervention? (3 PUNKTE – IV 4.3.5.2)

✗ B eindeutige Wortwahl

✗ D Abschied nehmen lassen von Verstorbenen

✗ E soziale Ressourcen aktivieren

IV 4.4 Persönliche Schutzausrüstung für den Rettungsdienst

791. Die EN 471 regelt Beschaffenheit und Verwendung von Einsatzkleidung. Welche Klassifikation muss bei Rettungsdiensteinsätzen bei Unfällen im Straßenverkehr und auf Baustellen mindestens getragen werden? (3 PUNKTE – IV -4.4)

✗ B EN 471 Klasse 2

792. Das Robert Koch-Institut (RKI) gibt die Hygienerichtlinien für die Pflege von RD-Schutzkleidung vor (Wirkungsbereich A/B). Wann muss die Kleidung mindestens gewechselt bzw. der Reinigung zugeführt werden? (2 PUNKTE – IV 4.4)

✗ B nach Dienstende

IV 4.5 Rettungsdienst und Umwelt

793. Welche Gründe sollten das Rettungsdienstpersonal zu einer Kraftstoff sparenden Fahrweise mit Dienstfahrzeugen animieren? (1 PUNKT – IV 4.5.2.1)

✗ B längere Lebensdauer der Fahrzeuge
✗ C geringerer Ersatzteilbedarf

IV 6 ETHIK

794. Welche Aussagen im Hinblick auf die Gefährdung von Notfallpatienten sind richtig? (3 PUNKTE – IV 6.1.1)

✗ A In Notlagen ist der Mensch in seiner Gesamtheit gefährdet.
✗ C Bei Notfallpatienten erscheint es angezeigt, neben Gesundheit und Sicherheit auch andere Rechtsgüter wie Freiheit, Würde und sittliche Überzeugungen zu schützen.
✗ D Der Notfallpatient soll als Gesamtpersönlichkeit wahrgenommen werden.

795. Welche Aussagen sind richtig? (2 PUNKTE – IV 6.1.2)

✗ A Rettungsdienstmitarbeiter sind vorrangig für die medizinische Versorgung zuständig.
✗ C Das Rettungsteam ist die Interessenvertretung des Notfallpatienten.

796. Welche Aussagen sind richtig? (3 PUNKTE – IV 6.2.1)

✗ A Ethische Prinzipien finden ihren Ausdruck in wertorientierten Handlungsanweisungen.
✗ C Die unterschiedlichen medizinischen Berufe haben gleiche ethische Prinzipien, die bedeutsamer sind als berufsgruppenspezifische Unterschiede.

797. Kreuzen Sie die drei wesentlichen Bereiche der medizinischen Ethik an. (5 PUNKTE – IV 6.2.2)

✗ A Tugenden
✗ C Pflichten
✗ D institutionell verankerte Prinzipien

798. Welche Aussage ist richtig? (2 PUNKTE – IV 6.2.3)

✗ A Im Rettungsdienst kann es ein Missverhältnis zwischen Hilfsbedarf und Hilfsmöglichkeit geben.

799. Welche Aussagen treffen zu? (3 PUNKTE – IV 6.2.3)

✗ A Dem Staat obliegt der Schutz der Bürger.
✗ B Aufgrund der speziellen Hilfe im Rettungsdienst ist eine spezifische Berufsausbildung erforderlich.
✗ C Die Unterlassung von Hilfe kann auch wirtschaftliche Schäden verursachen.

800. Welche grundsätzlichen Aussagen zur Ethik sind richtig?
(3 Punkte – IV 6.3)

✗ A Die Mitarbeiter im Rettungsdienst sind verantwortlich für ihre Entscheidungen und Handlungen.
✗ B Der Rückzug auf ethische Grundsätze kann Handlungsspielraum für das Helfen schaffen.
✗ D Ethische Prinzipien entbinden nicht von der Eigenverantwortung.

Anhang

Abbildungsnachweis

Grafiken

MATHIAS WOSCZYNA
Grafik-Designer
Postfach 32 24
D-53619 Rheinbreitbach
S. 51, 59, 85, 86, 90, 92, 98, 99, 106, 108, 111, 114, 119, 120, 197, 202, 220, 221, 224, 226, 231, 232, 237, 239, 241, 243, 247

Fotos

FOTOAGENTUR GERRIT SCHNEIDER
Rettungsdienst – Brandschutz – Umweltschutz – Notfallmedizin – Katastrophenschutz
Pasteurallee 14
D-30665 Hannover
S. 6, 102, 166, 234

Alle weiteren Fotos, die nicht anders gekennzeichnet sind, wurden von dem Autor/den Autoren des jeweiligen Kapitels im LPN zur Verfügung gestellt. Alle nicht anders gekennzeichneten Grafiken wurden vom Verlag nach Vorlagen der jeweiligen Autoren erstellt.

Herausgeber

Dipl.-Ghl. Kersten Enke
Johanniter-Schule Hannover
in der Johanniter-Akademie
Büttnerstraße 19
D-30165 Hannover

Dr. med. Andreas Flemming
Medizinische Hochschule Hannover
Zentrum Anästhesiologie
Carl-Neuberg-Straße 1
D-30625 Hannover

Hans-Peter Hündorf
DRK-Bildungszentrum Marburg
Willy-Mock-Straße 13
D-35037 Marburg

Dr. med. Peer G. Knacke
Facharzt für Anästhesiologie
Sana Kliniken Ostholstein GmbH
Hospitalstraße 22
D-23702 Eutin

Roland Lipp
Abteilungsleiter Rotkreuzgemeinschaften
DRK-Landesverband Rheinland-Pfalz
Mitternachtsgasse 4
D-55116 Mainz

Dr. med. Peter Rupp
Facharzt für Innere Medizin/Intensivmedizin
Notfallzentrum der Hirslanden Kliniken Bern
Schänzlistraße 39
CH-3000 Bern 25

Index

A

C

D

H

J

K

N

T

U

V

W

X

Z